健康・スポーツ科学のための
動作と体力の測定法

ここが知りたかった測定と評価のコツ

監修 出村 愼一
編著 長澤 吉則
山次 俊介
佐藤 進
宮口 和義
野口 雄慶
松浦 義昌

株式会社 杏林書院

監修
長澤　愼一　元金沢大学大学院自然科学研究科教授

編著
長澤　吉則　京都薬科大学基礎科学系
山次　俊介　福井大学医学部
佐藤　　進　金沢工業大学基礎教育部
宮口　和義　石川県立大学教養教育センター
野口　雄慶　福井工業大学スポーツ健康科学部
松浦　義昌　大阪府立大学高等教育推進機構基幹教育センター

著者（執筆順）
山次　俊介　福井大学医学部（序章，1章，2章，21章4-8）
村瀬　智彦　愛知大学法学部（3章，8章3，10章1-2）
宮口　和義　石川県立大学教養教育センター（4章，12章，13章1-2）
長澤　吉則　京都薬科大学基礎科学系（5章1-4，9章，14章1，14章6）
野口　雄慶　福井工業大学スポーツ健康科学部（5章5-6，7章1-2，10章3-5，14章5，15章1-2）
佐藤　　進　金沢工業大学基礎教育部（6章）
南　　雅樹　米子工業高等専門学校（7章3-4）
佐藤　敏郎　新潟医療福祉大学健康科学部（8章1-2）
杉浦　宏季　福井工業大学スポーツ健康科学部（11章）
横谷　智久　福井工業大学スポーツ健康科学部（11章）
青木　宏樹　福井工業高等専門学校（13章3，14章4）
内田　　雄　仁愛女子短期大学幼児教育学科（14章2）
当麻　成人　大阪薬科大学（14章3）
浮田　咲子　関東学院大学教育学部（15章3）
川端　　悠　大阪府立大学高等教育推進機構基幹教育センター（16章1-9）
北　　一郎　首都大学東京人間健康科学研究科（16章10）
松浦　義昌　大阪府立大学高等教育推進機構基幹教育センター（17章）
野田　政弘　仁愛大学人間生活学部（18章）
藤谷かおる　金沢大学人間社会研究域（19章）
石原　一成　福井県立大学学術教養センター（20章）
出村　友寛　仁愛大学人間生活学部（21章1-3）

序　文

　科学的研究では，妥当な結論を得るために，客観的なデータを利用する必要がある．何らかのデータがなければ，現象の記述や現象の背後にある法則性や因果関係の推測に関する分析はできないし，客観的なデータでなければ誤った結論を導くことにもなる．客観的なデータを取得するためには，測定や調査に関する基礎理論および動作や体力・運動能力の正しい測定法を理解しておくことが不可欠である．

　スポーツ科学，体育科学，あるいは健康科学の領域において，測定に関する著書として，過去に，松浦義行先生の「現代の体育・スポーツ科学，体力測定法（朝倉書店，1983）」，日本体育学会測定評価専門分科会編「体力の診断と評価（大修館書店，1977）」，名取礼二先生ほかの「最新体力測定法（同文書院，1970）」などが出版されている．しかし，近年，体力や動作の測定および評価に関して，基礎から実践までを幅広く整理した著書は出版されていない．

　令和の時代になり，時代の流れとともに健康・スポーツ科学領域における測定と評価法の捉え方や考え方，あるいは価値観が，測定技術の進歩とともにかなり変化してきた．

　本書の特徴は，序章で述べているように，測定の基礎理論および体力測定法について，健康・スポーツ科学領域を専攻する学生や大学院生，あるいは研究者のテキスト，またはリファレンスブックとなるように専門用語の整理を含めて記載したことである．健康・スポーツ科学領域では，実測値にもとづく測定法が多く利用されるが，本書では，アンケート調査などを用いた主観または観察による測定値にもとづく測定方法についても章を設けて概説した．本書は，6部から構成されている．第Ⅰ部では，測定の本質や限界，測定値の意味，よい測定値の条件など，動作と体力測定の基礎理論について，第Ⅱ部では，体力の概念および体力観の変遷から体力測定の意義を整理し，動作と体力測定における実測，観察および調査による捉え方について，そして第Ⅲ部では，測定技術の進歩とともに普及した形態，体力および行動（動作）に関する測定および評価の実際についてそれぞれ説明した．第Ⅳ部では，測定技術の進歩とともに多種多様となった身体機能に関する測定および評価の実際について，第Ⅴ部では，健康の保持・増進やQOLの向上に関連する行動，心理および態度に関する調査（検査）の実際について，そして第Ⅵ部では，体力測定および調査実施の留意点と評価方法，対象者へのフィードバック方法についてそれぞれ説明した．

　本書は，監修者である私自身が筑波大学大学院において恩師松浦義行先生の下で博士の学位取得時に，また金沢大学において学生や大学院生の論文指導や種々の研究活動時に取り組んだ動作，体力・運動能力の測定や調査に関する理論と実践が土

台となっている．本書は，これまで何らかの形で私の指導を受けた出村研究室出身者および関係者が趣旨に賛同し執筆したものであり，長澤吉則，山次俊介，佐藤進，宮口和義，野口雄慶，および松浦義昌が編集者として貢献した．

第Ⅲ部～第Ⅵ部は，現場ですぐに活用してもらえるように整理している．必要な箇所から随時読み進めて活用していただきたい．本書が健康・スポーツ科学領域を専攻する学生や大学院生，あるいは研究者のテキスト，またはリファレンスブックとして利用され，彼らの研究と教育に少しでも貢献できれば幸いである．

最後に，著者らの趣旨を理解していただき，本書の出版の機会を与えていただいた杏林書院に感謝の意を表する．

2019年7月吉日

監修者　出村愼一

目　次

序章　健康・スポーツ科学における体力測定・調査の概観と本書の位置づけ ……………… 1
　1. 動作と体力測定法の発展 ……………………………………………………………………… 1
　　1）科学における正しい測定の重要性 ……………………………………………………… 1
　　2）健康・スポーツ科学領域における測定 ………………………………………………… 2
　2. 体力観の変遷および体力測定法の多様化 …………………………………………………… 3
　　1）体力観の変遷 ……………………………………………………………………………… 3
　　2）科学・技術の進歩に伴う測定法の多様化 ……………………………………………… 6
　3. 本書の構成と使い方 …………………………………………………………………………… 7
　　1）本書の構成 ………………………………………………………………………………… 7
　　2）本書の内容説明 …………………………………………………………………………… 10

第 I 部　動作と体力測定の理論

1章　動作と体力測定の基礎理論 …………………………………………………………………… 12
　1. 測定の本質 ……………………………………………………………………………………… 13
　　1）測定の定義と測定値の種類 ……………………………………………………………… 13
　　2）測定によって得られる測定値の意味 …………………………………………………… 16
　　3）測定における留意点 ……………………………………………………………………… 17
　2. 身体運動現象と体力・運動能力の測定理論 ………………………………………………… 18
　3. 研究における測定値のもつ意味と限界 ……………………………………………………… 22
　4. 研究デザインと測定 …………………………………………………………………………… 23
　5. 研究目的以外における測定値の扱い方：教育目的の測定とスポーツ競技の記録 ……… 25

2章　測定尺度と測定値の概念 ……………………………………………………………………… 27
　1. 測定尺度 ………………………………………………………………………………………… 27
　　1）名義尺度 …………………………………………………………………………………… 28
　　2）順序尺度 …………………………………………………………………………………… 29
　　3）間隔尺度と比率尺度 ……………………………………………………………………… 30
　2. 捉えたい対象の特性は何か …………………………………………………………………… 31
　　1）直接測定と間接測定 ……………………………………………………………………… 31
　　2）直接測定と間接測定の選択基準：倫理的な問題，実現性の問題 …………………… 32
　3. 尺度は関心のある特性を捉えているか ……………………………………………………… 32
　　1）運動成就尺度と能力尺度 ………………………………………………………………… 32
　　2）運動成就尺度と能力尺度の関係において注意すべきこと …………………………… 33

- 4. 測定値と誤差 ………………………………………………………………… 35
  - 1）過失誤差 ………………………………………………………………… 36
  - 2）系統誤差 ………………………………………………………………… 36
  - 3）偶然誤差 ………………………………………………………………… 38
  - 4）偶然誤差と誤差分布 …………………………………………………… 38

3章　よい測定値の条件 ……………………………………………………………… 40
- 1. 妥当性 …………………………………………………………………………… 40
  - 1）論理的妥当性 …………………………………………………………… 40
  - 2）実証的妥当性 …………………………………………………………… 42
- 2. 信頼性 …………………………………………………………………………… 45
  - 1）再テスト法 ……………………………………………………………… 46
  - 2）平行テスト法 …………………………………………………………… 47
  - 3）折半法 …………………………………………………………………… 47
- 3. 客観性 …………………………………………………………………………… 48
- 4. 実用性とノルム ………………………………………………………………… 49
- 5. 妥当性，信頼性および客観性の関係 ………………………………………… 50

第Ⅱ部　体力と動作の測定

4章　体力とは ………………………………………………………………………… 54
- 1. 体力の概念 ……………………………………………………………………… 54
- 2. 体力の捉え方と体力測定の変遷 ……………………………………………… 56
- 3. 運動能力と健康関連体力 ……………………………………………………… 58
  - 1）筋力・筋持久力 ………………………………………………………… 59
  - 2）柔軟能力 ………………………………………………………………… 59
  - 3）全身持久力 ……………………………………………………………… 59
  - 4）身体組成 ………………………………………………………………… 60
- 4. 高齢期に必要な体力 …………………………………………………………… 60
  - 1）転倒関連体力 …………………………………………………………… 61
  - 2）生活体力（生活活動能力） …………………………………………… 61
  - 3）生活空間 ………………………………………………………………… 61
- 5. 年齢別体力の測定と評価の留意点 …………………………………………… 62
  - 1）幼児の体力を捉える場合：1～6歳 …………………………………… 62
  - 2）児童・青年の体力を捉える場合：6～30歳 ………………………… 63
  - 3）壮年の体力を捉える場合：30～65歳 ……………………………… 64
  - 4）高齢者の体力を捉える場合：65歳以上 …………………………… 64
- 6. 専門的体力とスポーツ技能 …………………………………………………… 66

5章　実測による体力および動作の測定と評価 ………………………………… 68
- 1. 実測とは ………………………………………………………………………… 68
- 2. 運動成就テスト ………………………………………………………………… 69

3. 体力の測定：組テスト ……………………………………………… 71
　　4. 実験室測定 …………………………………………………………… 71
　　5. 動作の分析・評価 …………………………………………………… 73
　　6. ビデオを用いたゲームや動作の分析 ……………………………… 74

6章　調査・観察による行動および体力の測定と評価 ………………… 77
　　1. 調査・観察による測定と評価が必要なケースとは ……………… 77
　　2. 主観的尺度の特徴と客観性の確保 ………………………………… 79
　　3. 調査による行動および体力の測定と評価 ………………………… 80
　　　　1）文部科学省ADLテスト ………………………………………… 81
　　　　2）転倒リスク評価票 ……………………………………………… 81
　　　　3）生活空間評価票（LSA） ……………………………………… 82
　　　　4）国際標準化身体活動質問票（IPAQ日本語版） ……………… 83
　　　　5）軽度認知機能障害スクリーニング（MoCA日本語版） ……… 83
　　　　6）疲労自覚症状 …………………………………………………… 86
　　4. 観察による行動および体力の測定と評価 ………………………… 86
　　5. 調査・観察による測定の利点と限界 ……………………………… 86
　　6. 調査票作成の具体的手順：調査や観察に用いる"ものさし"を
　　　作成する際に必要なこと …………………………………………… 88
　　　　1）測定したい内容の明確化（構成概念の設定） ……………… 89
　　　　2）下位概念を測定する尺度（質問項目）の作成と内容妥当性の確認 … 89
　　　　3）質問項目の設計 ………………………………………………… 90
　　7. 評価票作成時の項目選択の手順 …………………………………… 92
　　8. 調査・観察による測定を行う際の留意点 ………………………… 93
　　　　1）オリジナリティは何か ………………………………………… 95
　　　　2）研究仮説の明確化 ……………………………………………… 95

第Ⅲ部　形態，体力および行動（動作）に関する測定の実際

7章　形態と身体組成の測定と評価 ……………………………………… 98
　　1. 形態や身体組成測定の意義と種類 ………………………………… 98
　　2. 形態の測定と評価 …………………………………………………… 99
　　　　1）形態（体格）とは ……………………………………………… 99
　　　　2）形態（体格）測定の実際 ……………………………………… 99
　　3. 身体組成の測定と評価 …………………………………………… 102
　　　　1）身体組成とは ………………………………………………… 102
　　　　2）身体組成の測定の実際 ……………………………………… 104
　　　　3）最近の身体組成の評価 ……………………………………… 109
　　4. 骨密度の測定と評価 ……………………………………………… 110
　　　　1）骨密度とは …………………………………………………… 110
　　　　2）骨密度の測定の実際 ………………………………………… 111
　　　　3）骨密度の評価 ………………………………………………… 114

8章 体力組テスト ……………………………………………………………… 116
1. 文部科学省の新体力テスト …………………………………………… 116
2. 体力テストの実施と評価 ……………………………………………… 118
   1）新体力テスト（6～11歳，12～19歳，20～64歳）……………… 118
   2）65～79歳の新体力テスト ………………………………………… 124
3. 文部省のスポーツテスト ……………………………………………… 130
   1）スポーツテスト：体力診断テストと運動能力テスト ………… 132
   2）壮年体力テスト：30～59歳対象 ………………………………… 136
   3）運動能力テスト：6～9歳対象 …………………………………… 137

9章 専門的体力と専門的運動技能 ………………………………………… 139
1. 専門的体力 ……………………………………………………………… 139
   1）専門的体力と基礎的体力 ………………………………………… 139
   2）競技スポーツと重要な専門的体力要因 ………………………… 139
   3）専門的体力テスト ………………………………………………… 140
   4）専門的体力テストの測定と評価の実際 ………………………… 141
2. スポーツ技能 …………………………………………………………… 147
   1）スポーツ技能と基礎的運動技能 ………………………………… 147
   2）スポーツ技能と構成技能 ………………………………………… 147
   3）スポーツ技能テスト ……………………………………………… 148
   4）スポーツ技能の測定と評価の実際 ……………………………… 148

10章 行動観察と動作分析 …………………………………………………… 152
1. 行動観察と動作分析の実際 …………………………………………… 152
2. 行動観察にもとづく運動能力の測定と評価の実際 ………………… 153
   1）行動観察にもとづく幼児の運動能力の測定 …………………… 153
   2）行動観察にもとづく順位推定による評価 ……………………… 154
   3）行動観察にもとづく運動課題における合否判定評価 ………… 156
3. 行動観察にもとづく動作の測定と評価の実際 ……………………… 157
4. 動作分析の実際 ………………………………………………………… 159
   1）走動作分析とは …………………………………………………… 159
   2）スティックピクチャーの作成および利用方法 ………………… 161
   3）スティックピクチャー作成用の動画撮影方法 ………………… 163
   4）動作分析の注意事項 ……………………………………………… 163
5. ビデオ分析の実際 ……………………………………………………… 164
   1）バレーボールのゲーム分析 ……………………………………… 164
   2）水泳のストローク分析 …………………………………………… 166

11章 歩行テストと転倒関連体力テスト …………………………………… 168
1. 歩行関連テスト ………………………………………………………… 168
   1）歩行能力とは ……………………………………………………… 168
   2）歩行関連テストの実際 …………………………………………… 169

2. 転倒関連体力 ･･ 172
　　1）転倒関連体力とは ･･ 172
　　2）転倒関連体力テストの実際 ･･･ 173

第Ⅳ部　身体機能に関する測定の実際

12章　筋機能の測定と評価 ･･ 180
　1. 筋機能とは ･･ 180
　2. 筋機能の構成 ･･ 181
　　1）筋の収縮様式の種類と特徴 ･･･ 181
　　2）筋力発揮様式からみた分類 ･･･ 183
　　3）筋機能測定の種類 ･･ 184
　3. 筋機能の測定と評価の実際 ･･ 185
　　1）筋力の測定法 ･･ 185
　　2）筋パワーの測定法 ･･ 187
　　3）筋持久力の測定法 ･･ 191

13章　呼吸・循環機能の測定と評価 ･･･ 194
　1. 呼吸・循環機能とは ･･ 194
　2. 呼吸・循環機能の測定と種類 ･･ 195
　3. 呼吸・循環機能の測定と評価の実際 ･･ 196
　　1）直接的測定法（直接法）･･ 197
　　2）間接的測定法（間接法）･･ 200

14章　神経機能の測定と評価 ･･･ 205
　1. 神経機能 ･･ 205
　　1）神経機能と調整力 ･･ 205
　　2）調整力の構成要因 ･･ 206
　　3）調整力の性差と年代差 ･･ 207
　2. 平衡能力 ･･ 208
　　1）平衡能力とは ･･ 208
　　2）平衡能力測定の種類 ･･ 208
　　3）平衡能力の測定と評価の実際 ･･･ 210
　3. 敏捷能力 ･･ 214
　　1）敏捷能力とは ･･ 214
　　2）敏捷能力測定の種類 ･･ 215
　　3）敏捷能力の測定と評価の実際 ･･･ 216
　4. 協応能力 ･･ 220
　　1）協応能力とは ･･ 220
　　2）協応能力の測定と評価の実際 ･･･ 221
　5. 巧緻能力 ･･ 223
　　1）巧緻能力とは ･･ 223

2）巧緻能力測定の種類……………………………………………………… 224
　　3）巧緻能力の測定と評価の実際…………………………………………… 224
　6. 筋力発揮調整能力……………………………………………………………… 227
　　1）筋調整的発揮能力およびグレーディング能力………………………… 227
　　2）筋調整能の測定と評価の実際…………………………………………… 228
　　3）グレーディング能力の測定と評価の実際……………………………… 230

15章　関節機能の測定と評価 …………………………………………………… 234
　1. 関節機能と柔軟能力…………………………………………………………… 234
　　1）関節の構造と機能………………………………………………………… 234
　　2）柔軟能力の性差，年齢差およびストレッチ効果……………………… 236
　　3）柔軟能力と運動種目……………………………………………………… 237
　2. 静的柔軟能力と動的柔軟能力………………………………………………… 238
　　1）静的柔軟能力の測定と評価の実際……………………………………… 238
　　2）動的柔軟能力の測定と評価の実際……………………………………… 241
　3. 姿勢の測定と評価……………………………………………………………… 242
　　1）姿勢とは…………………………………………………………………… 242
　　2）姿勢の測定と評価の実際………………………………………………… 244

16章　生理機能の測定と評価 …………………………………………………… 249
　1. 健康・スポーツ科学領域における生理機能検査…………………………… 249
　2. 血圧検査………………………………………………………………………… 250
　3. 心電図検査……………………………………………………………………… 252
　　1）四肢誘導…………………………………………………………………… 252
　　2）胸部誘導…………………………………………………………………… 253
　4. 筋電図の測定…………………………………………………………………… 254
　5. 脳波の測定……………………………………………………………………… 255
　6. エネルギー代謝の測定………………………………………………………… 255
　7. 酸素動態の測定………………………………………………………………… 256
　8. 血液検査………………………………………………………………………… 257
　9. 呼吸・循環機能検査…………………………………………………………… 257
　　1）心拍出量検査……………………………………………………………… 257
　　2）肺機能検査………………………………………………………………… 259
　10. 寒冷血管拡張反応の測定……………………………………………………… 260

第Ⅴ部　行動，心理および態度に関する調査（検査）の実際

17章　健康および生活習慣に関する調査と評価 ……………………………… 264
　1. 健康，生活習慣および健康関連QOLに関する調査………………………… 264
　　1）精神健康調査票（GHQ）………………………………………………… 265
　　2）健康度・生活習慣診断検査（DIHAL.2）……………………………… 266
　　3）健康関連QOL（WHO QOL26）………………………………………… 267

2. 疲労と休養（睡眠）に関する調査 ………………………………………………… 268
      1）疲労の自覚症しらべ ……………………………………………………………… 268
      2）青年用疲労自覚症状尺度 ………………………………………………………… 269
      3）アテネ不眠尺度 …………………………………………………………………… 270
   3. ストレスとストレスコーピング，レジリエンスに関する調査 ………………… 270
      1）職業性ストレス簡易調査票 ……………………………………………………… 270
      2）ストレス対処方略日本語版WCCL ……………………………………………… 273
      3）S-H式レジリエンス検査 ………………………………………………………… 273

18章 心理特性および社会性に関する調査と評価 ………………………………………… 277
   1. 心理特性に関する調査 ……………………………………………………………… 277
      1）心理的競技能力診断検査（DIPCA.3） ………………………………………… 278
      2）体協競技意欲検査（TSMI） …………………………………………………… 278
      3）矢田部ギルフォード性格検査（Y-G性格検査） ……………………………… 279
   2. 心理状態に関する調査 ……………………………………………………………… 280
      1）スポーツ特性-状態不安診断検査（TAIS.2 & SAIS.2） ……………………… 281
      2）試合中の心理状態診断検査（DIPS-D.2.） ……………………………………… 281
      3）POMS®2日本語版検査 …………………………………………………………… 282
   3. 社会性に関する調査 ………………………………………………………………… 283
      1）スポーツにおける個人・社会志向性尺度 ……………………………………… 284
      2）集団凝集性尺度 …………………………………………………………………… 285
      3）競技社会的スキル尺度 …………………………………………………………… 286

19章 スポーツ態度およびスポーツ行動に関する調査と評価 …………………………… 288
   1. スポーツ態度に関する調査 ………………………………………………………… 288
      1）スポーツ態度調査 ………………………………………………………………… 288
      2）体育授業の価値態度調査 ………………………………………………………… 289
   2. スポーツ行動に関する検査および調査 …………………………………………… 290
      1）スポーツ行動診断検査（DISC.5） ……………………………………………… 292
      2）学習行動調査 ……………………………………………………………………… 293

第Ⅵ部　体力測定および調査実施の留意点と評価方法

20章 体力測定における諸注意 ……………………………………………………………… 298
   1. 体力測定における一般的な注意事項 ……………………………………………… 298
      1）測定目的に応じた測定項目の選定 ……………………………………………… 298
      2）測定結果を解釈する際の留意点 ………………………………………………… 300
      3）データ管理の留意点 ……………………………………………………………… 301
   2. 体力測定の実施までに準備しておくこと ………………………………………… 301
      1）測定場所と検者の確保 …………………………………………………………… 301
      2）測定に必要な器具などの準備 …………………………………………………… 302
      3）測定方法の共通理解 ……………………………………………………………… 303

3. 体力測定における安全の確保 ································· 304
　　　　1）測定実施までの準備 ····································· 304
　　　　2）測定当日の準備 ··· 305
　　　　3）測定実施中の留意点 ····································· 305
　　4. 体力測定の実際 ··· 306
　　　　1）ねらい（測定の目的）の説明 ····························· 306
　　　　2）測定前のチェック ······································· 307
　　　　3）測定方法の説明と動作確認練習 ··························· 308
　　　　4）測定現場における検者の留意点 ··························· 308
　　　　5）測定結果を対象者にフィードバックするときの留意点 ······· 309

21章　体力測定および調査結果の評価とフィードバック ············· 310
　　1. 測定値の処理 ··· 310
　　2. 判定・評価基準と評価方法 ··································· 311
　　　　1）内的基準と外的基準 ····································· 311
　　　　2）相対的評価 ··· 311
　　　　3）絶対的評価 ··· 311
　　3. 外的基準による判定・評価の一般化と解釈 ····················· 313
　　4. 判定・評価基準によってフィードバックできる情報 ············· 313
　　　　1）個人の時系列変化 ······································· 313
　　　　2）他者と比較：内的基準と外的基準 ························· 314
　　5. フィードバックの対象と伝えるべき情報 ······················· 314
　　　　1）フィードバックの対象 ··································· 314
　　　　2）フィードバックされるべき情報 ··························· 317
　　6. 体力測定・調査結果のフィードバックの3大原則 ··············· 318
　　7. フィードバックの3大原則を満たすための工夫 ················· 318
　　　　1）視覚的にわかりやすくする ······························· 318
　　　　2）結果を解釈しやすくする ································· 319
　　　　3）どの項目が良くて，悪いのかわかりやすくする ············· 320
　　　　4）プロフィール評価によって個人内変化を把握しやすいようにする ··· 321
　　　　5）測定終了と同時に上記の結果票をわたす ··················· 322
　　　　6）可能な限り解釈を加える ································· 323
　　8. フィードバックの実際 ······································· 324
　　　　1）幼児期・児童期の体力測定・調査結果のフィードバック ····· 324
　　　　2）壮年期から高齢期の体力測定結果のフィードバック ········· 327

索　引 ··· 329

序章 健康・スポーツ科学における体力測定・調査の概観と本書の位置づけ

1．動作と体力測定法の発展

1）科学における正しい測定の重要性

　われわれは，身のまわりで起こるさまざまな現象を繰り返し経験するなかで，その現象の背後に存在する法則性を見いだし，"生きる知恵"としてきた．たとえば，漁師は風や雲，その他の自然の観察を積み重ねることにより天候や海の状況変化を予測してきた．これらは観天望気といい，帰納的手段により現象を理解する代表例といえる．一方，科学的研究では，客観的に現象の特性を"測る"方法（測定理論，測定技術，機器精度）および"推論する"方法（統計学）を洗練させ，現象の背後にある法則性の検証を試みてきた．これには，現象の特性を適切に測定することにより正確なデータを得ることが最も重要である．何らかのデータがなければ，現象の記述，または現象の背後にある法則性や因果関係の推測に関する分析はできないし，そのデータが"適切なデータ"でなければ誤った結論を導くことになる．あらためて「"適切なデータ"の条件とは」と問われて回答できない研究者も少なくないであろう．

　近年，科学技術の進歩により，さまざまな現象の特性をより詳細にかつ高精度で定量化できるようになった．しかし，最新の高価な測定機器により得られたデータが必ずしも"適切なデータ"とは限らない．いくら精度の高い"ものさし"を開発しても，その"ものさし"をどのように利用し，関心のある特性を適切に捉えられるかを理解していなければ"適切なデータ"を得ることはできない．また，現象の理解を深める手続きは，現象の特性について多面的にかつ多くの事例について測定し，その特徴を整理することから始めることが多い．これは記述的研究と呼ばれる手法で，多くの場合，関心のある特性を直接測ることができる直接測定によりデータを集める．直接測定では，特性に対して正しく尺度をあてがうことで測定値の正確性は高められる．

　一方，記述的研究による知見（膨大な観察の繰り返しから得た知見）が蓄積されると，その現象の背後にある規則性や関連性についての仮説が立てられ，分析的研究と呼ばれる手法により仮説の検証が可能になる．一般に分析的研究で捉えたい現象の背後の規則性や関連性は目に見えないため，分析的研究の測定は直接測定できる特性の測定値を媒体として推察する間接測定となる．間接測定では，直接測定で

問われる「正確に測定したか」だけではなく,「測定値が妥当な媒介変数であるか」も問われる.

このように,同じ測定でも何を捉えるための測定値であるかによって,測定の手続きや確認すべき点も異なる.測定に関する基礎理論は"適切なデータ"を取得し,正しいデータ処理を行い,妥当な結論を得るために必ず理解しておかなければならない.つまり,測定により適切に現象の特性を捉えるためには,①どのような対象の何を捉えようとしているのか(関心のある対象と特性),②その測定方法(尺度)による測定値は何を意味し,関心のある対象と特性はどのような対応関係にあるのかについての正しい理解が不可欠である.これらは,測定を実施するにあたって当然のことであるが,その当然のことが十分に吟味されていない測定が多いことも事実である.本書は,その点について整理することを目的としている.

2) 健康・スポーツ科学領域における測定

健康・スポーツ科学領域は,体育,スポーツ,レクリエーション(余暇活動)などのすべての身体活動に関する現象を扱う学際的な学問である.医学が生物学や物理学,化学,あるいは理工学などの学問体系と関連しながら発展し細分化されるなかで新たな学問体系を確立してきたように,健康・スポーツ科学領域も体育学を学問体系の源流としながら,教育学,心理学,社会学,医学(生理学,解剖学など),理工学などの幅広い学問体系の発展と細分化によって確立してきた.そもそも,ある学問が独立して存在することはなく,他領域の学問との学際的な交流があって発展する.健康・スポーツ科学領域は学際的であるが,その中心は体育学,つまり身体的パフォーマンス[注1]として現れる身体運動現象,および身体運動現象の資源となる形態(体格)や生理機能,体力,心理などを客観的に数量化,定量化する学問といえる.

体育学の黎明期は,身体的パフォーマンス(運動成就や身体的能力発揮の結果)や形態から体力(運動能力)を定量化することに力点が置かれた.その際,人の心理の定量化を試みていた心理統計学の手法の多くが利用または応用された.人の体力(運動能力)も心理も,いわばブラックボックス(実体不明)であるが,人の行動や態度が心理と対応しているように,人の身体的パフォーマンスは体力との対応を仮定できる.つまり現象として現れる特性を手掛かりにしてその中身を推定する点では,健康・スポーツ科学領域も心理統計学と同じ研究手法を利用でき,それにより学問としての独自性を確立できたといえる.

一方で,健康・スポーツ科学領域では,力学的見地から効率的な身体運動を探索

注1)パフォーマンスとは,何らかの刺激に対する反応結果(作業結果)である.身体的パフォーマンスは,身体的能力発揮の結果と定義されよう.また身体的パフォーマンスは,局所的な身体部位を用いた「能力発揮の結果」と,重心移動(全身運動)を伴う主に大筋群を利用した「運動成就(motor performance)の結果」に分類される.前者は握力,長座体前屈など,後者は走,跳,投などが代表例である.

するために動作そのものを測定したり，スポーツ競技の記録のように運動成就の結果そのものに関心をもって測定することもある．健康・スポーツ科学は身体運動に関する現象を扱うため，研究者の関心（測定の視点や立場）は運動成就の背後にある体力，成就動作の発達過程，または運動成就そのものの記録と多様化している．それが今日の健康・スポーツ科学領域の拡大と細分化にもつながっている．たとえば50 m走を測定する場合，視点や立場が異なれば走能力，生理応答，走動作，または50 m走の記録のいずれに関心があるかも異なり，身体運動測定における留意点は異なる．このことからも，健康・スポーツ科学領域に共通して，測定評価学は重要となる．

本書では，体育学黎明期から続く体力（運動能力）の測定方法とともに，バイオメカニクス，運動生理学，スポーツ方法学などで利用される測定方法について，測定の留意点や実際の測定方法について整理し，詳述する．

2．体力観の変遷および体力測定法の多様化

1）体力観の変遷
（1）わが国の体力の概念と体力測定法の確立

体力という概念が未成熟であった明治や大正の頃でも，富強主義のために体力の指標として形態（身長，胸囲，指極，体重）の測定は行われていた（1879〜1881年は体操伝習所の外国人教師リーランド（Leland GA）の指導の下，活力検査として握力，懸垂の測定も一時期実施されていた）．一方，アメリカでは，サージェント（Sargent DA）が1879年に種々の筋力測定（握力，背筋力，脚筋力，懸垂など）から筋力指数を提案し，1921年にサージェントジャンプと呼ばれる垂直跳びを手掛かりとした運動能力測定の重要性を提唱した．以降の1920〜1940年代は，ブレイス（Brace DK），ロジャース（Rogers FR），マックロイ（McCloy CH）などが筋力のバッテリーテストや運動能力テストを提案し，さらに，キュアトン（Cureton TK）やクラーク（Clarke HH）などの代表的な研究者によって，体力要因に関する研究が進み，筋力，瞬発力，敏捷能力，心肺持久能力，柔軟能力，調整力などの体力要因が数量的に抽出可能であることが明らかにされた．

わが国では，1940年代になってようやく形態のみでは体力を適切に捉えられないために，走，跳，投，泳，搬，登など基礎的な運動成就にもとづく運動適正検査（国民体力章検定制度）が設定されたが，体力の概念は未成熟なままであった．わが国において，潜在的な身体能力としての体力の定義が多数示されたのは1950年代からであり，キュアトンの「Physical fitnessの構造」の影響を受けて，体力や運動能力の仮説構造が議論されていった．そして，1950〜1960年代に松浦が因子分析法により運動能力の仮説構造の妥当性を検証することで体力や運動能力の概念を成熟させていった．体力や運動能力の仮説構造（下位領域）の構築は，各体力要因を推

定する体力測定・評価方法に関する研究を促進した．

このように体育学黎明期では，体力の仮説構造の構築から実体不明の体力（運動能力）の推定に力点が置かれた．また心理学や教育学の影響から，形態にもとづく性格類型や社会的適正度といった研究も数多く行われていた．

(2) 体力観の変遷と体力測定：行動体力の全面的向上が目標とされた1950年代から1970年代

体力は行動体力と防衛体力に大別されるが，身体的パフォーマンスを手掛かりに推定できるのはほとんどが行動体力であり，行動体力の測定方法が多数開発された．行動体力は人の活動の基礎となる身体能力であり，行動体力に優れるほどスポーツはもちろんのこと，労働，余暇活動ともに有利となる．1948年にWHO（世界保健機関）が健康を「単に疾病や異常がない状態ではなく，身体的・精神的・社会的にも完全に良好な状態」と定義し，消極的健康観から積極的健康観を目指したことも影響して，積極的に行動体力を高め，高い健康水準を獲得することが目標とされるようになった．

またアメリカでは，1950年代に国内で広く実施されたクラウス・ウェーバー最低限筋力テスト（K-Wテスト）において青少年の合格率が低かったことを受けて，青少年の体力低下を懸念する世論が高まった．ケネディ（Kennedy JF）は1960年に「Soft American（軟弱なアメリカ人）」と題する論文を寄稿し，K-Wテストからうかがえる青少年体力の低下に懸念を表明した．それが「体力とスポーツに関する大統領諮問委員会」の設置につながり，積極的に運動・スポーツに取り組み体力を向上させることが，力に満ちた米国社会を創造するという価値観が定着した．そして，この価値観はわが国にも強い影響を与えた．

この当時の研究はスポーツ選手と非スポーツ選手，あるいは鍛錬者と非鍛錬者という群設定において，両群間の差から体力要因の独立性を捉えていたため，「スポーツ選手または鍛錬者は体力に優れる」という価値観が形成され，体力＝運動能力という概念のもと「児童・青年のための体力」として捉えられていたとも考えられる．したがって，行動体力を全面的に高めることを体育学の目標とし，特に児童・青年期は，体育・スポーツ活動を通して積極的な体力向上を目指すための資料としての体力測定が実施された．文部省（現文部科学省）は1964年の東京オリンピック開催に合わせて，国民の体力の現状を明らかにするとともに，国民の体力向上に向けた体育・スポーツ指導の基礎資料とするために「体力・運動能力調査」（体力診断テスト，運動能力テスト）を実施した．

以上より，1950～1970年代までは「体力水準は高ければ高いほうがよい」「全年齢段階において体力（行動体力）を高めることを目標にする」という価値観が形成され，行動体力の体力測定が普及した．

(3) 体力観の変遷と体力測定：QOL向上を目標とした1980年代以降

国民が運動やスポーツを習慣的に実施し，積極的に全面的な行動体力の向上を図

ることは理想である．しかし現実は，生活機器のオートメーション化とともに国民の運動不足が進み，肥満や生活習慣病が社会問題となった．国や体育・健康科学者がヘルスプロモーションとして積極的な身体活動と体力向上を推奨しても，国民の運動不足や体力低下は歯止めがきかない状況となった．この状況は途上国でも広がり，肥満人口が飢餓人口より多くなり，全世界的に運動不足や肥満を原因とする生活習慣病罹患率，死亡率の上昇が深刻となった．

　1986年にWHOが提唱したヘルスプロモーションの概念（オタワ憲章）では，「QOLの向上を最終目標に捉えて，健康はその資源である」と位置づけ，QOL向上の資源となる健康の保持・増進を目指すとした．また，健康の保持・増進に関連する行動体力要因を健康関連体力として提唱し，肥満による生活習慣病が問題となる壮年期では健康関連体力を優先して向上・保持させることを目標とするようになった．体力観の変遷ではここに大きな変革があったといえる．つまり，体力はQOL向上の資源となる健康を保持できる水準が目標とされた．したがって，体力測定結果は「健康度を維持する基準」または「疾病や異常のリスク基準」といった外的基準によって評価される観点が生まれた．換言すれば，この観点は病気や異常とならず，QOLを低下させない最低限の体力水準として捉えられる．

　行動体力に優れる者は健康度が高いことは疫学研究からも明らかであり，国民がより高い行動体力獲得に向けて身体活動を行うことは正しい．また発育発達スパート期にある児童・青年期は，体力を全面的に高めるべき時期であることには変わりはない．しかし，上述したように国民の身体活動量の低下に歯止めがかからない現状において，行動体力を全面的に向上させる運動プログラムを全国民に実践させることは難しい．そのため，健康や日常生活自立を維持するために必要な体力水準が一般国民の目標となった．したがって，体力測定においても，成人や高齢者においては健康度や日常生活自立度を評価できる測定項目の開発が進んだ．たとえば高齢者のQOL向上，またはその資源となる健康の保持・増進のための体力測定という観点からは，日常生活自立度に深く関連する移動・移乗動作（歩行，起居など），転倒しないための下肢筋力，バランス能力，転倒回避動作成就などのテストが開発された．また，日常生活動作（更衣，入浴，起居）をどの程度成就できるかという自記式または観察者の判定による質問紙調査も体力測定として開発された．

　QOL向上に資する健康を捉えるという観点は，健常者だけではなく障がい者や要介護者などにも体力測定の適用範囲を広げる契機になった．また，数量化が難しいと考えられてきた防衛体力についても健康の遺伝的，生理学的，免疫学的要因が明らかにされるとともに，健康度を評価しうるようになってきた．

　以上より，現在の体力測定は，児童・青年の体力・運動能力を捉え，より高い体力を目指すべきという観点に加え，健常者から障がい者を含めたすべての人のQOL向上に資する健康を害するリスクを評価し，健康を保持・増進するための改善点を明らかにするという観点が加わった．本書では，これらの体力観の変遷を踏

まえた体力測定方法を紹介する．また健康・スポーツ科学領域の独自性は，身体的パフォーマンスを手掛かりとした能力測定に加え，身体運動動作の測定からさまざまな身体運動現象の法則性を解明することにあるといえる．本書では，体力測定について，これまでの主流であった能力測定に加え，体力観の変遷に伴い重要度が高まった動作の測定（実測，観測，調査）についても整理する．よって，本書のタイトルも「健康・スポーツ科学のための動作と体力の測定法」とした．

2）科学・技術の進歩に伴う測定法の多様化

体力測定は，体力要因の関与が高い身体的パフォーマンスについて，成就回数（反復回数），距離（長さ），時間（速さ），力量（力強さ）などの尺度を用いて測定値を得る手続きである．この手続きは基本的には変わらないが，体力測定方法には2つの大きな変化があった．

第1に計測機器や測定技術の進歩である．主に理工学領域の発展に伴い計測や情報処理技術が飛躍的に進歩した．計測機器や情報演算機器の進歩により単純に測定精度や正確度が高まっただけではなく，体力測定において以下のような変化をもたらした．

（1）映像技術の進歩と簡易化：動作分析，主観的評価を映像で確認

ハイスピードカメラなどの撮影機器の技術発展のみならず，動作解析システムの自動化，対象物の自動追跡など煩雑な作業を簡略化することが可能となった．撮影機器のネットワーク化，撮影手順の簡略化，あるいは自動化によりスポーツ競技においてもビデオ判定やリアルタイムゲーム分析が積極的に利用されるようになった．

（2）生体内情報または応答の非侵襲的測定技術の開発：生体電気インピーダンス（BI）法，近赤外分光法

侵襲的にしか測定できなかった生体内情報や応答について，非侵襲的な測定技術が開発された．侵襲的な測定は被験者の苦痛度が高く，倫理面での問題もあった．また侵襲的な測定は医療資格を有する必要があり，無資格の健康・スポーツ科学領域の研究者は実施できなかった．非侵襲的な測定技術が開発されたことで，健康・スポーツ科学領域における測定対象や範囲が拡大した．

（3）測定器の小型化，軽量化，無線化：最大酸素摂取量，筋電図

機器の小型化，軽量化，無線化によって，測定に伴う制限が解消された．従来は大型機器のため，あるいは有線で機器を接続する必要があるため屋内の実験室でしか測定できなかった項目が，小型化，軽量化，無線化されることにより屋外での測定も可能になった．かつては実験室で行うラボラトリーテストは，屋外の運動・スポーツ現場で行われるフィールドテストに対比して使われた．前者は，大型の機器を利用した測定であるため関心のある特性を精度高く測定できる一方で，統制された測定環境または測定方法の下で実施されるため，スポーツ現場の状況と乖離するという問題もあった．一方，後者はストップウォッチやメジャーなどの安価な測定

器具を用いた測定という捉えられ方がなされていた．しかし現在は，かつて実験室で行われていた測定がフィールドでも実施可能になった．代表的な例は，最大酸素摂取量や筋電図測定である．これらの測定は実際のスポーツ活動中に可能となり，測定環境の制限が解消された．したがって，ラボラトリーテストやフィールドテストという用語についても整理する必要がある．

(4) ITやIoT技術の発達：記憶装置・容量の拡大，ビッグデータ，演算処理能力の向上

IT技術（おもにパソコンや統計解析ソフトの技術進歩）やインターネット普及によりさまざまな物がインターネットに接続され自動化，遠隔操作，情報の一次元化を可能にした．多変量解析など高度な統計解析でも，現在のパソコンの演算処理能力であれば瞬時に完了する．またこれらの演算処理能力を活かして，ビッグデータの解析が行われている．

体力測定法の変化の第2は，実測による体力測定だけではなく，主観的尺度を利用する体力測定法が数多く開発されたことである．さまざまな事象について，主観的尺度を客観化する尺度開発が行われ，実測よりも簡便に実施することが可能となった．体力観の変遷で述べたように，対象者の健康度の把握や日常生活自立度の把握の場合，SI単位で詳細に測定しなくても動作が成就可能か否かなど主観的判定で十分スクリーニングできる．このような主観的尺度の開発は，実測が困難な対象（幼児，高齢者，障がい者など）に対する体力測定を可能とし，測定範囲が拡大した．

以上より，体力測定は技術進歩により現象の特性をより高い精度と正確度で詳細に捉えることを可能とし，また測定方法の開発によって測定対象が拡大した．それに伴い，体力測定においても多様な方法が考案されており，それぞれ留意点も異なる．本書ではこの現状を踏まえ体力測定方法について整理した．

3．本書の構成と使い方

1）本書の構成

本書は，測定の基礎理論および体力測定法について，健康・スポーツ科学領域を専攻する学生や大学院生，あるいは研究者のテキストとなるように6部構成で専門用語の整理を含めて網羅的に概説している．健康・スポーツ科学領域では，実測値にもとづく測定法が多く利用されるが，本書では，アンケート調査などを用いた主観または観察による測定値にもとづく測定方法についても章を設けて概説する．以下に本書第Ⅰ～第Ⅵ部の内容について紹介する．

(1) 動作と体力測定の理論：第Ⅰ部

健康・スポーツ科学領域の独自性は身体的パフォーマンス，特に運動成就として現れる身体運動現象，またはその資源となる形態，生理機能，体力，心理を測定と

いう手続きによって定量化し，身体運動現象の背後にある法則性や関連する事象を明らかにすることにある．測定はすべての科学領域において重要な手続きであり，関心のある特性を適切に捉えられるか否かを決定するので，安易に「対象の特性に対して尺度をあてがう」という手続きを踏むのではなく，「正しく測る」ためには測定の本質や限界から測定値の意味を理解しなければならない．加えて，体力や心理など目に見えない能力や特性を捉えるためには，適切に推定する方法を理解しておく必要がある．第Ⅰ部で説明する体力測定の基礎理論は研究者向けの難しい内容も含まれているが，教育者や指導者が行う教育目的の測定においても重要な基礎理論である．したがって，他章と比較してもイラストや図を使用してできるだけわかりやすい説明を心掛けている．

(2) 体力と動作の測定：第Ⅱ部

本章1.でも述べたように，体力の定義がまとまり，各要因の体力測定方法が盛んに開発されるようになってから60年以上経過している．その間，体力観の変遷，研究知見の蓄積などによって体力測定法に関する考え方や用語の捉え方は変化している．そのため，測定対象によって「何のために体力測定を行うのか」や「体力測定によって何を捉えられるのか」という体力測定の目的から考える必要がある．また計測機器の技術的進歩によって，これまでラボラトリーテストと位置づけられていた測定がフィールドでも測定可能となった．さらに健康・スポーツ科学領域が細分化されることで，体力や心理だけではなく，運動成就過程の動作そのものを捉える測定（バイオメカニクス）も確立された．

第Ⅱ部では，体力の概念および体力観の変遷から体力測定の意義を整理し，動作と体力測定における実測，観察，および調査による捉え方の立場を説明する．加えて古くから使われている体力，運動成就テスト，フィールドテスト，技術と技能，組テストなどの用語についても誤用が増え混乱している状況を鑑み，各用語を正しく定義する．また調査・観察による体力測定や身体的パフォーマンス評価が盛んに行われるようになったが，質問紙や評価票の正しい作成手順が十分に吟味されない事例も少なくない．そのためこれらの具体的な作成手順についても説明する．

(3) 形態，体力および行動（動作）に関する測定の実際：第Ⅲ部

体力測定においてその資源となる形態と身体組成の測定は，最も歴史がある．古くから利用されている形態の長育，量育，幅育の測定意義や方法に加え，測定技術の進歩とともに普及した身体組成，骨密度の測定の実際について説明する．

また実測による体力測定は，体力要因を身体的パフォーマンスまたは関連の深い生理機能テストによって実施され，広く普及している．その中で，体力を総合的に捉える組テストについての測定意義や方法を説明する．加えて，専門的体力や生理機能についての測定方法を紹介している．さらに歩行は筋力，調整力，持久力などさまざまな体力要因が関与する複合的かつ人の基本的な運動動作であるが，高齢者にとっては動作成就の可否が日常生活自立度を左右する．高齢者では各体力要因を

捉えるだけではなく，日常生活動作成就の可否を捉えることも重要となる．また，行動観察や映像から運動能力や動作を測定および評価する方法についても説明する．

（4）身体機能に関する測定の実際：第Ⅳ部

各体力要因（筋，呼吸循環，関節，調整力）の測定方法は，測定技術の進歩に伴い多種多様となってきている．それぞれの測定方法について説明することに加え，特に調整力の測定については，その意義や捉え方に混乱がみられるため詳細に説明した．また医学的検査として利用されてきた生理機能検査も体力測定の一部として利用されることが多くなってきた．各種生理機能検査についても概説する．

（5）行動，心理および態度に関する調査（検査）の実際：第Ⅴ部

第Ⅲ部と第Ⅳ部で紹介した体力測定法は，体力要因とそれに関与する身体的パフォーマンスの対応関係を仮定して推定する方法であった．また行動観察は観察により能力や身体的パフォーマンスを理解する方法であった．しかし健康・スポーツ科学領域では，健康の保持・増進やQOLの向上に関連する動作，行動，心理，または態度も取り扱う．また人の行動，心理，態度は，検者や対象者の主観的な尺度を利用することによって妥当性高く捉えられることが多い．これらは心理学や社会学領域の研究手法を参考に健康・スポーツ科学領域が発展させた測定といえる．第Ⅴ部ではこれらの測定方法について紹介する．

（6）体力測定および調査実施の留意点と評価方法：第Ⅵ部

第Ⅵ部では，体力測定実施の留意点，測定結果の評価方法，そして対象者への還元方法について説明している．2014年に厚生労働省および文部科学省が定めた「人を対象とする医学系研究に関する倫理指針」（以下，倫理指針）では，人を対象として介入を行う医学系研究を対象としている．医学系研究とは，「人を対象として国民の健康の保持増進または患者の傷病からの回復もしくは生活の質の向上に資する知識を得ることを目的として実施される活動」と定義されており，健康・スポーツ科学領域で行われている体力測定も対象となる．すなわち，体力測定は倫理指針に準拠して実施されなければならず，研究目的の体力測定であれば倫理指針に定められる研究倫理審査の承認を得なければならない．そのためには，対象者の安全や権利に配慮することは当然のこととして，事前の研究計画を十分に吟味する必要がある．第Ⅵ部では，倫理指針に準拠するための計画の立て方，および体力測定が円滑に進められる準備や配慮などについて詳細に説明する．また体力測定結果を何らかの基準に照らして評価し，解釈することで初めて測定値に意味が生じる．測定値の評価基準は主に教育学領域で開発されたものが多いが，近年の体力測定法に関する著書において，これらについて詳述したものは少ない．適切な評価基準を選択することで，対象者に対して意義のある測定結果の還元が可能となる．したがって，第Ⅵ部では適切な評価基準を利用した対象者へのフィードバックの方法の実際についても詳述する．

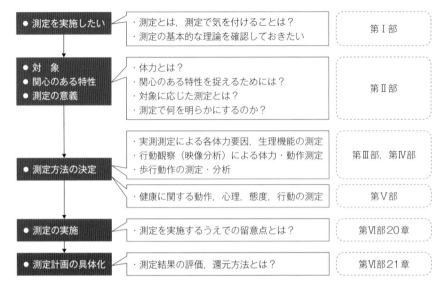

図序-1　体力測定の実施過程と本書の対応関係

2）本書の内容説明

　本書は測定の紹介および説明のみならず，測定研究にかかわる考え方や活用法，具体的なスキルについて幅広く扱っている．また，まとめられている内容も，初心者が理解しやすい内容から，ある程度経験のある研究者でも参考となる内容を扱ったつもりである．本書を通読することにより体力測定に対する理解度が深まることはいうまでもないが，広範な内容について詳述したため本書のすべてを読み解くには時間もかかる．したがって，本書を効率よく活用するためにも体力測定を実施する過程と本書の内容を照らし合わせた図序-1を参照されたい．

文　献

波多野義郎（2009）米国における体育測定評価学略史（1861-1964）と日本の初期測評学発達に関する一考察．体育測定評価学研究，9：1-11．
松井三雄，水野忠文，江橋慎四郎（1957）体育測定法．杏林書院．
松浦義行（1968）運動能力の因子構造．不昧堂．
松浦義行（1993）数理体力学．朝倉書店．

第I部
動作と体力測定の理論

　健康・スポーツ科学領域では身体運動現象の背後にある法則性や関連する事象を明らかにするために，身体的パフォーマンス，特に運動成就として現れる身体運動現象，またはその資源となる形態，生理機能，体力，心理を測定という手続きによって定量化し，評価する．定量化の手続きが科学的，客観的でなければ，得られた測定値を科学的，客観的に扱うことは不可能である．そのため「正しく測る」ためには，さまざまなルールを守らなければならない．

　1章では測定の本質や限界から測定値の意味について説明する．「測定」すれば対象を理解できると誤解しやすいが，測定値の意味を知ることでさまざまな制約があることを理解できるであろう．また健康・スポーツ科学領域は学際的な学問領域であるため，対象へのアプローチ方法も多様である．それらを理解したうえで，研究目的，教育目的，スポーツ競技において測定値がどのように扱われるかを説明する．

　2章では対象の特性を定量化するために利用する「ものさし」（尺度）について説明する．尺度は情報量によって分類され，測定値の分析方法も決定できる．ただし尺度は「ものさし」であり，対象の特性に正しくあてがわれているかどうか吟味しなければならない．また測定値には必ず誤差が含まれており，その誤差の種類と対処方法を理解しなければ分析できない．つまり測定値を扱ううえでの基礎理論を説明する．

　3章では「よい測定値の条件」について説明する．測定の目的は測定値を得ることではなく，測定値によって対象の特性を評価することにある．測定値に大きな誤差が含まれていると対象の特性を正しく捉えられないので「よい測定値」とはいえない．「よい測定値の条件」として，①測定値が対象の特性を正確に捉えているか，②対象の特性が一定の場合，測定を繰り返しても同等の測定値が得られるか，③検者が変わっても同等の測定値が得られるか，④測定実施に制限（測定場所，測定機器の価格，倫理的な問題等）がないか，⑤測定値を比較する基準があるかの5つの条件があるため，これらの条件について説明する．

1章 動作と体力測定の基礎理論

　健康・スポーツ科学は児童・青年の身体教育を中心とした体育学（physical education）から，スポーツ，運動，身体活動にかかわる事象までを包括し，人文社会科学系と自然科学系をもまたがる学際的な学問に発展してきた．一方で健康・スポーツ科学は医学，生理学，理工学，心理学，教育学，歴史学，哲学などの学問体系において，スポーツ，運動，身体活動にかかわる事象を研究対象にして派生した学問と捉えられることもある．確かに健康・スポーツ科学の発展は上記の学問の発展とともにある．しかし体育学の独自性は運動成就の結果として現れる身体運動現象，および身体運動現象の資源となる形態（体格）や生理機能，体力，心理などを客観的に数量化，定量分析することにあった．このことが，自然科学系の健康・スポーツ科学における各専門領域（運動生理学，バイオメカニクス，発育発達学，測定評価学，心理学，コーチング学など）の独自性を支えているともいえる．

　また体育学から健康・スポーツ科学の発展には，計測機器の技術進歩も大いに貢献している．つまり身体運動現象や体力（運動能力）をより高い精度（precision）や正確度（accuracy）で定量化が可能となったことにより，非侵襲的にさまざまな生体応答の数量化，ラットやマウスなどの動物を対象とした細胞や遺伝子などのミクロ領域へのアプローチが可能となった．しかしそれ以上に身体活動や運動が人の生存や生命活動において，きわめて重要な役割を果たしていることが実証された意義は大きい．

　身体活動や運動が行動体力の向上だけではなく，防衛体力（免疫系など），罹患率，死亡率，精神などの心身の健康と深くかかわることが実証されるにつれ，健康・スポーツ科学は医学，心理学などの近接領域を含む学際的な研究領域としての独自性を確立した（図1-1）．たとえば心電図や血液検査などは身体諸器官の状態を定量化または視覚化するものとして，主に医学において生体異常の有無の検査に利用されてきた．健康・スポーツ科学では，身体活動に応答したそれらの生理機能から，身体諸器官の状態が外部環境にどれくらい抵抗や耐性があるか（例：免疫力）という防衛体力を捉える手段としても利用してきた．

　一方で健康・スポーツ科学が学際的に発展したとしても，その学問の基盤は体育学の独自性でもある身体活動にかかわる身体運動現象や体力の測定にある．体力測定法に関する著書は多数あるものの，それらは測定方法の紹介にとどまっていることが多く，測定の本質を考慮したうえで，体力測定の基礎理論を整理したものは少

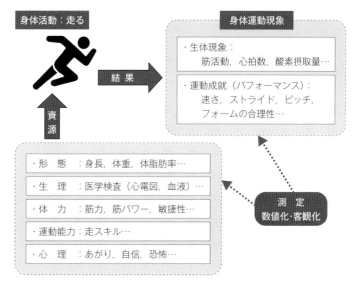

図1-1 健康・スポーツ科学領域と測定

ない．本章では，人の身体運動現象や体力(能力)測定の基礎理論について説明する．

1．測定の本質

　われわれは日常生活において，「今日は暑い」「昨日の試合は選手の動きが悪かった」「あの人の動きは巧みだ」など意識的，無意識的に個人の経験や感覚にもとづく尺度を利用し，測定を行っている．測定は，現象の比較，他者との認識の共有，記録としての保存などを可能とする便利な手続きである．換言すれば，われわれは現象を理解したいときに測定という手続きによってデータ収集せざるを得ないともいえる．ただし，個人の主観的な感覚（今日は暑いなど）にもとづく測定は，第三者との共有は容易ではない．現象の解釈を第三者と共有するためには，適切な測定によって得られたデータ（測定値）にもとづく共通理解が必要となる．また，"精度の高い高価な機器"によって測定すれば，必ず適切な測定値が得られるとは限らない．いずれにしても，測定の基礎理論からその本質を理解することが重要である．せっかく苦労して集めたデータも，測定の本質を理解していないと価値が失われる可能性がある．

1）測定の定義と測定値の種類

　測定とは，「対象（個体）の特性（属性）を理解するために，その対象のある特性に着目し，一定の規則に従い数値や記号を付与する手続き」と定義されよう（図1-2）．

　測定する人（検者）が，関心をもった対象（人，現象）の特性に付与した数値や記

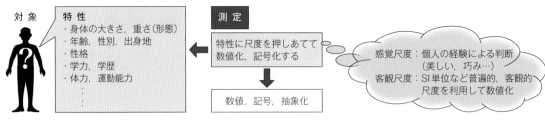

図1-2 測定とは

表1-1 測定値の種類

実測値	対象者の特性について客観的な尺度（国際単位系：SIなど）で計測する器具を使用して得られた測定値.
観察値	対象者の特性について観察者（検者）の何らかの判定基準（経験，評価基準項目，記憶など）に従い評価・判定して得られた測定値.
応答値	対象者が検者の質問内容（口頭・質問紙）や指示に反応したり，回答して得られた測定値.
指数（指標）	複数の実測値，観察値，または応答値から目的とする変数に統合，合成して得られた測定値.

号を測定値という．その集合はデータ（資料），数値化された対象の特性は変数（変量）という．測定値は測定される方法または測定値の加工によって，実測値，観察値，応答値，および指数（指標）と区別される（表1-1）．

　実測値は，身長を身長計で，短距離走タイムをストップウォッチで測定するように，何らかの器具によって得られる測定値である．一般的な体力測定の多くは国際単位系（international system of units：SI）などの客観的な尺度で測定する．実測値を利用する最大の利点は，判定・評価手続きの客観性が保証されやすいことである．身長を身長計で適切に測定すれば，他者との比較が容易であるし，その差も数量的に理解できる．

　観察値は評価者の主観によって判定・評価された測定値である．観察値は，量的な評価や検者間の評価の一貫性（検者間信頼性：第Ⅰ部3章参照）が実測値より劣るとされるが，器具を使って測定できない場合や，体力測定が実施困難な対象（例：虚弱高齢者や乳幼児），行動や活動内容を質的に評価したい場合（例：幼児の遊び方），または体操やダンスなどのように「速さ」「強さ」「大きさ」といった単一の尺度で評価するよりも，「美しさ」「巧みさ」といった身体運動全体の優劣を評価したほうが妥当と判定される場合などに利用される．また運動技能習熟は優・良・可などの順序性により，到達基準を満たしたかは合否判定により，観察値を測定（評価）したほうが適切な場合もある．観察値は，その判定・評価手続きの客観性を高めることが重要となる．そのために，事前に検者間で共通の観点で判定・評価しうる評価基準を内容妥当性の検討を踏まえて作成し，かつ検者の判定・評価の熟練度を高める必要がある（客観性：第Ⅰ部3章参照）．また，可能であれば動作をビデオに

記録し，後日確認できるようにすることが望ましい．

　応答値は，検者（質問者）が意図して設定した質問紙（アンケート調査）やインタビューなどに対して，対象者が自身の経験，記憶，感覚などにもとづき回答して得られる測定値である．応答値は，対象者の回答を制限しないように，または検者が回答を誘導しないように，質問紙やインタビューの項目をいかに設定するかが重要となる（質問紙調査票の設計：第Ⅱ部6章参照）．応答値も観察値と同様，実測での体力測定が困難な対象や状況において，体力水準を把握するために利用される．代表例として，文部科学省新体力テストにおける高齢者のADL調査票があげられる．

　指数（指標）は，2つ以上の異なる意味をもつ測定値を組み合わせてつくられた複合値である．指数と指標は同義のように扱われることが多いが，前者はある測定値を基準にとった比の形で表される複合値であり，後者は合成得点による複合値である．代表的な指数として，BMI（body mass index，体重（kg）／身長（m）^{2}），体重支持指数（weight bearing index：WBI，膝伸展筋力（kg）／体重（kg））などがある．BMIは長育と量育をそれぞれ説明する身長と体重から，身体充実度や肥満度を評価する複合値である．指標は，主成分得点や重回帰分析によって統計的に合成した得点として導かれることが多い．たとえば複数の体力測定を行った結果から推定される「体力年齢」は，対象の体力構造に対応して選択された複数の体力測定項目の測定値を重回帰分析などにより統合した指標である．指数，指標とも，単一の変数では十分捉えられない特性を，複数の変数の比や合成により補完して捉えようとするものである．新規に指数，指標を作成した場合，目的とした特性を適切に捉えているか，つまり妥当性（第Ⅰ部3章参照）の検証が不可欠となる．

　測定が成立する大前提として，対象の特性と数値または記号が1対1対応していなければならない．「対象の特性に数値を付与する」測定の手続きについて，1対1対応関係から測定は，「対象の特性に内在する構造と，数体系のなかに用意されている構造との同型性に着目し，一定の操作のもとで，対象に対して一意的に数値を割り当てること」とも定義できる．

　たとえば人のある能力を時間（秒）で測定する場合，能力の優劣と測定値の大小に対応関係が成立することが前提条件となる．また数体系の構造には，同一性（名義尺度），順序性（順序尺度），加法性（間隔尺度），および等比性（比率尺度）があり，測定しようとする特性に内在する構造に応じて，用いる尺度を変えて測定することになる．図1-3のように「人の性別」に関心がある場合，男性と女性を区別することが測定の目的なので，数体系の構造における同一性を利用する．つまり，数値の1と2は異なり，1であればすべて同一という特性を利用して，男性と女性を区別する．1対1対応関係や尺度の分類については，第Ⅰ部2章1．にて詳述する．

　日常生活での「今日は暑い」という測定は本人の感覚（感覚的尺度）でも，温度計（客観的尺度）を使って可能である．いずれにしても，測定は着目した対象の特性に対

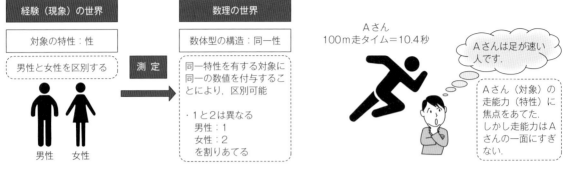

図1-3 測定と数体系の構造の関係　　　図1-4 測定は対象の特性の1つを切り取る作業

表1-2 測定値のもつ意味

単純化	複雑である対象の特性を理解しやすいものにする． 例）野球の打撃力（特性）：打率 　　→ 複雑な打撃力という特性を単純にする．
象徴化	その対象の特性を実証的に分類したり，間接的に対象を理解できる事物に表現できるようにする． 例）競技レベル（特性）：地区大会出場，県大会出場，全国大会出場，国際大会出場 　　→ 競技レベルを分類できる．競技レベルの高さを理解できる．
視覚化	目に見える形によって共通理解を深める媒体となる． 例）内臓脂肪蓄積（特性）：臍位CT画像 　　→ 視覚的にどこに，どの程度の内臓脂肪が蓄積されているか理解できる．

して1つの次元をもった尺度をあてがい"切り出す"，つまり特性を数値に置き換える手続きである．したがって，"切り出されなかった"特性については理解できない（無視される）（図1-4）．

2）測定によって得られる測定値の意味

測定の手続きで得られる測定値（データ）は，対象の特性を単純化，象徴化，視覚化したものである．これは，対象の特性を理解するうえで測定を行う理由（利点）ともいえる（表1-2）．

対象の特性を単純化，象徴化，視覚化した測定値は，保存，伝達，比較，加工が容易にできる利点を有する．われわれが捉えたい現象は，ある時間，ある場所で発生している．AさんとBさんの身長を比較するのであれば，AさんとBさんを同じ場所で「背くらべ」すればよい．しかし2人が遠隔地にいた場合には，「背くらべ」はできない．このようなとき，身長計を使い，同じ測定条件で身長を測定すれば（たとえば，Aさん180 cm，Bさん175 cm），2人の身長は時間的・空間的な制約がなく，容易に比較が可能になる（Aさんが5 cm高い）（図1-5）．さらに，他の測定値と合成変数の作成も可能となる（例：身長と体重の測定値から両者のBMIを算出）．

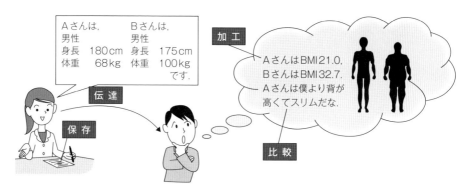

図1-5 測定の利点（保存，伝達，比較，加工）

3）測定における留意点

測定を行ううえで，留意すべき事項は以下にまとめられる．

（1）測定は対象のある特性の一側面を切り取る手続きであり，対象そのものを捉えることはできない

前述したように，測定は対象のもつある特性（一部）に着目して測定しており，対象そのものを捉えているわけではない．測定の定義から自明の理であるが，われわれはあくまでも着目した特性について得られた測定値を利用して対象の特性を解釈しているのであり，対象全体を捉えているわけではないことを留意しておく必要がある．また現実にはコストや時間などの制約のなかから測定項目を選定することになる．測定項目を選定する際，「いくつ選択するのか」「何を選択するのか」は，対象の特性を切り落とす作業でもあるので，研究目的や測定の関心と照合して十分吟味しなければならない．また身体運動現象が生じる過程の一部にとらわれ過ぎて，全体を見失うともある．たとえば優れた短距離走を動作中の関節角速度から検証する場合，足関節の底屈・背屈の角速度のみに着目すると，その他の関節動作や運動連鎖を見逃し，結果的に走動作全体を見失う可能性がある．このように複雑な現象（短距離走動作）を明らかにする場合，運動成就全体にかかわる特性を複数測定し，多面的に分析することにより妥当性が高められる．また動作の巧みさや美しさは，長さ（m），質量（kg），時間（s）（MKS単位）などの客観的尺度（国際単位系：SI）を利用して測定する適切な器具が開発されておらず，また動作全体を主観的尺度で観察評価したほうが適切な場合もある．

（2）対象の特性を直接測定できない場合もある

着目した対象の特性に尺度（ものさし）を直接あてがえるのであれば，測定値は特性を適切に捉えられる可能性が高い（直接測定）．しかし人の体力，運動能力，心理など潜在的な特性には，直接尺度を押し当てることはできない．そのため，われわれは捉えたい潜在的な特性が強く関与する刺激を対象に与え，発揮された反応値（作業結果），またはその特性に密接に関与する生理学的メカニズムを測定することによって，間接的に推定する（間接測定）．間接測定では捉えたい特性を媒介

する変数（媒体）から推定する．したがって，間接測定で得られる測定値を媒介変数または介入変数という．これらの媒体には着目した特性に加えてその他の要因も関与するため，関心ある特性を完全に捉えることは一般的に不可能である．直接測定と間接測定にかかわる留意点については，第Ⅰ部2章において詳述する．

上記（1）および（2）の留意点は，測定後には現象の特性を切り取った測定値（データ）のみしか残らないので，測定を計画する段階で慎重に吟味しなければならない．また測定によって得られる測定値は，現象の世界から切り離された数理の世界の規則に従うことになる．数理の世界では，測定値はその数値，記号以上の意味が排除され，かつ測定値が適切に測定されたか否かは測定値のみから判断することは困難である．不適切な測定値も適切な測定値も同様に扱われ，それらが混在したデータセット（標本）では現象の真理に近づくことは不可能となる．「取り返しがつかない測定」とならないためには，まず，測定する「対象」と「特性」を明確にすることから始めなければならない．

つまり，「どのような対象を測定したいのか」「その対象のどんな特性を測定したいのか」である．たとえば漠然と「対象：高齢者」の「特性：体力」を測定したいと考えたとする．対象とする「高齢者」は「65歳以上の人すべて」なのか，「在宅高齢者のみ」なのか，また在宅高齢者には，要支援高齢者あるいは軽度認知機能障害高齢者を含めるのかなどを明確にしなければならない．測定対象の定義が曖昧だと，測定値がどのような測定集団の特性を捉えているのか不透明になる．また「体力」の測定は，漠然と各体力要素を捉える測定項目を選択するのではなく，何のために測定するのか吟味しなければならない．「日常生活自立度」「持続的な活動能力」「転倒回避能力」など，明らかにしたい目的があるから測定することを忘れてはならない．そしてこれらを捉えるためにいかなる身体的能力発揮値（媒体）に着目すればよいかを事前に十分に検討すべきである．

2．身体運動現象と体力・運動能力の測定理論

健康・スポーツ科学領域は，今日では人のみならずラットやマウスなどの動物も対象とし，細胞や遺伝子といったミクロな特性まで扱うが，どの研究も「人の身体運動現象を理解する」という目的のために行われることは変わらない．身体運動現象とそれにかかわる体力要因を測定することは，健康・スポーツ科学領域の独自性ともいえる．身体運動現象は，身体活動（運動，スポーツ，生活動作）の成就として現れる．身体的能力発揮の結果（身体的パフォーマンス）は，その個人もしくはその人を取り巻く社会的，心理的，環境的要因を背景に，身体諸器官を含む総合的な身体機能を資源として発揮される．

健康・スポーツ科学領域は表1-3に示すように，①身体的能力発揮の過程（現象）を捉えるか，②身体的能力発揮の結果を手掛かりとして背後にある能力や資源

表1-3 身体運動現象を対象とした研究の分類

捉えたい対象の特性	仮説検証方法	分 野
①身体的能力発揮の過程：動作・生体現象	物理法則による合理的な動作	バイオメカニクス
②身体的能力発揮を可能にする能力・資源：体力・運動能力，心理，形態，生理	身体的能力発揮の結果と体力・運動能力の対応関係から推定 能力に貢献する生理学的要因から推定 心理学的行動，性格から心理的能力を推定 生化学的指標（血液，汗，唾液，尿）	測定評価学 運動生理学 運動心理学 運動生化学

を捉えるかに大別される．①は捉えたい対象を観察可能であるのに対し，②は体力や運動能力など観察不可能であるため，②は能力推定に関する研究ともいう．

われわれは，身体運動現象として現れた行動や運動成就にかかわる動作や生体現象を観察することは可能である．身体的能力発揮は，重心移動を伴う主に大筋群を利用した運動成就（走，跳，投，蹴，登，泳，捕，打などの動作，またはそれらの複合動作の結果）と局所的な身体部位の能力発揮の総称である．バイオメカニクス研究は，これらの動作過程を経時的に観察したり，筋電図や心拍数，呼吸などの生体現象も加味して，その動作に物理法則をあてはめることで，合理的な動作を検証する研究といえる．

一方で，捉えたい対象が人に潜在する体力，運動能力，心理，性格などの場合は，それらを直接測定することは不可能である．したがって，それらが関与した身体的能力発揮や，身体運動現象を生起させる人の身体諸器官の働き（生理学的および解剖学的要因）を媒体として間接的に推定することになる．運動生理学や運動心理学の研究はこの観点から仮説を検証する．身長，体重などの形態は直接測定できるが，それらの形態項目を手掛かりにタレント発掘（将来のパフォーマンス予測）などを行う場合は，形態項目を手段として利用するので，体力や運動能力の測定の場合と同様に間接測定となり，測定値は媒介変数となる．

本来，身体の運動現象は，体力，運動能力，スキル，心理（精神力），知力といった対象者のもつさまざまな特性や，社会・環境的要因（天候，疲労度，モラルなど）が複雑に絡んで生起する．関与する要因が複雑に絡み合っているからこそ，その身体的能力発揮の結果は変動する．たとえば野球の投動作には，対象者の投スキル，筋力・筋パワーや柔軟能力などの体力，集中力などの心理的要因に加え，投動作を行ったときの気温や風速といった環境的要因が関与する．対象者が全力で10球投じて10球とも同じ投球速度が測定されることは一般にはありえない．人の体力，運動能力，スキルなどは10球の投球中に変化するものではないが発揮値は変動する．

実験的研究では，社会・環境的要因の影響は可能な限り統制（コントロール）するが，それでも発揮値は変動する．身体運動現象は時間的・空間的現象であるため，

身体的能力の各発揮過程において誤差（試行間誤差）が混入することによる．体力や運動能力測定において，この変動（誤差）をどのように扱うかは非常に重要な問題となる．人の潜在能力を捉える運動生理学的研究では，単に身体的能力発揮を正確に測定するということだけではなく，測定結果から身体能力を推定する過程の妥当性を含めて考えることが重要である．測定値の誤差の問題に関しては，第Ⅰ部2章において詳述する．一方で，高いスキルを有する選手は安定したパフォーマンスを発揮することから，この誤差要因の大小を動作スキルの優劣の指標と考えることもできる．

上述したように，研究の関心が人の体力，運動能力，スキルなどの身体能力を捉えることにある場合，身体的能力発揮の結果に距離，時間，質量，体積，速さなどの物理学の尺度をあてがい量的に評価する．この場合，一般に身体的能力発揮の結果を媒体として，測定結果と身体能力との間に1対1対応関係を間接的に仮定している．体育学の領域では，古くから身体的能力発揮の結果を媒体として，(a) 体力が深く関与する身体的能力発揮の結果に尺度をあてがい体力を推定してきた．一方で，運動生理学的研究による知見の蓄積により，さまざまな身体的能力発揮の結果を生起させる生理学的要因が明らかにされ，それによって，(b) 体力と密接な関係がある生体現象（生理学的要因）に尺度をあてがって体力を推定する方法も開発された．

たとえば「全身持久力」に関心がある場合，(a) では論理的に全身持久力の関与が高いと考えられる1,500 m走などの持久走タイムを，(b) では全身持久力に深く関与する生理学的要因である最大酸素摂取量をそれぞれ測定するという立場に相当する．また「筋力」に関心がある場合，(a) では膝伸展力などの身体的能力発揮の結果を，(b) では筋力に深く関与する生理学的要因である筋横断面積を測定するという立場になる．「全身持久力」の場合，持久走タイムには筋持久力や走フォーム，走路，競争相手などが影響するのに対し，最大酸素摂取量はATP産生能力を規定すると考えられることから，(b) の立場のほうが妥当性が高いといえる．しかし測定の関心が陸上競技の長距離走競技力にある場合，全身持久力は貢献度の高い体力要因ではあるものの，筋持久力，走スキル，精神力などのその他の要因も大いに関係するため，最大酸素摂取量のみで説明できないことになる．(a) と (b) のどちらの立場が体力測定方法として妥当性が高いかは，測定者（研究者）が何に関心があるかによる．この2つの立場において，重要なことは (b) の立場は，運動生理学的研究によって，人の身体運動現象を生起する際の生理作用が解明されたことにより可能になったこと，および (a) と (b) の2つの立場から体力測定の妥当性を相互に検証することが可能になり体力測定の妥当性が高められたと考えられる．それぞれの研究の立場による測定の捉え方は図1-6のようにまとめられる．

また医学領域であった疫学も，運動や身体活動が疾病や健康に深くかかわることから運動疫学として確立した．運動疫学は集団内における健康に関連する状態や事

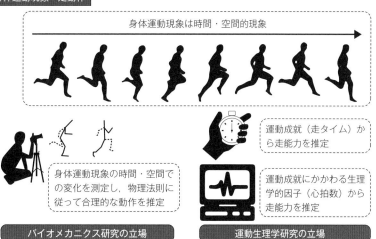

図1-6 研究の立場の違いによる測定の捉え方

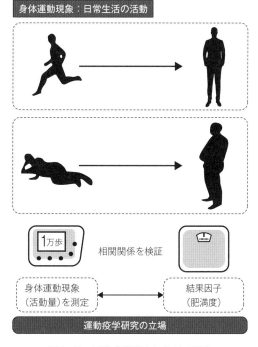

図1-7 運動疫学研究における測定

象の分布とその決定要因について，主に運動・身体活動の側面から研究する．疾病や健康に及ぼす運動・身体活動の影響を検証するためには，ある程度の時間経過が必要となる．運動疫学の研究デザインは多様であるが，同一集団を経時的に追跡する研究（縦断的研究，コホート研究）が基本となる（図1-7）．たとえば運動習慣などの行動について記録し，それに影響して発生する結果因子（例：生活習慣病罹

患率，死亡率等）との相関関係を検証することが多い．また，結果因子に影響を及ぼす体力要因を検証する場合，上述した運動生理学的研究の立場から体力を推定することになる．

以上より，さまざまな測定の立場があるが，いずれの測定においても，「どんな対象のどんな特性に関心があるのか」ということによって，妥当な測定方法は異なるといえる．

3．研究における測定値のもつ意味と限界

前項にてさまざまな身体運動現象の測定の立場を整理したが，いずれも研究における仮説を検証するために行う測定，つまり研究目的の測定である．研究とは，測定により現象について深く追求し，現象を支配する法則性を見出す一連の過程である．研究目的の測定では，測定した個人（個体）や集団よりもむしろ，その個人や集団が属する母集団（全体）についての特徴，法則性を明らかにすることに関心がある．もし身体運動現象について発見した法則性が，「別の対象に，別の場所・時間に，別の人が測定しても」適用できるのであれば，その法則性の普遍性は高く，非常にインパクトの高い研究結果となる．そのために発見した法則性は，他の研究者を含め追試される必要があり，測定方法および測定に用いる尺度は高い客観性を有していなければならない．

自然科学研究において，国際単位系（SI）などの一貫性のある単位系（長さ：m，質量：kg，時間：s など）が多く利用されるのは，現象の記述の客観性を高めるためである．身体運動現象を一貫性のある単位系で抽象化できれば，これらの測定結果の集合（データ群），または各測定値に対し，一次元的な数理的論理（加減乗除）が利用できる．たとえば身長 2 m の人は，身長 1 m 50 cm の人の 4/3 倍の高さと表現できるし，50 m 走タイム 7.5 秒と 7.0 秒の差と，7.0 秒と 6.5 秒の差は同じ 0.5 秒と扱うことができる．つまり，本来身体運動現象はわれわれが目で見た「経験の世界（現象の世界）」の出来事であるが，測定によって「数理の世界」に変換することで，数理的論理や確率論的論理に則って，客観的，論理的に解釈することが可能になる．

たとえば研究者が関心をもった集団（プロサッカー選手）の特性（短距離（50 m）走力）について，測定（50 m 走タイムの測定）を行ったとする（図 1-8）．各測定値（50 m 走タイム）は数理の世界へ変換されるが，それらはプロサッカー選手という母集団（例：全国のプロサッカー選手）から抽出された標本（例：今回測定した測定集団）を構成する 1 つのデータとして扱う．つまり，A 選手，B 選手…という各選手は，同じ「プロサッカー選手集団」に属する 1 人とみなされ，「A 選手と B 選手はどちらが速いか」などの評価はなされない．

研究目的の測定では，分析の際に個々の測定値ではなく，集団の中心的傾向を代

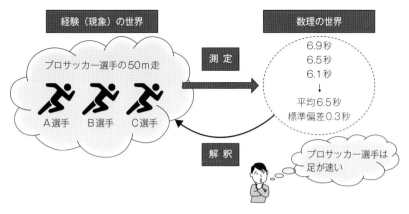

図1-8　研究目的の測定

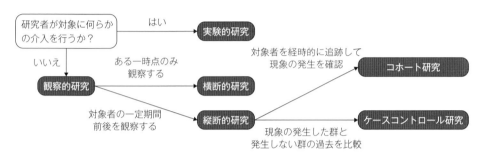

図1-9　研究デザインの種類

表する値である平均値を利用する．さらに重要なことは，研究目的の測定結果は母集団から抽出した一部（標本）であり，その標本の結果から母集団を推定するために用いられる．標本は母集団の一部であるから，母集団全体を正確に代表していない可能性がある（抽出誤差）．また同じ人が50m走を複数回走っても毎回同じタイムになるとは限らないように，標本のデータそのものにも誤差が伴う．したがって標本の測定結果（平均値）を単純に解釈したり，比較することはできない．つまり抽出誤差を考慮して解釈（母集団を推定）するためには，統計学的仮説検定が必要となる．

4．研究デザインと測定

　研究目的の測定は，研究デザインが観察的研究か実験的研究かで大きく異なる．前者は現象をあるがままに観察する研究で，後者は研究者が対象に何らかの介入を行って介入前後の変化を検証する研究である．観察的研究と実験的研究は図1-9のように分類される．それぞれの研究デザインには長所と短所があり，いずれの研究デザインが適するかは研究目的によって異なる．観察的研究は現象をあるがままに観察することから，複雑な原因（要因）が絡み合って結果が生起するようなテー

マにおいて有効といえる．そのため観察的研究では，原因と考えられる要因は可能な限り多く測定しなければならない．

また観察的研究は，対象をある時点のみ1回測定する横断的研究と一定期間をおいて複数回測定する縦断的研究に分類される．研究のコストは横断的研究のほうが低く，相関関係について論じることはできても因果関係に踏み込むことは難しい．なぜなら因果関係は原因が結果より時間的に先行して発生するため，原因の測定と結果の測定間には時間的な前後関係が必要となるからである．ただしその現象についてほとんど研究がなされていない状態では，横断的研究も重要な研究デザインとなる．現状をありのまま観察することで，原因として推測する要因を絞ることは可能となる．この目的で行う研究は記述的研究ともいわれ，因果関係を推論する目的で行う分析的研究の基礎資料として欠かせない．運動疫学では分析的研究として，コホート研究やケースコントロール研究を利用することが多い．たとえば，前者は運動習慣の有無の2群を10年間追跡し心臓病の罹患率を測定する．後者は心臓病罹患者と罹患しなかった者を集め過去の運動習慣を調査する．いずれも原因（運動習慣）が結果（心臓病罹患）に影響を与えたかを検証できる．

これらの研究では，原因として考えられる要因と結果を対象の特性として測定する．結果として測定する変数（心臓病罹患の有無）を従属変数，原因として群分けした変数（運動習慣の有無）を独立変数ともいう．心臓病罹患は，独立変数（運動習慣の有無）に従属すると仮定しているからである．ただし現象をあるがまま観察するといっても，比較する群（集団）は基点とする時点では同質（等質）でなければならない．何をもって同質とするのか，同質と仮定するには何を測定しておく必要があるのか，それを踏まえて，比較する群の対象者を選択（取り込む，除外する）する作業が結論に大きな影響を及ぼすことになる．また対象に介入を行わないということは，結果に影響するその他の複数の要因を調整しないことを意味する．したがって影響すると考えられる要因は可能な限り測定しておく必要がある（上記の例でいえば，心臓病に影響する運動習慣以外の要因：家族の既往歴，年齢，血圧，血中脂質など）．これらは結果に影響する第3の要因であり，交絡因子という．交絡因子は測定しておけば，測定後に統計的に影響を調整できる（共分散分析など）が，測定しておかないと因果関係の推論は難しくなる．

実験的研究は独立変数で分類された群に何らかの介入を行い，その結果として現れる従属変数がどのように変化するかを検証する研究デザインである．たとえば高齢者が転倒予防エクササイズを実践することが，その後の転倒発生を低減させるか否かを検証する場合，転倒予防エクササイズ実践群と実践しない群を設定して転倒発生率を比較する方法などが該当する．実験的研究では，介入する要因以外の結果（転倒発生率）に影響する要因は統制（コントロール）しなければならない．その他の要因を統制できれば，実験的研究は，原因と結果の因果関係を推論するうえで強力な研究デザインとなる．

一方で，独立変数（エクササイズ）による従属変数（転倒発生率）への影響に他の要因（疾病，年齢，住居環境など）が含まれると誤った結論を導く可能性がある．また従属変数は独立変数によって変動（改善）するものでなければ意味がない．同様に独立変数の比較（例：野球部とサッカー部，健常高齢者と認知症高齢者）を目的とするのであれば，各群の特性として差異が認められる従属変数（体力，運動能力）を選択すべきである．いずれの研究デザインを選択するにしても，どのような対象のどのような特性の測定に関心があるのかを十分吟味しなければならない．

5．研究目的以外における測定値の扱い方：教育目的の測定とスポーツ競技の記録

　研究目的以外の測定として，教育目的の測定がある．研究目的の測定では個人の測定値はその個人が属する集団の測定値の1つとして扱い，個人の測定値として扱うことはない．一方，教育目的の測定は測定結果を何らかの価値基準により評価し，その個人に還元することを目的としている．つまり教育目的の測定では，個人の特性について，優劣，長所・短所などを客観的に評価し，今後の生活において，問題のある部分の改善策を提示できなければならない．教育目的の測定の場合，国際単位系（SI）などの客観的な尺度を利用してある価値基準に照らして評価する場合もあるが，価値基準を熟知した評価者が主観的に評価する場合もある．この場合評価者の主観の影響を受けることになるが，個人の問題点などを総合的に評価できる点で有効である．

　また測定値の扱いとして，研究目的や教育目的の測定の多くは身体運動現象にかかわる能力や機能などを推定することを目的としているため，対象とする運動成就の結果から何らかの体力・運動能力を推定する立場をとる．運動成就の結果は体力・運動能力以外に，ある時点（日時）の，ある条件（風速，気温，天候，対象者のコンディションなど）に影響を受け，それらの影響は体力・運動能力推定における測定値の誤差と考える．

　一方スポーツ競技大会おける選手の測定値は記録として扱われ，測定値には誤差が含まれないと仮定する．オリンピック記録や世界記録といっても，競技会ごとに天候，風速，気温などの諸条件は異なり，それらは記録に影響するはずであるが，一定の条件の下で発揮された記録には誤差は含まれないと仮定することで比較が可能になり，その記録は世界記録やオリンピック記録など文化的な価値を有することになる．

　たとえば競技者AとBの真の100m走能力が仮に100と80であったとすると，競技者Aのタイムは競技者Bより優れるはずである．しかしスポーツ競技大会では，100m走能力以外の要因（環境要因，コンディションなど）によって，競技者Aより競技者Bのタイムが優れることはあり得る．競技大会ではその個人が発揮した記録が文化的な価値を有し，優れた記録を残した人が優れたアスリートとして

称えられる.しかし研究の立場であれば,100 m走タイムに含まれる誤差,つまり100 m走能力以外の要因は可能な限り統制し,競技者AとBの真の100 m走能力を捉えなければならない.100 m走タイムに"たまたま"や測定条件の不一致が含まれていない状態で測定しなければならない.研究の立場での体力測定は,これらの誤差要因を取り除くための研究デザイン,測定方法,統計手法などについて留意する必要がある.

文　献

出村慎一（2007）健康・スポーツ科学のための研究方法－研究計画の立て方とデータ処理方法－.杏林書院.
出村慎一,山次俊介（2011）健康・スポーツ科学のためのやさしい統計学.杏林書院.
Gordis L著,木原雅子,木原正博,加治正行訳（2010）疫学－医学研究と実践のサイエンス－.メディカル・サイエンス・インターナショナル.
Hulley SBほか著,木原雅子,木原正博訳（2014）医学研究のデザイン－研究の質を高める疫学的アプローチ－第4版.メディカル・サイエンス・インターナショナル.
池田　央（1971）行動科学の方法.東京大学出版会.
池田　央（1980）社会科学・行動科学のための数学入門4,調査と測定.新曜社.
Liampttong P編,木原雅子,木原正博訳（2012）現代の医学的研究方法－質的・量的,ミクストメソッド,EBP－.メディカル・サイエンス・インターナショナル.
松井三雄,水野忠文,江橋慎四郎（1965）体力測定法.杏林書院.
松浦義行（1960）新体育学講座第8巻,体育学研究法.逍遥書院.
松浦義行編（1993）現代の体育・スポーツ科学,数理体力学.朝倉書店.
松浦義行（1983）現代の体育・スポーツ科学,体力測定法.朝倉書店.

2章 測定尺度と測定値の概念

1．測定尺度

　前章において，測定は対象の特性に一定の規則に従い数値や記号を付与する手続きであると説明した．「一定の規則」とあるように，測定には数値や記号を付与する規則があるからこそ成立する．最も原始的な尺度は人間の五感にもとづいて感覚的にあてがう尺度である．感覚的尺度や主観的判断にもとづく尺度は日常生活でも頻繁に利用されるが，他者と判断結果を共有すること，つまり客観化することは難しい．そのためこのような尺度は原始尺度や主観的尺度とも呼ばれ，国際単位系（SI）などによる客観（科学）的尺度と対比される．心理学などにおいては感覚的尺度の客観性を高める努力がなされてきた．感覚的尺度や主観的尺度は，基準点の設定や多次元的な評価によって客観性をある程度高められる．たとえば「痛み」は誰もがもつ感覚であるが，客観的尺度で測定することが難しい．そのため「何も感じない」を基点，「我慢できないほど痛い」を最高点として測定したり，痛みの種類（鋭い痛み，灼けるような痛み，捻じられるような痛みなど）を多様な観点から選択し，その程度を評価することがある．

　測定尺度は客観性の問題とともに，測定の定義を満たす条件がある．それは対象の特性と割り当てる数値や記号との間に，1対1の対応関係が成立することである．つまり現象の世界（経験の世界）におけるある特性の要素A，B，Cが一定の関係にある場合，割り当てる数値や記号がその関係性を表現できることを前提とする．たとえば要素A，B，CがA<B<Cという関係であれば，Aに1，Bに2，Cに3を割り当てることで表現できる．しかし要素A，B，CがA>B，B>C，C>Aという関係性の場合，数値によってこれを表現することはできない．したがって測定は数値や記号のもつ特性で表現できる場合に成立し，図2−1に示す4つの表現が可能となる．数が有する特性である①区別，②順序，③等間隔，④等比率という情報量の違い（情報量：①＜②＜③＜④）により分類される（本章1．3）参照）．

　測定では対象の特性に数値や記号を付与するときにどのような対応関係を仮定するかによって，数値や記号の特性の利用の仕方が異なる．Stevens（1946）は数値が有する4つの特性から名義尺度，順序尺度，間隔尺度，および比率尺度の4つに分類した．

　表2−1は各尺度の特性，例示および関係性を示している．情報量が多い尺度は

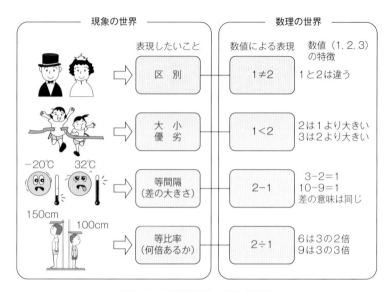

図2-1 写像と数値の特性の関係

表2-1 各尺度の特性，例示および関係性

尺度の種類	特性	例示	情報量	尺度変換
名義尺度	区別	性別，所属，職業	低 ↑↓ 高	可能 ↓ 不可
順序尺度	大小・優劣	順位，優・良・可の評価		
間隔尺度	等間隔	温度，学力テストの点数		
比率尺度	等比率	距離，時間，重量		

低い尺度の情報を有するので，たとえば順序尺度を名義尺度に変換することは可能であるが，その逆（名義尺度を順序尺度に変換）は不可能である．

1）名義尺度

対象の性別，職業，趣味，生活習慣などを分類・区別することを目的とする場合，数値の特性である"区別"により表現できる．つまり1と2は異なり，1と3も異なるという数特性を利用し，たとえば男性に1，女性に2を割り当てて区別する．分類・区別を目的としているので，数値に限らず男性にA，女性にB，または男性に○，女性に△という文字や記号を使っても問題はない．異なる数値を利用すれば区別できるのでどんな数字を割り当ててもよく，仮に男性に0，女性に34を付与しても問題ない．この数値は男女の区別に使用したものであり，数値の大小関係やその差には何の意味ももたないため，加減乗除できない．ただし名義尺度（nominal scale）によって区別された群の度数（群の人数）は，後述する比率尺度になる．たとえば200名の性別が男性40名，女性160名であったならば，女性は男性の4倍の度数，または女性は全体の80％を占めたと表現できる．つまり名義尺度で測定された測定値は，度数にすることで統計的仮説検定が可能となる．また名義尺度は

表2-2 順序尺度のカテゴリー例

項目	1	2	3	4	5
心理：試合中に緊張しますか？	いつもする	よくする	たまにする	ほとんどしない	まったくしない
生活習慣：1日30分以上の定期的な運動はどのくらいしますか？	毎日	週5～6日	週3～4日	週1～2日	しない
運動能力：歩行能力はどのくらいですか？	1時間以上継続して歩ける	30分程度なら継続して歩ける	15分程度なら継続して歩ける	5分程度なら継続して歩ける	5分継続して歩けない

順序関係や優劣関係が存在しないので，カテゴリーの順序を変えても問題がない．

2）順序尺度

対象の特性の大小関係や優劣関係を明らかにすることを目的とする場合，互いを比較して順序を決めることができる．たとえばA，B，Cチームの競技力の優劣を決めるためにリーグ戦を実施し，Aチーム2勝，Bチーム1勝1敗，Cチーム2敗となった場合，競技力はA＞B＞Cの順序性にあるといえる．各チームの競技力として数値を付与する場合，順序性が明らかになればよいので，Aチーム：100，Bチーム：50，Cチーム：0の得点を付与してもよい．数値間の大小関係は競技力の優劣を表すが，数値の差には何の意味もない．またA，B，Cチームとも1勝1敗となった場合，順序性が付けられない．A，B，Cの3チームの競技力は拮抗しているとはいえ完全に等しいとは考えにくく，尺度が有する情報量の限界ゆえ順序性が付けられないと考えるのが妥当である．そのため勝利数だけで優劣が決まらない場合は得失点差，総得点，または奪セット数などの情報を追加して順序をつける．

このように対象の特性の大小関係や優劣関係のみに関心がある場合，順序尺度（ordinal scale）は便利であるが，A，B，Cの競技力の差がどの程度であるかは明確にはならない．国際単位系（SI）などの客観的な尺度（比率尺度）で測定できれば差の考察も可能であるが，身体運動現象のなかには比率尺度での測定が難しいものが多い．たとえば人の心理，生活習慣，運動能力については表2-2のような順序尺度（カテゴリー尺度）を使うこともある．

上記のカテゴリー尺度は名義尺度とは異なり，カテゴリーに段階的な順序性があるため段階尺度や評定尺度とも呼ばれる．いずれも背後にある心理，生活習慣，運動能力は連続性がある能力尺度であり，各カテゴリーは能力尺度上に対応していると仮定している．カテゴリー尺度には，"尺度が粗い"と"尺度が細かすぎる"という2つの相反する問題がある．前者は設定した順序カテゴリーが少ないと同一カテゴリーに属する個人間の能力尺度上の差（個人差）を反映しにくい問題である．後者は逆に個人差を反映させるために順序カテゴリーを多くすると，隣接するカテゴ

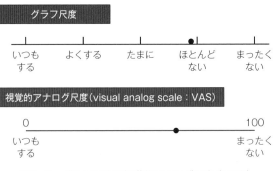

図2-2 グラフ尺度と視覚的アナログ尺度（VAS）

リーとの差を主観的には判断しにくくなり，判定を誤る問題である．

"尺度が粗い"と"尺度が細かすぎる"という問題の対処法として，グラフ尺度，または視覚的アナログ尺度（visual analog scale：VAS）という方法がある（図2-2）．これは上例の「いつもする」と「よくする」という2つのカテゴリーの中間に対応する能力も存在すると仮定して，直線上にカテゴリーの意味を対応させたり（グラフ尺度），「いつもする」を0，「まったくない」を100として直線を引いたりして（VAS），対象者の自己評価（または検者の判定）として点を記入させる方法である．この方法では，直線上に記入された点の距離（mm）が測定値となる．この場合の尺度は後述する比率尺度となる．ただしデータ入力する際にものさしで距離を測る必要があり，時間がかかる（短所）．

3）間隔尺度と比率尺度

対象の特性の大小関係，順序性に加え，数値間の等間隔性を加えた尺度が間隔尺度（interval scale）である．等間隔性に加え，絶対的0点を有する尺度が比率尺度（ratio scale）である．たとえば長さ（m），重さ（g），時間（s）などは絶対的0点がある比率尺度である．仮に長さの単位をinchに変えても絶対的0点は変わらないので，inchを2.54倍すればcmに変換できる．一方温度の単位である摂氏（℃）と華氏（℉）はそれぞれ異なる0点をもち，摂氏20度は摂氏10度の2倍であるが，華氏に換算するとそれぞれ68度と50度となり2倍にならない．別の例をあげると，高さ10 cmの台に乗って身長を測定しても，全員がその条件で測定すれば全員が＋10 cmとなるので，その差は身長差を意味し等間隔性が維持される．しかし台に乗らなかった場合の比と乗った場合の比の意味は異なる（台に乗らない場合の200 cmは150 cmの1.33倍，台に乗る場合の210 cmは160 cmの1.31倍）．ただしいずれの尺度も加減乗除が許されるため，データ分析においては同等に扱っても構わない．通常の測定は絶対的0点もしくは基点の設定を統一するので，比率尺度で測定することになる．

間隔・比率尺度は数的特性から最大限の情報量を有する．そのためデータ分析で

は検定力（検出力）の高い統計解析を利用できる．最大限の情報量とは，たとえば間隔・比率尺度は順序尺度の，順序尺度は名義尺度の情報を内包していることを意味する．したがって，分析の際に間隔・比率尺度から順序尺度や名義尺度へと尺度水準を落とすことは可能である．逆に，下位の尺度から上位の尺度へ水準を上げることは原則としてできないことになる．そのため多くの場合，名義尺度や順序尺度より定量的変数である間隔・比率尺度を利用する．しかし測定尺度は，情報量の多少よりも「捉えたい対象の特性は何か」「その尺度で捉えられるのか」という点から選択しなければならない．

2．捉えたい対象の特性は何か

1）直接測定と間接測定

1章2．において，測定は対象の特性の何を捉えたいかによって立場が異なる，つまり検者の関心が①身体現象（動作や動き）の測定にある場合（直接測定）と，②身体現象の背後にある能力（体力や運動能力）の測定にある場合（間接測定）により異なることを説明した．①の直接測定の場合，捉えたい特性を正確に精度高く測定することで目的を達成できる．

これまで健康・スポーツ科学領域では②の測定目的，つまり直接観察できない体力や運動能力の測定に主に関心を向けてきた．間接測定では特に次項で説明する能力と測定値の対応関係の吟味が非常に重要になる．体力や運動能力などの能力は実態が不明で，尺度を直接あてがって測定することはできない．そのため体力や運動能力と関係が深く，かつ直接測定可能な身体的能力発揮の結果や生理応答に尺度をあてがい測定し，測定値から間接的に推定せざるをえない．

注意すべきことは，測定方法によって直接測定か間接測定かが決まる訳ではないということである．身長の測定でいえば，「背の高さ」が目的であるならば身長の測定は直接測定であり測定値は観察変数となるが，発育状況を推定する手掛かりに（手段）身長を測定する場合の測定値は間接測定による媒介変数となる．また測定の目的が「体脂肪率」にある場合，いかなる測定方法で体脂肪率を測定したとしても目的の体脂肪率そのものは直接測定できない．たとえば生体電気インピーダンス式体脂組成計は，微弱電流を体内に流したときの抵抗値（Ω）を媒介変数として体脂肪率を推定しているだけである．以上のことから測定値が何を捉えているかを理解しておくことは非常に重要である．

直接測定と間接測定は図2-3のようにまとめられる．間接測定では測定精度に加え，捉えたい特性を媒介変数によって捉えられているかという妥当性の問題も吟味する必要がある．

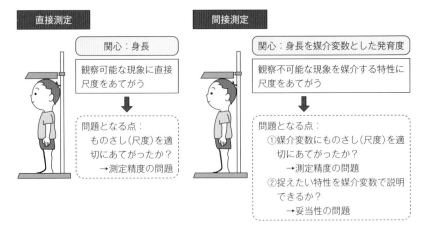

図2-3　直接測定と間接測定

2）直接測定と間接測定の選択基準：倫理的な問題，実現性の問題

　着目した特性に対して直接尺度をあてがうことができるとしても，倫理的な問題（対象者の安全性，侵襲性など）から測定できないこともある．たとえば人の体脂肪量を測定するために，体脂肪を取り出すことは不可能であるため，体脂肪量と密接な関係があり，かつ測定可能な媒体を測定することになる．また媒体を測定するにしても，測定値の妥当性や信頼性の問題に加えて，その媒体を測定するコスト，所要時間，対象者の安全性や苦痛度などの実用性や倫理的な問題も考慮しなければならない．たとえば体脂肪量はDXA法（dual energy X-ray absorptiometry），空気置換法，生体電気インピーダンス法，皮下脂肪厚法などにより測定される．DXA法はもっとも妥当性が高い方法であるが，放射線被曝，長い測定時間，専門的資格を有する検者，高価な機器など，倫理面や実用性の問題がある．それらをクリアできない場合は，その他の方法を選択せざるを得ない．当然，考慮すべきことや制約事項が多くなれば，特性を適切に捉えられない可能性も高くなる．

3．尺度は関心のある特性を捉えているか

1）運動成就尺度と能力尺度

　測定は，対象の特性と割り当てる数値や記号との間に1対1の対応関係が成立することが前提条件であることは第Ⅰ部1章にて説明した．直接測定の場合，その対応関係を仮定することは容易である．また握力（静的筋力）や肩関節可動域（柔軟能力）測定のような局所部位の身体的能力発揮の結果は能力との対応関係を仮定しやすい．しかし垂直跳びやボール遠投のような運動成就を手掛かりに，その背後に関与している能力（体力，運動能力，心理など）を捉えようとする間接測定の場合，能力と運動成就との間に1対1の対応関係を仮定することは単純なことではない．

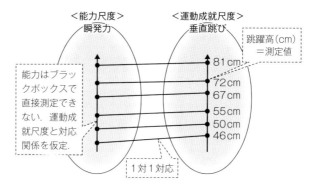

図2-4 能力尺度と運動成就尺度

仮定には以下の2つの前提条件が必要となる.
 ①能力は優劣の連続性を有する（能力連続体）.
 ②観察した運動成就の結果にあてがった尺度が，捉えたい能力の尺度と同質の連続性によって対応する.

運動成就にあてがった尺度を運動成就尺度または表面尺度といい，能力の尺度を能力尺度または元型尺度という（図2-4）．一般に垂直跳びは瞬発力を評価するテストとして利用されるが，運動成就尺度と能力尺度の関係から考えると1対1の対応関係の仮定は困難である．たとえば瞬発力とは「瞬発的に筋力発揮する能力」と定義され，垂直跳びは「瞬発的なジャンプ動作により跳躍した高さ」であり，瞬発力が強く関与するが垂直跳びには体重やジャンプ動作の巧さなども関与する．運動成就の結果に混入する捉えたい能力以外の要因を把握し，その影響の大きさを吟味することは，間接測定において非常に重要である．

2）運動成就尺度と能力尺度の関係において注意すべきこと

両尺度の間には「仮定」のうえで成立していることが多い．それらを整理する．

（1）1つの運動成就尺度で捉えたい能力を捉えられないことが多い：多変量尺度の利用

運動成就の結果を手掛かりに能力を推定する場合，運動成就尺度と能力尺度の1対1対応関係の仮定が容易ではないことは説明した．ある能力を1つの運動成就尺度で捉えられると仮定する場合，その運動成就にその能力の関与度が非常に高い場合有効である（妥当性の問題）．ただし前述したように，関与度の高い運動成就であっても能力を100％捉えることはできない（完全な1対1対応ではない）．したがって瞬発力（能力尺度）を推定する場合には垂直跳びだけではなく，立ち幅跳びやメディシンボール投げなどの複数の運動成就から捉えるほうが妥当性は高くなる（1対多対応）．

一方，関心のある能力が体力の場合，体力は複数の体力要因（筋力，筋持久力，全身持久力，平衡能力，柔軟能力など）からなる大きな構成概念であり，1つの運

動成就尺度で捉えることはできない（妥当とはいえない）．体力測定を実施する前に捉えたい体力の構成概念を吟味し，各体力要因を代表する複数の項目より体力を捉えることになる．複数のテスト項目を総合評価する一般的な方法は，関心のある能力を一次式で推定する一次モデルの仮説である．最も簡単な方法は，各体力測定結果の標準得点の合計点（総合体力得点）を体力の指標とする方法である．しかし各体力測定値は相互に関係が認められることから，複数の体力変数からなる相関行列に主成分分析や因子分析を適用し，選択したすべての変数が関与する共通な能力領域として第一主成分（因子）を抽出し，基礎体力の指標とする．つまり基礎体力は複数の体力変数（多変量尺度）により推定される．

　また体力の構造は対象の特性を考慮し，適切な構成要因が選択され，各体力要因を代表するテスト項目が選択されるべきである．たとえば成人の体力といっても，普通の生活を営む人と競技スポーツに取り組む人では重要となる体力要因は異なり，各要因を代表するテスト内容も異なるからである．重要なことは，捉えたい特性（能力）の構成概念をより妥当なものに構築する努力があって，初めて運動成就尺度が選択されることである．

（2）運動成就尺度の0点を能力尺度の原点（0点）とは規定できない

　反復横跳びで計測する回数（回），垂直跳びで計測する長さ（cm）などの単位は，原点0を有する便利な尺度であるが，これらの尺度は能力を測定するためのものではない．運動成就尺度で能力尺度の原点0を対応させることは非常に難しい．たとえば垂直跳び高が0 cmでも，瞬発力が0と仮定できない．人が生存している限り瞬発力が0となることはあり得ないからである．つまり運動成就尺度である垂直跳びの高さでは，能力尺度を捉えきれないことを意味する．また同様に反復横跳びの場合，運動成就に時間を要すれば敏捷能力が劣り，能力尺度の0に近づくと推測はできるが0にはならない．

（3）能力尺度は連続変数であるが運動成就尺度は離散変数である

　連続変数とは，限られた区間でも連続的に無限個の値を取りうるものをいう．一方，離散変数は自然数のように限られた区間に有限個の値を取りうるものをいい，たとえば人数や個数，回数などが代表例である．先にも述べたように，能力尺度は連続性を有する連続変数と仮定される．現在では連続性の仮定は一般的となっているが，これは1950年代に判断や創造性を能力として捉え，それらの連続性を仮定したうえで心理尺度の基礎理論を築いたJoy P. Guilfordの功績によるものである．能力尺度の連続性の仮定は，能力の比較を能力尺度上で可能とするためには都合がよい．体力や運動能力が加齢とともに変化することからも理解しやすい．運動成就尺度を国際単位系（SI）で計測した比率尺度であるなら，通常は連続変数として扱っているが，厳密にいえば測定機器の有効桁数の問題から小数点以下数桁で四捨五入するので，離散変数となる．問題となるのは，運動成就尺度が順序尺度（カテゴリー尺度）の場合である．順序尺度の測定値について，能力尺度との1対1対応および

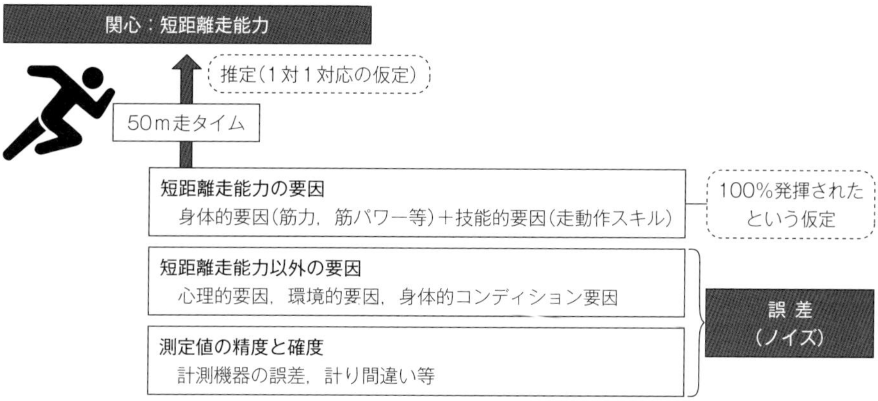

```
関心：短距離走能力
        ↑ 推定（1対1対応の仮定）
50m走タイム

短距離走能力の要因
  身体的要因（筋力，筋パワー等）＋技能的要因（走動作スキル）    100％発揮された
                                                              という仮定
短距離走能力以外の要因
  心理的要因，環境的要因，身体的コンディション要因
                                                              誤差
測定値の精度と確度                                            （ノイズ）
  計測機器の誤差，計り間違い等
```

図2-5 間接測定において測定値に含まれる要因と誤差

カテゴリー間の等間隔性，等比性を仮定し，間隔・比率尺度として扱っている例（順序尺度によるデータから平均値や標準偏差を算出）も見受けられるが，運動成就尺度の連続性，等間隔・等比性を仮定でき，かつ能力尺度と1対1対応を仮定できるか否かは十分吟味しなければならない．

（4）運動成就の結果は変動するが能力は短期間には変動しない

たとえば競泳選手の泳タイムを複数回測定した場合，疲労の影響がなかったとしても泳タイムは試行ごとに変動する．しかしそれは競泳選手の水泳能力が変動したわけではない．数回の測定によって泳能力が向上すると仮定できないからである．泳タイムの変動は運動成就の結果に必ず混入する誤差によるものである．競技会で100mの泳タイムが，A君が60秒，B君が65秒であった場合，A君のほうが速いと判断する．しかしA君とB君の差は誤差によってたまたまA君の泳タイムが短かったのかもしれない．つまり真の値はB君＞A君の可能性もある．この問題については次節の測定値の誤差についての理解が必要である．

4．測定値と誤差

同一対象者が反復して測定すると測定するごとに測定値が変動する（ばらつく）のは，測定値には必ず誤差が伴うためである．誤差とは捉えようとする対象の特性以外の"ノイズ"である．直接測定の場合，対象の特性に正確に尺度をあてがえなかったとき，その測定値には"ノイズ"が混入する．間接測定の場合，前述した運動成就尺度と能力尺度の対応関係を仮定することからより複雑となる．運動成就には捉えたい能力以外の要因も関与する．

50m走（運動成就）のタイムを測定した場合，そのタイムには身体的要因（筋力，筋パワー，敏捷性など），技能的要因（走動作スキル），心理的要因（プレッシャー，モチベーションなど），環境的要因（気温，風速，走路，シューズなど），身体的

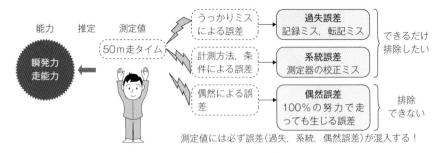

図2-6 さまざまな誤差

コンディション要因（疲労など）など複数の要因が関与する（図2-5）．間接測定として50m走から「短距離走能力」を捉えることを目的とする場合，心理的要因や環境的要因，身体的コンディション要因は測定値に"ノイズ"として関与する．仮に前述の要因を完全に統制しても測定値は変動する．また直接測定の場合と同様に，測定値の精度や正確度によっても測定値は変動する．

測定は関心のある対象の特性を捉えるために行うのであるから，ノイズとなる誤差が最小となるように努めなければならない．これらの誤差は過失誤差，系統誤差および偶然誤差に大別される．測定値のばらつきは個人内だけではなく個人間でも存在するが，これは個人間変動（個体差，個人差）であり誤差とは異なる（図2-6）．1章でも述べたように，スポーツ競技大会の測定値は記録となり誤差を無視する（誤差があってもよいということではない）．

1）過失誤差

過失誤差は，人為的なミス（計測ミス，記録ミス，転記ミス，データ入力ミス）で排除するよう最善を尽くすべき誤差である．たとえば測定器の扱い方を間違えないように手順をマニュアル化したり，測定器の計測値を記録する際に複数人でチェックしたり，データ入力作業とチェック作業を別々の人で行うなど細心の注意を払う必要がある．またこれらの誤差は，得られたデータを解析の前に種々の観点から何度もチェックすることにより排除することが可能である．

2）系統誤差

系統誤差はバイアスとも呼ばれ，測定を繰り返す過程において測定値が真の値から系統的に発生するズレ（誤差）である．「系統的に」とは，偶然にではなく各測定値が「真の値」から一定方向にずれるように作用する外的要因があることを意味する．系統誤差は測定器，測定方法，測定環境および測定計画においてそれぞれ混入する可能性がある（表2-3）．

測定器の問題による系統誤差は，測定器の校正不良や精度の低い測定器によって生じる．測定方法による系統誤差は，測定者（検者）が対象者の運動成就を制限す

表2-3 系統誤差の例

測定器の問題	・測定器の校正不良によって一定方向に誤差が生じる 　例）2kg重く計測される体重計 ・一定値以上では精度が落ちる 　例）100kg以上は誤差が大きくなる体重計
測定方法の問題	・一定値以上は一律満点としてしまう測定（天井効果） 　例）閉眼片足立ち：120秒以上はすべて満点 ・測定で最大発揮を求めなかった 　例）高齢者の持久走
測定環境の問題	・暑熱，寒冷 ・天候，風速 ・パフォーマンスに影響する測定条件 ・測定時刻
測定計画の問題	・順序バイアス：試行順序によって後に行われた測定に影響 ・学習バイアス：試行間に学習効果が混入 ・記憶バイアス：前試行の記憶が影響する ・疲労バイアス：前試行の疲労が影響する ・標本抽出のバイアス：抽出に偏りがあるため混入する誤差 ・プラセボ効果：効果があると思い込むことによる誤差

表2-4 正確度と精度の違い

> [校正不良の握力計]
> 　50kgを計測すると，毎回55kgと計測される
> 　→正確度は低い（50kgと計測されない）：測定値の妥当性
> 　　精度は高い（毎回55kgと計測される）：測定値の信頼性

るような条件を設定することにより生じる．測定環境による系統誤差は，測定値に影響するような測定環境によって生じる．そして測定計画による系統誤差は，測定順序や学習，記憶，疲労，標本抽出，条件提示方法などの測定値を変動させる可能性が高い要因に対する配慮の欠如による不適切な測定計画（実験計画）によって生じる．

　過失誤差と系統誤差は混入後では排除することが困難である．過失誤差のうちデータ入力ミスや転記ミスであれば，元データと照合することで排除可能かもしれないが，系統誤差は測定値に混入したかどうかも検証できない．したがって系統誤差は測定実施前に混入しないように測定器，測定方法，環境，そして測定計画を十分に吟味しなければならない．系統誤差は各測定値に影響するためデータ数を増やしても小さくすることはできないし，測定値にどの程度含まれているか不明でやっかいな誤差である．系統誤差が小さい測定は正確性が高いといえる．過失誤差は測定練習や検者の慎重さによって混入を防げるが，系統誤差は測定計画の知識と経験，技量を必要とする．研究方法のデザイン（研究計画法）も系統誤差を最小とするために発展してきたといえる．

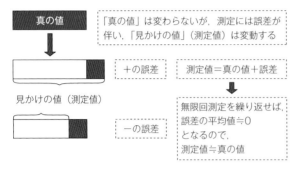
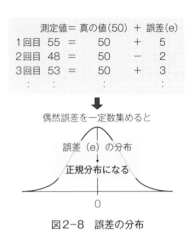

図2-7 真の値と誤差，測定値   図2-8 誤差の分布

3) 偶然誤差

過失誤差や系統誤差を排除したとしても生じる誤差が偶然誤差である．前述した図2-5の例でいえば，短距離走能力を捉える目的で50 m走を測定する場合，測定ミスなどの過失誤差，心理的要因や環境的要因などの系統誤差を可能な限り排除したとしても，同一対象が複数回測定した50 m走タイムは変動する．対象者が全力で行っていたとしても，短距離走能力に関係する身体的要因（筋力，筋パワーなど）や技能的要因（走動作スキル）の相互作用の影響により，測定値は変動する．これが偶然誤差である．この誤差が小さい測定は精度が高いといえる．正確度と精度は異なる概念なので注意が必要である（表2-4）．測定誤差を完全に排除することはできないが，ランダムに発生する偶然誤差であればデータ数を大きくすれば相殺される．また誤差の分布は後述するように正規分布に近似することになる．同一個体を複数回測定した場合，理論的には同じ値が得られるはずであるが，実際には測定のあらゆる過程で誤差が測定値に混入し測定値は変動する．測定値の誤差が大きいと対象の"真の値"を見誤る可能性がある．

運動成就の測定では，スキルが未熟な者は動作が不安定であるため特に偶然誤差が大きくなる．この視点からバイオメカニクス研究では，反復測定における動作の安定度などからスキルを推定することもある．

4) 偶然誤差と誤差分布

過失誤差や系統誤差を可能な限り排除しても生じる偶然誤差は，理論的にも研究者が統制することは不可能である．図2-7に示すように，身体的能力発揮の結果にかかわる真の値（能力尺度）は，同一測定時点では一定と仮定される．しかし測定を行うと偶然誤差により測定値は大きくなったり，小さくなったりする．たとえば握力測定を例にすると，被験者の握力（真の値：仮に50 kg）は一定であるが，握力測定を複数回行うと系統的な誤差要因（疲労など）を排除したとしても測定値

は一致せずにばらつき（1回目は55 kg，2回目は48 kg，3回目は53 kg…），必ずしも同じ測定値が得られない．偶然誤差はランダムに発生するため，理論的には測定回数を増やせば誤差の平均値は0に近づき，測定値の平均は真の値に近づくことになる．仮に無限回測定を繰り返すと，誤差の分布は図2-8のように平均（期待値）は0の正規分布（ガウス分布）に従う．統計的仮説検定は偶然誤差が正規分布という既知の確率分布に従うことを利用し，真の値と偶然誤差を確率的に分離する手法ともいえる．したがって測定値に必ず伴う誤差は，過失誤差と系統誤差を測定方法や測定機器などの技術的な方法で可能な限り排除し，統計学的手法によって残った偶然誤差を抽出し，真の値を推定する手続きをとることになる．

文　献

出村愼一（2007）健康・スポーツ科学のための研究方法－研究計画の立て方とデータ処理方法－．杏林書院．
出村愼一，山次俊介（2011）健康・スポーツ科学のためのやさしい統計学．杏林書院．
出村愼一，山次俊介（2015）健康・スポーツ科学のための卒業論文/修士論文の書き方．杏林書院．
Fisher RA著，遠藤健児，鍋谷清治訳（1970）研究者のための統計的方法．森北出版．
Gordis L著，木原雅子，木原正博，加治正行訳（2010）疫学－医学研究と実践のサイエンス－．メディカル・サイエンス・インターナショナル．
Hulley SBほか著，木原雅子，木原正博訳（2014）医学研究のデザイン－研究の質を高める疫学的アプローチ－第4版．メディカル・サイエンス・インターナショナル．
池田　央（1971）行動科学の方法．東京大学出版会．
池田　央（1980）社会科学・行動科学のための数学入門4．調査と測定．新曜社．
岩原信九郎（1955）新しい教育・心理統計ノンパラメトリック法．日本文化科学社．
岩原信九郎（1965）新訂版　教育と心理のための推計学．日本文化科学社．
古谷野亘，長田久雄（1992）実証研究の手引き－調査と実験の進め方－．ワールドプランニング．
Liampttong P編，木原雅子，木原正博訳（2012）現代の医学的研究方法－質的・量的，ミクストメソッド，EBP－．メディカル・サイエンス・インターナショナル．
松井三雄，水野忠文，江橋慎四郎（1965）体力測定法．杏林書院．
松浦義行（1960）新体育学講座第8巻，体育学研究法．逍遥書院．
松浦義行編（1993）現代の体育・スポーツ科学．数理体力学．朝倉書店．
松浦義行（1983）現代の体育・スポーツ科学．体力測定法．朝倉書店．
森　敏明，吉田寿夫（1990）心理学のためのデータ解析テクニカルブック．北大路書房．
日本体育学会測定評価専門分科会編（1977）体力の診断と評価．大修館書店．
Safrit MJ著，遊佐清有，宮崎義憲訳（1982）体育アセスメントと評価．泰流社．
Stevens SS（1946）On the theory of scales of measurement. Science, 103: 677–680.
四方実一，一谷　彊（1962）教育統計入門．日本文化科学社．

3章 よい測定値の条件

1．妥当性

　テストにより得られる測定値が，関心ある測定対象（現象や能力）をどの程度正確に捉えることができるかを示すのが妥当性である．妥当性は論理的妥当性と実証的妥当性に大別される．前者は測定対象の特性における定義や概念と測定内容との論理的整合性により妥当性が検討される．特に能力の測定に関心がありテストを選択する場合，能力は実態が不明なため論理的妥当性の検討は不可欠である．つまり論理的妥当性の検討を踏まえてテストを選択する必要がある．観察可能なこと，たとえば垂直跳びの高さに関心がある場合には，関心ある垂直跳びの跳躍高をメジャーで測定すればよい（直接測定）．しかし瞬発力（能力）に関心がありテストを選択する場合，論理的妥当性の検討を踏まえて瞬発力が関与する垂直跳び，立ち幅跳び，あるいはボール投げなどのテストを選択することになる．これらの運動成就テストは，瞬発力（能力）を推定するための手段として選択される（間接測定）．間接測定の場合，運動成就尺度と能力尺度の対応関係（第Ⅰ部2章3.参照）について論理的に説明できなければならない．

　また同じテストであっても，対象の年齢などの特性の違いにより捉えようとする体力要因が異なることもある．たとえば100 m走は，青年の場合はスピード要因のテストとして適しているが，幼児や高齢者の場合には全力で疾走するには距離が長すぎるため，スピード要因の適切なテストとはいえない．したがって論理的妥当性は，測定対象の特性も考慮して検討すべきである．

　一方新しいテスト作成の場合には，論理的妥当性の検討に加え，データにもとづいて定量的に検討する実証的妥当性（統計的妥当性）の検討は不可欠である．表3－1に主な論理的妥当性と実証的妥当性の種類とその特徴をまとめた．

1）論理的妥当性

　論理的妥当性には内容妥当性，教科（カリキュラー）妥当性，構成妥当性，定義による妥当性などがある．内容妥当性は，選択したテストが捉えたい全体の構成要素をどの程度代表しているかを内容の点から示す妥当性である．たとえば疲労を測定する場合，文献研究を踏まえ疲労の定義とその構成要因（例：身体的，精神的および神経感覚的要因）を設定し，各要因を代表する質問項目の内容が適切か否かを

表3-1 主な論理的妥当性と実証的妥当性の種類と特徴

論理的妥当性	内容妥当性	選択したテストが捉えたい全体の構成要素をどの程度代表しているかを内容の点から示す妥当性
	教科妥当性	テスト内容が教科（学習）内容全体をどの程度代表しているかを示す妥当性
	構成妥当性	対象となる属性や能力の論理的構成についての仮定をテスト方法として工夫したテストの妥当性
	定義による妥当性	定義それ自身を測定方法としているテストの妥当性
実証的妥当性	基準関連妥当性	真の値を正確に代表すると考えられる妥当基準を利用して検証する妥当性（併存妥当性と予測妥当性に分類される）
	弁別妥当性	基準となる対象集団との判別可否や差異の有無を手掛かりに検証する妥当性
	因子妥当性	因子分析の適用により能力要因を因子として抽出し解釈された能力因子とテストとの関係の程度から検討する妥当性
	交差妥当性	ある集団を対象に作成され妥当性が高いことが確認されているテストや調査などが他の集団においても適用可能かどうかを示す妥当性

検討し選択する．健康・スポーツ科学領域では，体力の構成要因の1つである瞬発力や全身持久力を独自に評価するために，これらの構成要因を代表するテストを選択する場合もある．これらの体力要因自体も構成概念であり，対象とする能力を定義し，その定義を踏まえた運動課題との論理的整合性から妥当なテストを選択する．たとえば瞬発力は瞬間的に発揮する筋の最大力量と定義し，論理的に瞬発力が関与すると仮定される垂直跳び，立ち幅跳び，ボール遠投，などの瞬間的に成就される動作をテスト課題として選択することになる．一方全身持久力の場合は，1,500 m走やシャトルランのように，論理的に数分を要する運動課題を選択する．

松浦（1983）は対象となる属性や能力の論理的構成を仮定し，この仮定をテスト方法として工夫し作成したテストの妥当性を構成妥当性と考えている．健康・スポーツ科学領域における独自の論理的妥当性といえる．心理学領域における構成概念妥当性は，テストが構成概念（理論上の概念）や特性をどの程度測定しうるかを示す概念であり，その実証的妥当性として，収束妥当性，弁別妥当性，因子妥当性などがあげられている．

教科妥当性はテストの質問項目が教科内容全体をどの程度代表しているかを示す概念であり，内容妥当性の1つといえる．構成妥当性のうち特に定義それ自身を測定方法としているテスト（たとえば身長や体重など）の妥当性は，定義による妥当性といわれる．一方ゲーム中の球技選手の技能を測定することは困難である．しかしたとえばサッカーであれば，サッカーを構成する基礎技能であるドリブル，シュート，ヘディングなどは，技能テストにより測定可能である．これらの基礎技能に優れていれば，ゲーム中の技能も優れると仮定する（代替妥当性）．また教授した内

容を学習者がどの程度習得したかを確認するためのテスト問題を作成する場合，学習内容のすべてを問題にすることはできないので，学習内容を代表すると考えられる一部でテストを構成する（教科妥当性）．したがって教科妥当性も代替妥当性の1つといえる．

なお専門家や権威者が作成した，あるいは紹介しているテストという理由のみで自らが論理的妥当性を検証していない場合は，疑似妥当性と呼ぶ．表面妥当性は一見それらしくみえる直感にもとづく妥当性であり，疑似妥当性に類似する．テストを選択する場合，疑似妥当性や表面妥当性と指摘されることは避け，自ら論理的妥当性を踏まえて選択すべきである．

2）実証的妥当性

実証的妥当性には，基準関連妥当性，弁別妥当性，因子妥当性，交差妥当性などがある．

基準関連妥当性は，関心ある特性（能力）の真の値を正確に代表すると考えられる妥当基準を利用して検証する妥当性である．したがって同じ特性を捉えようとする既存の適切な妥当基準となるテストがないと検討できない．この基準関連妥当性は，妥当基準が現存する場合と未来に存在する場合により，それぞれ併存妥当性と予測妥当性に分類される．併存妥当性は，たとえば新規に体力テストを作成した場合，新規テストと既存の文部科学省新体力テストを同時に対象者に実施し，両テストの関係から検証する妥当性である．なお併存妥当性は既存の測定方法と同等であることが確認できても，既存の測定方法より妥当性が高いことは証明できないので，より妥当性が高い妥当基準の選択が重要である．そもそも併存妥当性は既存の測定方法との関係の程度を検証しており，関心ある特性（能力）との関係を検証しているわけではないということを理解しておくべきである．

予測妥当性は同一対象の将来的な競技力を測定すると考えられる新規のスキルテストなどの成績と，実際に何年か経過した後に測定した競技成績との関係性により検証される妥当性である．つまりスキルテストの高得点者が優れた競技成績を収めていれば妥当性が高いといえる．また高齢者の転倒関連体力テストの妥当性の場合，併存妥当性の検討に加え，転倒発生の予測ができるか否かの予測妥当性の検討も必要であろう．いずれにしても妥当性は複数の観点から検討することが望ましい．

併存妥当性は両テスト間の相関係数やBland-Altman法により検討される．相関係数による検討では，相関係数が有意で高ければ妥当性が高いと判断する．

なお相関係数の程度に関しては，先行研究における報告値や対象の特性・年齢段階なども考慮する必要がある．以下，水中体重秤量法（UW法）による体脂肪率を妥当基準として，装置Aと装置Bにより算出される体脂肪率の妥当性について検討した例を示す．図3-1にはUW法と両装置による体脂肪率の散布図と相関係数が示されている．この例では装置Aと装置Bのいずれも相関係数は有意で非常に

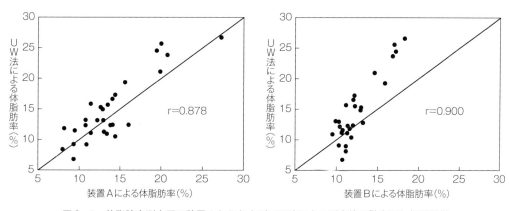

図3-1 体脂肪率測定用の装置AとBおよびUW法による測定値の散布図と相関関係
(出村慎一（2007a）健康・スポーツ科学のための研究方法－研究計画の立て方とデータ処理方法－．p247，杏林書院)

高い（装置A：r＝0.878，装置B：r＝0.900）ことから，身体組成（体脂肪率）を推定するために開発された装置Aと装置Bの妥当性は高いと評価される．

　Bland-Altman法は，両テストの測定値の誤差と測定値の大きさに一定の傾向があるか否かの検討を可能にする．装置A，Bとも相関係数は非常に高いが，装置Bは体脂肪率が高くなるとUW法との誤差が大きくなり，測定値の一致を示すidentity line（図3-1の斜め線）からの乖離が大きくなっている．この方法により測定値の誤差の程度やバイアスの混入を確認することができる．つまり2つの測定方法による測定値の平均値と測定値間の差を個人ごとに算出し，測定値の平均値をX軸，測定値間の差をY軸とする2次元座標を利用して値をプロットする．妥当基準である測定値との誤差が小さければ，Bland-Altmanプロットは誤差0付近に収束する散布図となる．仮に誤差が正または負の軸に収束すれば，加算誤差が疑われる．また測定値が大きく（小さく）なるにつれ誤差が大きくなれば，比例誤差が疑われる．

　Bland-Altman法による検証手順として，まずY軸（縦軸）について誤差の平均値と標準偏差にもとづき平均値±2標準偏差（または平均値±1.96標準偏差，limit of agreement）を算出し，図中に記載する．limit of agreementの範囲から誤差の大きさを知ることができるが，さらにlimit of agreementの信頼区間を算出して検討することもある．limit of agreementが0を含まない場合，加算誤差が存在すると判断する．またBland-Altmanプロットについて回帰式を算出し，回帰の有意性（相関係数の有意性）を検定し，有意である場合は比例誤差があると判断する．

　実際の検討例として，前例と同じ水中体重秤量法（UW法）を妥当基準として，2種類の身体組成を推定する測定装置（装置Aと装置B）の妥当性を検討した場合のBland-Altmanプロットを図3-2に示した．縦軸のそれぞれの平均値が0からどの程度離れているかの比較から，装置Aに比べ装置Bは，得られる測定値の誤差が大きいことが理解できる．プロット図における両者の分布と傾向の比較から，装

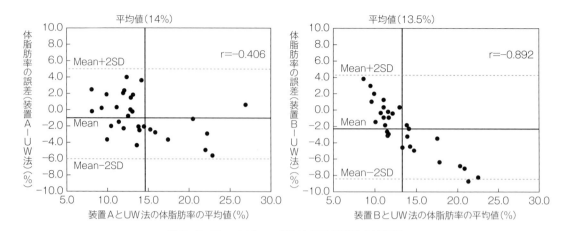

図3-2 Bland-Altman法における妥当性の検討例
（出村慎一（2007a）健康・スポーツ科学のための研究方法−研究計画の立て方とデータ処理方法−．p248，杏林書院）

置Bでは右肩下がりの分布（一定の傾向）が確認され，測定値の大小に測定誤差が関係している可能性があることが理解できる．

　弁別妥当性は，基準となる対象集団との判別可否や差異の有無を手掛かりに検証される妥当性である．なお関心ある特性（能力）について客観的な差異が確認できる場合に検証が可能であるため，弁別妥当性は差異妥当性とも呼ばれる．テストは個人差を評価できなければならない．ほぼ全員が成就可能な場合（天井効果）や，逆に成就不可能の場合（床効果）には，個人差を評価できない．たとえば柔道選手の体力テストを新規に作成した場合，初段の群（技能が劣る）と四段の群（技能が優れる）のテスト平均値間に有意差がなければならない．明らかに能力が異なる群の平均値間に有意差が認められ，差の程度が大きい場合，特に差異妥当性が高いと判断する．一方，弁別妥当性はテストが既存の明確な外的基準で分類できるような，たとえばオリンピック出場経験のある上位群と地域大会までの出場経験の下位群，あるいは対象とする属性（能力や技能）に関して明らかに優れる群と劣る群を対象にテストを実施し，判別関数，二系列相関係数あるいは点二系列相関係数などにより検討する．正判別確率や相関係数が有意で高い場合は弁別妥当性が高いといえる．

　因子妥当性は，体力や運動能力などを代表するテスト相互間の相関行列に因子分析法を適用し，能力要因を因子として抽出し，解釈された能力因子とテストとの関係の程度（相関係数）から検討する妥当性である．つまり因子と関係が高いテストほど因子妥当性が高いと判断する．

　交差妥当性は，ある集団を対象に作成され妥当性が高いことが確認されているテストや，調査などが他の集団においても適用可能かどうかを示すものである．測定・調査対象を拡大する場合には検討が必要であり，相関係数などを利用して交差妥当性を検討する．たとえば元の標本を対象に併存妥当性（基準関連妥当性）を検討した場合と，新規の異なる対象について検討した場合の2つの相関係数の大きさを比

較することにより，交差妥当性の検討が可能である．つまり後者の相関係数が前者の相関係数と同等な値であれば，交差妥当性は保証されるといえよう．

2．信頼性

　同一検者が同じテストを同じ被験者に反復測定した場合，測定値は一般に変動するが，変動はできるだけ少ないほうがよい．つまり測定値の変動が少なく安定していることもテストの重要な条件であり，この条件が信頼性である．テスト結果の変動が小さいほど，信頼性が高いと判断する．テスト結果の変動の程度，あるいは数回のテスト結果の一致度が信頼度といわれる．なお，測定値（X）は，式1のように真の値（T）と誤差（e）の和であらわすことができる．

　　$X = T + e$（X：測定値，T：真の値，e：誤差）………………………（式1）

　たとえば疲労の影響を考慮し十分な休憩時間を確保して握力測定を反復した場合でも，測定値は変動する．真の値は不変であるため，この変動は誤差によるものと考えられる．仮に測定を無限回反復すると，理論的に誤差の分布は正規分布に従い，測定値の期待値（平均値）は真の値と一致する（$X = T$）と仮定される（第Ⅰ部2章参照）．ただし実際にテストを無限回反復することは不可能である．また物体の測定の場合とは異なり，人を対象とする反復測定の場合には，練習効果，疲労効果，順序効果，記憶効果などの誤差要因（第Ⅰ部2章4参照）がテスト結果に関係する．なお前提条件として精度の高い測定器具を利用すること，事前に測定器具を点検し誤差を確認しておくことは当然のことである．

　前述の測定値の仮定は，過失誤差や系統誤差（第Ⅰ部2章参照）を排除していることも前提条件としている．たとえば1,500 m走テストを同じ日に数回実施することは適切ではない．被験者の身体的負担が大きく，十分に休憩して測定したとしても疲労の影響は無視できない．後日再測定し信頼性を検討すべきである．

　以上のことから，信頼性の検討は，複数回の反復測定が望ましいが，前述の諸要因の影響や時間的制約，被験者における負担度などの点から再測定が困難な場合も多い．複数回反復した測定値の信頼性の検討は，主に級内相関係数により検討する（後述）．また代表的な再テスト法では，2回のテスト結果の一致度を検討する．調査研究の場合再テストは記憶効果の問題があり，一定期間後再調査するか平行テスト法あるいは折半法を利用する．再テスト法や平行テスト法は調査を2回実施するが，折半法は1回の調査で済み，信頼性はCronbachのa係数やSpearman-Brownの公式によるa係数で検討できる．信頼性の分析方法と種類についての詳細は出村（2007a）を参照のこと．また同じ対象を反復測定した場合の各カテゴリー度数の一致度の検討は，一致係数を信頼性の指標として利用できる（出村，2007a）．以下，再テスト法，平行テスト法，および折半法について説明する．

表3-2 ICC算出のための一要因分散分析表（出村愼一（2007a）健康・スポーツ科学のための研究方法－研究計画の立て方とデータ処理方法－．p254．杏林書院）

変動要因	変動	自由度	平均変動	F_0値
処理間(a)	SS_a	$df_a=n-1$	$MS_a=SS_a/df_a$	$F_a=MS_a/MS_e$
試行間(b)	SS_b	$df_b=k-1$	$MS_b=SS_b/df_b$	$F_b=MS_b/MS_e$
残 差(e)	SS_e	$df_e=(k-1)(n-1)$	$MS_e=SS_e/df_e$	
全 体(t)	SS_t	$df_t=N-1$		

表3-3 的当てテストの結果（出村愼一（2007a）健康・スポーツ科学のための研究方法－研究計画の立て方とデータ処理方法－．p255．杏林書院）

試 行	1回目	2回目	3回目	$\overline{X}_{i\cdot}$	$S_{i\cdot}$
幼児A	5	4	3	4.0	0.82
幼児B	4	3	2	3.0	0.82
幼児C	4	6	7	5.7	1.25
幼児D	5	7	6	6.0	0.82
幼児E	2	2	3	2.3	0.47
$\overline{X}_{\cdot j}$	4.0	4.4	4.2	$X_{\cdot\cdot}=4.2$	
$S_{\cdot j}$	1.10	1.85	1.94		

1）再テスト法

　テストを2回実施し測定値間の一致度を検証する方法である．握力測定のような場合は疲労の影響を考慮し数分後に再測定が可能であるが，調査の場合は記憶効果の影響を考慮し，一定期間後に再度実施することが望ましい．信頼性には，同じ日に再測定を実施する日内信頼性と異なる日に再測定する日間信頼性がある．全員を再度測定することが非常に困難な場合，被験者の一部を対象として検討する場合もある．級内相関係数（intraclass correlation coefficient：ICC）は，同一テストを複数回実施した場合の試行間の一貫性を対応のある一要因分散分析法（表3-2）を利用し，下記の式により算出する．つまり測定値の全体変動（SS_t），①処理間（個人間）の変動（SS_a），②各個人の試行間の変動（SS_b），および③それ以外の残差（誤差）による変動（SS_e）を分散分析により抽出し，処理間（個人間）の平均変動（MS_a）と試行間・残差の平均変動（MS_{be}）の比から検証する．式3からもわかるように，ICCは0～1の間の値をとり，1に近いほど信頼性が高いと判定される．

$$MS_{be}=(SS_b+SS_e)/(df_b+df_e) \quad \cdots\cdots（式2）$$
$$ICC=(MS_a-MS_{be})/MS_a \quad \cdots\cdots（式3）$$

　分散分析の結果，各試行の平均値間に有意差が認められた場合は練習効果や疲労の影響が考えられ，これらの影響を除くための検討が必要であろう．一方，信頼性の程度は有意差が認められない場合に検討する．一般にICCは0.7（Jacksonら，1980）または0.75（Fleiss，1981）以上が良好と評価する．具体例として，幼児に的当てテスト（10球中何回的に当たるか）の試行を3回実施した場合の結果を**表3-3**に示した．また級内相関係数算出のための分散分析表は**表3-4**のとおりである．

表3-4 的当てテストの結果による分散分析 (出村愼一 (2007a) 健康・スポーツ科学のための研究方法－研究計画の立て方とデータ処理方法－. p255, 杏林書院)

変動要因	変動(SS)	自由度(df)	平均変動(MS)	F_0値
幼児間(a)	SS_a=31.74	df_a=n−1=4	MS_a=7.935	
試行間(b)	SS_b= 0.40	df_b=k−1=2	MS_b=0.200	MS_b/MS_e=0.151
残 差(e)	SS_e=10.62	df_e=(k−1)(n−1)=8	MS_e=1.328	
全 体(t)	SS_t=42.76	df_t=N−1=14		

表3-5 調査表の例（5つの下位要因から構成）

要因	質問項目	調査1	調査2
A	10	5	5
B	10	5	5
C	10	5	5
D	10	5	5
E	10	5	5
合 計	50	25	25

上掲の式2より，$MS_{be} = (0.40 + 10.62)/(2+8) = 1.102$，

式3より，$ICC = (7.935 - 1.102)/7.935 = 0.861$ となる．

この例ではF検定の結果，試行間に有意差なし（$F_0=0.151<4.46$ [$df_b=2$, $df_e=8$, $\alpha=0.05$]），0.861は有意な良好な級内相関係数と判定される．この例のように，級内相関係数の算出には全体の分散に対する誤差分散の比率に関する情報を利用する．なお妥当性の検討方法で説明したBland-Altman法では，プロット図から2つの測定値の差を可視的に理解できるため信頼性の検討にも利用できる．

2）平行テスト法

難易度や内容などが同質のテストを2種類以上作成し実施する．異なるテストで検討するため，再測定法の問題点である記憶効果や学習効果が測定値に及ぼす影響を考慮することができるが，再測定法と同様にテストを2回実施するため被験者の負担は大きい．たとえば表3-5の例のように各要因（A～E）を代表する質問を10項目ずつ作成し，計25項目の調査表を2組（調査表1と2）作成する．作成した2組の調査を同時（平行）に実施した調査結果から信頼性を検討する．分析において厳密平行モデルと平行モデルに区別することがある．前者は再テスト法と同じように2回の測定値が同一と仮定するのに対し，後者は類似するテストであるが異なるテストであるため測定値が異なる場合もあると仮定する．

3）折半法

再テスト法で説明したように，調査を2回実施することは被験者の負担も大きく，また記憶効果の影響や動機づけの低下などの問題がある．このような問題点を考慮

し，1回の調査結果にもとづき信頼性を検討するのが折半法である．たとえば表3-5の調査表の例でいえば，調査1と調査2（各25項目）を合わせた50項目の質問からなる調査表を作成し，調査実施後に質問項目を調査1と2に2分割し，2分割された両者の合計得点間の相関係数（r）を算出する方法である．信頼性の推定量であるSpearman-Brownの公式（式4）により α 係数を算出し信頼性を検討する．

Spearman-Brownの公式による α 係数 $= 2r/(1+r)$ ……………………（式4）

$r = 0.910$ の場合， α 係数は $0.953 (= 2 \times 0.910/(1+0.910))$ となる．慣例的に0.8以上が高い値と評価される．したがって，この調査票の信頼性は高いと判断される．なおCronbachの α 係数を利用して信頼性を検討することも可能である．Cronbachの α 係数は，たとえば項目数4，4項目の分散の合計4.49および合成値の分散13.29の場合，$0.883 (= \{4/(4-1)\} \times (1-4.49/13.29))$ となる．この値も高く信頼性は高いと判断される．Spearman-Brownの公式で用いる2つの合成値の分散が等しい場合には，Cronbachの α 係数と一致する．詳細は出村（2007a）を参照のこと．

3．客観性

よいテストの条件の1つとして，誰が測定しても同じ測定値が得られることが望ましい．複数の検者が同じ被験者に測定を実施した場合の測定値の一致度に関する概念が客観性である．なお信頼性と客観性は，それぞれ検者内信頼性，検者間信頼性と表記されることがある．客観性の検討は，検者により測定値が大きく異なる可能性が高い主観的評価の場合には不可欠である．主観的評価の場合には，まず事前に各検者が共通理解を得るために判定基準を明確にしておくことが重要である．また体操やフィギュアスケートのような競技スポーツの技能評価の場合は，経験ある熟練者が検者でなければ適切に評価できない．客観性は複数の検者の測定値間の一致度により検討する．

表3-6は一般大学生，測定の訓練を受けた学生，柔道整復師および理学療法士の4名が6名の高齢者に対し，ファンクショナルリーチテストを実施した場合の測定結果および分散分析の結果を示している．分散分析の結果，F値は0.238（p>0.05）で，4人の検者の平均値間に有意差が認められなかった．分散分析表（右側）より，MS_a は15.042，MS_{be} は0.153，そして $k-1$（df_b）は3であるから，式5より ICC は $0.96 [= (15.042-0.153)/(15.042+3 \times 0.153)]$ となる．この例における ICC は非常に高く客観性は高いと判断される．詳細は出村（2007b）を参照のこと．

なお客観性の検討における ICC 算出では，検者間変動（SS_b）を測定誤差とみなす場合は前掲の式3または式5より，一方，測定誤差とみなさない場合は式6または式7により算出する（出村，2007b）．ちなみに，式3では $ICC = 0.99 [= (15.042-0.153)/15.042]$，式6では $ICC = 0.99 [= (15.042-0.175)/15.042]$，および式7では $ICC = 0.96 [= (15.042-0.175)/(15.042+3 \times 0.175)]$ となる．

表3-6 ファンクショナルリーチテストの測定結果および分散分析表（出村愼一監修，佐藤　進，山次俊介，長澤吉則編著（2007b）健康・スポーツ科学のためのSPSSによる統計解析入門．p134，杏林書院）

被験者	検者			
	一般学生	訓練された学生	柔道整復師	理学療法士
a	22.0	23.0	23.0	23.0
b	24.0	24.0	24.0	24.0
c	25.0	25.0	25.0	25.0
d	27.0	25.0	26.0	26.0
e	27.0	27.0	27.0	27.0
f	28.0	28.0	28.0	28.0
M	25.50	25.33	25.50	25.50
SD	2.06	1.70	1.71	1.71

変動要因	変動	自由度	平均変動	F値
被験者間	75.208(SS_a)	5(df_a=n−1)	15.042(MS_a)	
検者間	0.125(SS_b)	3(df_b=k−1)	0.042(MS_b)	0.238(F_b)
残差	2.625(SS_e)	15(df_e=(k−1)(n−1))	0.175(MS_e)	
全体	77.958(SS_t)	23(df_t=N−1)		

$MS_{be} = (SS_b + SS_e)/(df_b + df_e)$ （式2）より
$MS_{be} = (0.125 + 2.625)/(3 + 15) = 0.153$

M：平均値，SD：標準偏差，単位：cm

◎測定誤差とみなす場合

$$ICC = (MS_a - MS_{be})/(MS_a + (k-1)MS_{be}) \quad \cdots\cdots（式5）$$

◎測定誤差とみなさない場合

$$ICC = (MS_a - MS_e)/MS_a \quad \cdots\cdots（式6）$$

$$ICC = (MS_a - MS_e)/(MS_a + (k-1)MS_e) \quad \cdots\cdots（式7）$$

※ MS_a，MS_{be}，MS_e，$k-1$ については表3-3参照

また2名の検者が運動能力について，3段階（上位・標準・下位）で評価した場合，評価度数（比率）の客観性は一致係数，つまりコーヘンのκ（カッパ）係数（Cohen's Kappa coefficient）により検討できる（出村（2007b）参照）．

4．実用性とノルム

　　テスト実施に関する種々の特徴（簡便性，測定器具の操作性や安価性，安全性など）を示すのが実用性である．実験室（ラボラトリー）テストでは，温度や湿度などが統制された環境の下で，専門的な測定技術を有する検者が1人もしくは少数の被験者を対象に高価で精密な機器を利用して測定する．つまり実験室や測定機器の確保，専門家の配置に加えて，後述するフィールド測定と比較すると被験者の拘束時間が長いという特徴がある．

　　一方，屋外（フィールド）や体育館でのテストでは，多人数を比較的安価な（教育現場でも購入できるような）測定器具を利用し，一度に複数の項目を測定することが多い．したがって時間的制約があり測定人数が多い場合には，テストの妥当性よりも簡便性，測定器具の操作性や安価性などが重視されることもある．たとえば全身持久力の指標である最大酸素摂取量を実験室で測定する場合は，自転車エルゴメータやトレッドミル，ガス分析の測定装置を利用する．これらの測定器具や測定装置は高価であり，1人の被験者に対し，測定方法や測定装置の操作を熟知する複数の検者が担当し，被験者をオールアウト状態にまで追い込むため危険性もあり，

測定には一定の時間を要する．しかし屋外では持久走，体育館では20 mシャトルランを利用し全身持久力を測定することができる．いずれも安価な器具（ストップウォッチやテスト用CD）を使って，同時に多人数の測定が可能である．

つまり実験室における最大酸素摂取量の測定は，全身持久力のテストとして妥当性は高いが被験者の身体的負担も大きく，安全性の配慮も不可欠である．これに対して，持久走や20 mシャトルランといったいわゆる運動成就テストは，実験室測定より妥当性に劣るが，特に多人数を同時に測定可能で，高価な測定用具を必要とせず実用性に優れる．なお20 mシャトルランテストにおける折り返し数は，最大酸素摂取量と比較的関係が高いことが確認されている（文部省，2000）．また測定に要するコスト（測定器具の価格や測定用の消耗品など）も測定実施を制限することがある．学校現場では測定器具の購入に多くの経費を確保できないことが多い．テストの選択は研究目的や研究費も考慮して総合的に判断すべきである．

教育目的による測定では，測定値を何らかのノルム（基準）と照合して評価し，個人に返すことを前提とする．したがって，どんなによいテストでも適切な基準がないと測定値を評価できない．たとえば児童を対象に体力測定を実施した場合，全国規模の測定データにもとづく基準値があれば，測定結果に評価を加えて被験者や保護者にフィードバックすることが可能になる．健康状態を示す指標についても同様である．最近，操作が簡単で安価な血圧測定器が販売されている．血圧の正常範囲も一般に周知されており，中高年者などでも容易に血圧の評価が可能で，健康管理に役立てることができる．さらに体脂肪率についてもインピーダンス法による安価で簡便な測定器具が普及し，即座に肥満度の評価が可能となった．このようにノルムが公表されていると，手軽に評価が可能で測定が身近なものになる．

5．妥当性，信頼性および客観性の関係

本章1.～3.において，妥当性，信頼性および客観性について説明した．これらは相互に関係があるので，3者の関係について説明する．本章2.で既述したように，「誤差」は過失誤差や系統誤差を除いた誤差と仮定したとしても，測定値（X）には，練習，疲労，順序，記憶効果，などの要因が混入する可能性がある．たとえば試行毎に平均値が有意に向上するならば，練習効果が影響していると判断される（図3-3）ため，検討が必要であろう．

間接測定の場合は，誤差を除いた真の値（T）の成分にどれだけ捉えたい能力（関心ある特性）が含まれるかが問題となる．たとえば100 m走の成就には，スピード，脚筋力，パワー，敏捷性などの各体力要因が程度の差こそあれ関与すると仮定される（図3-4）．スピードを捉えるために100 m走のテストを選択した場合は論理的には妥当なテストと考えられるが，全身持久力を捉えるテストとしては妥当なテストとはいえないであろう．

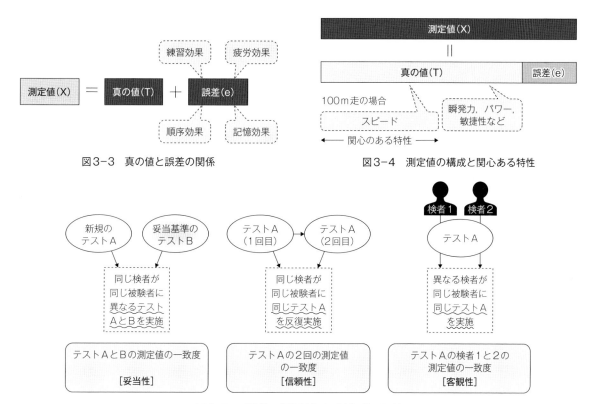

図3-3 真の値と誤差の関係

図3-4 測定値の構成と関心ある特性

図3-5 妥当性，信頼性および客観性の関係

　以上のことから，妥当性，信頼性および客観性の関係について考えると，これらの間には一定の関係が存在する．つまり図3-5に示したとおり，妥当性（実証的妥当性）は異なる2つのテストの測定値間の一致度であり，信頼性は同じテストを反復測定した場合の測定値間の一致度である．検者と対象とする被験者は同じである．したがって信頼性における測定値の一致度のほうが，妥当性の検討における測定値の一致度より高いと考えられる．この関係から信頼性は妥当性の上限を示し，信頼性が低ければ高い妥当性は保証されない．つまり高い妥当性を保証するためには高い信頼性を必要とし，信頼性の低いテストは妥当性も低いことを意味する．

　一方，信頼性（検者内信頼性）と客観性（検者間信頼性）は同じテストを同じ被験者に実施するが，異なるのは検者である．同じ検者が2回測定したときの一致度のほうが，異なる検者が測定したときの一致度に比べ同じか高くなると考えられる．つまり信頼性が低ければ客観性も低く，高い客観性を保証するためには高い信頼性を必要とすると判断される．

　以上の関係から，信頼性が低ければ妥当性や客観性も低いことを意味する．信頼性の検討は妥当性や客観性の場合と比較すると容易であり，はじめに信頼性が高いことを確認したほうが合理的である．なお複数の検者が同じテストを同じ被験者に反復測定し，信頼性と客観性を同時に検討することも可能である（出村，2007a）．

文　献

出村愼一（2001）健康・スポーツ科学のための統計学入門．不昧堂出版．

出村愼一（2007a）健康・スポーツ科学のための研究方法-研究計画の立て方とデータ処理方法-．杏林書院．

出村愼一監修，佐藤　進，山次俊介，長澤吉則編著（2007b）健康・スポーツ科学のためのSPSSによる統計解析入門．杏林書院．

Fleiss JL（1981）Statistical Method for Rates and Proportions. John Wiley & Sons.

Jackson A, Jackson AS, Bell J（1980）A comparison of alpha and the intraclass reliability coefficients. Res Q Exerc Sport, 51：568-571.

松浦義行（1983）現代の体育・スポーツ科学．体力測定法．朝倉書店．

文部省（2000）新体力テスト-有意義な活用のために-．文部省．

第 II 部 体力と動作の測定

　体力は活動の源であり，健康保持のほか意欲や気力の充実に大きくかかわるとともに，人間の発達・成長を支える基本的な要素である．現在では体力は「人間の活動や生存の基礎となる身体的能力」と定義され，活動の基礎となる部分が行動体力，生存の基礎となる部分が防衛体力として理解されている．しかし体力の定義やその捉え方は時代や社会情勢に応じて変遷し，それに伴いさまざまな体力の概念が提案されてきた．4章では健康・スポーツ科学領域における体力の捉え方と体力測定の変遷について紹介し，健康関連体力，年齢別体力測定評価の留意点や競技スポーツに要求される専門的体力について説明する．

　なお健康・スポーツ科学領域では，一般に何らかの器具を用いて実際に測定（実測）し，体力要因を推定する．5章では器具を用いて実際に動作や体力要因を測定する実測に関して説明する．一方，器具を用いない測定法として調査や観察（行動観察）が古くから用いられている．調査は被験者の経験や行動，思考，刺激に対する反応などについて，言語的報告（回答）を求め，被験者の内面や特性を理解しようとする手法である．また観察（行動観察）は被験者の行動パターンや態度などの観察を通して，その背後にある意図や行動，思考，気持ちなどを理解しようとする手法である．両者は現在，身体的パフォーマンスや各種身体機能の測定にも応用されているが，6章では調査・観察による測定法について説明する．

4章 体力とは

1. 体力の概念

　体力とは文字どおりに解釈すれば「身体の力」，あるいは「身体の能力」ということになる．体力は活動の源であり，健康の保持のほか意欲や気力の充実に大きくかかわっており，人間の発達・成長を支える基本的な要素である．一般に体力は「人間の活動や生存の基礎となる身体的能力」と定義されている．図4-1はこれまで報告されてきた体力の構造をまとめたものである．前述の定義の活動の基礎となる部分が行動体力，生存の基礎となる部分が防衛体力として理解されている．

　行動体力は形態（体格や姿勢）と機能に分類されるが，行動に主に関与する機能は行動を起こす筋機能，行動を持続する呼吸循環機能，行動を調節する神経機能および関節機能の4つに大別される．行動体力は体内のエネルギーを身体運動（歩・走・跳・投・蹴など）という形で外部に積極的に発揮する能力であり，活動体力，生産性の体力，運動能力などと同義と考えられる．行動体力の構成要因（要素）として，筋力，瞬発力，筋持久力，全身持久力，敏捷能力，平衡能力，協応能力，柔軟能力などがあげられるが，これらの体力要因は，図4-1に示すように各身体機能とそれぞれ密接な関係にある．

　「運動能力」という用語は，しばしば「体力」と混同し使用されることが多い．体力は本来，筋力，全身持久力，柔軟能力，敏捷能力などの能力を発揮する際に，スキル的要因をできるだけ排除した形で捉えた能力を重視しているのに対して，運動

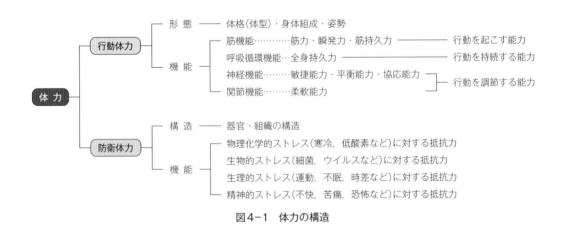

図4-1　体力の構造

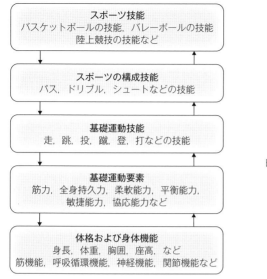

図4-2 出村の運動能力の仮説構造

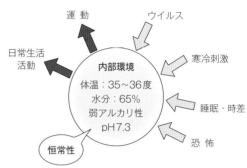

図4-3 防衛体力における恒常性

能力は走，跳，投といった運動成就に関与する能力を重視しているといえるかもしれない．

LarsonとYocom (1951) や出村と松浦 (1983) は，図4-2のように運動能力の階層的仮説構造を考えている．仮説構造では前述の体力要因を体格および身体機能の上位に位置づけている．

また，生理学的観点から猪飼 (1966) は，行動体力についてエネルギーからみた体力とサイバネティックスからみた体力に分ける考え方を示している．エネルギー系の体力は，筋機能（行動を起こす）や呼吸循環機能（行動を持続する）が該当し，体内のエネルギー源を最大限に活用する体力（動力源）に相当する．

サイバネティックス（調節操作）系の体力は，神経機能と密接な関係があり（神経系の統合作用），エネルギー系の体力を効率的に発揮する能力でもある．運動はサイバネティックス系の体力がエネルギー系の体力を使い，形態（構造）を動かすことにより成立する．つまり神経系からの命令によって，筋が収縮し関節を動かし，動きとして表出する．サイバネティックス系の体力は，「調整力」とも呼ばれている．出村と松浦 (1983) はサイバネティックス系の体力に優れる者は，エネルギー系の体力を効率的に使うこと，またスポーツ技術を効率的に学習することに優れるとしている．俗に「運動神経がよい」といわれる表現は，サイバネティックス系の体力が優れることを指している．

一方，防衛体力は構造（器官・組織の構造）と機能に分類されるが，機能は寒冷，暑熱，低酸素といった物理化学的ストレスに対する抵抗力，細菌やウイルスといった生物的ストレスに対する抵抗力，運動，空腹，疲労といった生理的ストレスに対

する抵抗力，不快，恐怖，不満といった精神的ストレスに対する抵抗力の4要素に分けられる．これらの要素を測定あるいは評価するためには免疫力やストレス耐性の医学的検査が必要である．

通常，外部環境の変化に対して生体は内部環境を一定の状態に保持しようとする防衛機能（恒常性：ホメオスタシス）が働く（図4-3）．そのため健康保持能力や抵抗力とも呼ばれる．また冒頭でも述べたように，防衛体力は生存の基礎となる体力であり，この部分が減退すると死に至る．

防衛体力は行動体力を根底から支えており，身体活動（運動やスポーツ）によって向上することが明らかにされている．すなわち適度なトレーニングは行動体力のみならず防衛体力も高め，日常生活の行動力や作業効率を高めるとともに，病気に対する抵抗力も高める．また身体面の充実は，精神面にも好影響を及ぼす．防衛体力は行動体力と同様に連続性が仮定されるが，数量化が難しいと考えられてきた．したがって医学検査による正常（健康）と異常（疾病）の二元基準で防衛体力の状態が判定されてきた．しかし近年，健康・スポーツ科学領域では，健康の遺伝的，生理学的，免疫学的要因が明らかにされるとともに，各種医科学的検査が利用されるようになった．たとえば生物学的ストレスに対する自然免疫を担うナチュラルキラー細胞（NK細胞）数の増減，質問紙によるストレス耐性測定などにより防衛体力を数量的に評価できるようになりつつある．

2．体力の捉え方と体力測定の変遷

今日まで，体力をどのように把握するかについては多くの考え方が述べられてきた．わが国での体力の概念とその分類や構築に大きな影響を与えたのは福田（1968）と猪飼（1966）である．福田は，体力を防衛体力と行動体力に分けて考えることを提唱した．そして，猪飼は体力を身体的要素と精神的要素とに分類し解釈している．猪飼は，「身体活動は常に精神活動に支配され，精神活動は身体のコンディションに影響される」と述べ，体力を身体と精神の両面から考えた．これに対し，石河ら（1971）多くの研究者は精神的要素を，体力と切り離した概念として解釈している．伝統的には，猪飼の指摘する身体的要素の行動体力を体力と理解することが一般的となっている．

行動体力は人の活動の基礎となる身体能力であり，行動体力に優れるほどスポーツはもちろん，労働，余暇活動ともに有利となる．従来は体力＝運動能力として，児童・青年のための体力として捉えられていたと考えられる．したがって当時は行動体力を全面的に高めることを目標とし，特に児童・青年期は体育・スポーツ活動を通して積極的な体力向上を目指すための資料を得る目的で体力測定が実施された．運動成就を手掛かりに推定できるのはほとんどが行動体力であり，行動体力を測定する方法が多数開発された．わが国で1964年からはじまった「体力・運動能

力調査」はその代表的なものといえるだろう．

　一方，1950年代には医学領域に「体力医学」が確立され，運動成就の背後にある生理学的要因に関する研究がなされた．これにより運動成就を手掛かりに体力要因を捉える体育学と，運動成就の背後にある生理学的要因を捉える体力医学が融合し，体力要因の捉え方も運動成就を手掛かりにする立場と運動成就の背後にある生理学的要因から捉える立場が確立されるに至った．

　古くから経験的に行動体力と防衛体力は密接な関係があり，行動体力を高めることにより各種ストレスに対する抵抗力（防衛体力）も高まり，病気や異常を予防できると考えられてきた．そしてWHOが1948年に健康の定義を示し，健康＝病気でない状態とする消極的健康観から身体的・精神的・社会的にも健全な状態とする積極的健康観を目指すとしたことから，行動体力と健康の関係がより注目されるようになった．多くの研究成果に加え疫学的研究の知見も蓄積され，生活習慣病の発症に運動習慣や行動体力が関係していることが明らかにされた．成人であればメタボリックシンドローム，高齢者であればロコモティブシンドロームや認知症を予防するための体力が求められるようになり，より高い体力を目指すという価値観から，健康を保持・増進できる最低限の体力という価値観が生まれた．すなわち，より高い体力を目指すべきという観点に加え，健常人から障がい者を含めたすべての人の健康を害するリスクを評価し，健康を保持・増進するための改善点を明らかにするという観点が加わったといえるだろう．

　一方スポーツ競技者における体力測定は，児童・青年の体力・運動能力のテストが適用されていたが，競技スポーツに必要な専門的体力は十分捉えきれないことが指摘され，より競技特異的・専門的な体力テストが開発されるようになった．

　同時に，測定・評価方法も測定機器や計測技術の進歩に伴い大きく変わってきた．たとえば簡便ながら精度の高い測定機器が開発されたことにより，実験室で行われていた測定がフィールドでも，逆にフィールドで行われていた測定が室内でも可能になった．また生体情報（呼吸，心拍や脈拍，血圧）の測定は，苦痛や不快感を伴う侵襲的な方法（拘束，電極の貼り付け，圧迫など）が多かったが，エレクトロニクス技術の活用により非侵襲的に測定可能となった．たとえばヘモグロビン値の測定は，従来は採血が必要で痛みを伴い検査結果まで時間を要したが，パルスオキシメータが開発され，指にセンサを装着するだけで，非侵襲的かつ迅速にヘモグロビン濃度，動脈血酸素飽和度，脈拍数などが測定できるようになった．さらにビデオなどの利用により，従来の主観的判断に依存していた観察評価は労力が軽減するとともに，再生可能なことからより正確な判断ができるようになった．

　各活動目的あるいは対象に求められる体力水準は図4-4のように，またそれに応じて各対象の体力測定は表4-1のように分類できるであろう．体力の定義の確立後，体力に関する関心が高まり，体力測定の目的も多様化された．しかし測定に関する留意事項は第Ⅰ部で説明したことが基本であることに変わりなく，多様化し

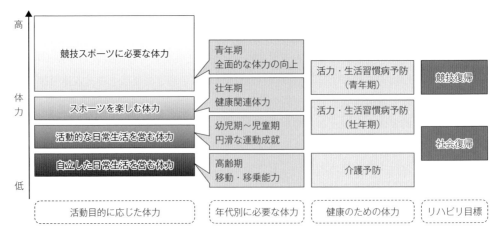

図4-4 体力測定のさまざまな目的

表4-1 各対象に応じた体力測定

対 象	体力測定の目的・内容	特 徴
幼児期	調整力，基礎運動動作を円滑に行う運動能力	対象者の理解度に応じた測定
児童・青年期	全面的な体力	組テストの利用が多い
壮年期	活動体力と生活体力（健康関連体力）	生活習慣病罹患リスク
高齢期	日常生活自立度（転倒・認知機能含む）	安全性配慮，成就の可否
競技者	競技パフォーマンスの向上，障害リスク	競技特異的な測定法

たからこそ測定者（研究者）が何に関心があり，何を捉えようとするかを明確にすることがより求められる．

3．運動能力と健康関連体力

　従来の体力測定では，行動体力の水準が高いほど体力に優れていると評価されてきた．すなわち「健康にかかわる体力」というより「運動能力にかかわる体力（motor fitness）」の評価という性格が強かった．1960〜1970年代は現在ほど運動やスポーツが市民権を得ておらず，体力も主に青年や競技選手を対象に捉えることが多かったことも背景にあると考えられる．したがって体力測定においても「運動能力に関連した体力（技能関連体力）」が重視された．しかし現代は超高齢社会となり，中高年層も広く運動やスポーツを楽しむようになった．また健康観の変化や生活習慣病をはじめとする運動不足に起因するさまざまな疾患の蔓延などを受け，それら疾患の予防や治療，QOLの維持・向上の観点から体力を捉え直す考え方が注目されるようになった．特に近年は運動不足，人間関係の希薄化や精神的なストレスの増大，栄養摂取の偏り，生活習慣病の増加など，心身両面にわたる健康上の問題が国家的課題として指摘されている．これらを予防し健康を保持・増進させるための「健康に関連した体力（健康関連体力）」が，これまで重視されてきた「技能関連体力」に

代わって日本のみならず米国をはじめ世界的に注目されるようになってきたといえよう．

　敏捷能力や瞬発力といった体力要因は遺伝的影響が強く，日常生活動作において高い能力発揮を要求されることが少なく，健康との関係も低いといわれている．一方，健康関連体力として提唱された筋力・筋持久力，柔軟能力，全身持久力，身体組成などの体力要因は身体活動量と深くかかわっており，運動不足によるこれらの能力低下はさまざまな生活習慣病や健康障害の引き金となる．一方，身体活動量を積極的に増やすと各能力が改善することが報告されている．以下に前述の体力要因と健康との関係について説明する．

1）筋力・筋持久力

　身体活動を「動き」として捉えると，筋力・筋持久力は自動車の「エンジン」に該当する．加齢に伴い筋力・筋持久力は低下するが，中高齢者においても積極的な働きかけによって筋力増強が期待できる（鈴木，2003）．トレーニングにより筋力・筋持久力を維持・向上できれば身体活動を負担に感じることが少なくなり，レクリエーションやスポーツなども楽しめ，「豊かな人生」を過ごすことが可能となる．筋力（レッグプレスとベンチプレスの1RM重量［1回挙上できる最大重量］）と病気（メタボリックシンドローム）の罹患率を調べると，年齢に関係なく筋力が優れているほうがメタボリックシンドロームへの罹患率は低いことが報告されている（Jurcaら，2004）．しかし筋力が優れていても全身持久力が劣ると罹患率はわずかしか低下しないことも報告されており（Jurcaら，2005），病気の予防には筋力・筋持久力だけでなく他の体力要因も含めて考えることが重要といえる．

2）柔軟能力

　柔軟能力に問題があると筋力の不均衡な発達をもたらし，腰痛や内臓疾患の原因となることが報告されている（StutchfieldとColeman，2006）．特に欧米人は腰背痛に悩む者が多く，臀部から大腿後面の柔軟能力が腰背痛に影響すると考えられており，健康関連体力の要因の1つに柔軟能力が含まれた．健康の保持・増進や生活習慣病の予防のために柔軟能力を高めることが重要である．関節各部位の可動域が大きいほうが，たとえば転倒の際など不意に大きな力がかかることによるけがの予防になる．なお最近では，柔軟能力の向上は障害の予防というよりは筋が付着する主要な関節可動域の改善に貢献し，そのことが日常生活にかかわる筋力発揮に役立つと考えられるようになってきた．

3）全身持久力

　心臓血管系の機能は全身持久力と密接な関係があり，身体活動の「エンジン」に酸素とエネルギーを供給する重要な役割をもつ．持久的（有酸素的）な活動が多く

を占める日常生活では最も基本的な体力要因といえる．各種の生活習慣病と強い関連が認められており特に重要である．全身持久力の代表的な指標である最大酸素摂取量（$\dot{V}O_2max$）と病気の罹患率や総死亡率に関する研究から，特に代謝性疾患（糖尿病，高血圧症，脂質異常症など）や冠動脈疾患との関係が注目されている．最大酸素摂取量が高い者は血圧が低く内分泌機能など代謝機能が優れ，低い者は高血圧，耐糖能異常，脂質代謝異常など代謝性疾患への罹患率や死亡率が高いことが報告されている（Lamonte ら，2005）．

4）身体組成

身体組成は行動体力の形態に位置づけられる．過剰な脂肪の蓄積は肥満・肥満症として扱われ，心肺持久力に重大な影響を与えるとともに，高血圧，心臓疾患，脂質異常症，糖尿病などの生活習慣病の大きな誘因となる．また全身の体脂肪量の多さよりどの部位に脂肪の蓄積が多いかということが，生活習慣病との関係で注目されている．男性は腹部に脂肪がつきやすく，女性は臀部や下腹部に脂肪がつきやすいといわれている．前者の上半身型（りんご型）肥満は後者の下半身型（洋なし型）肥満に比べて生活習慣病の発症が多いとされ内臓脂肪型肥満といわれている．

　上記の4つの体力要因は可塑性に富み，日常生活中の身体の使い方により個人の水準は大きく変わりうる．すなわち積極的に身体を使うライフスタイルであれば，それらは良好な状態に維持される．逆にあまり身体を使うことがないライフスタイルであれば各体力要因の水準は低く，運動不足病，生活習慣病，ロコモティブシンドロームや運動器不安定症といった健康障害の誘因となる．より積極的に，かつ計画的に身体を使うことを習慣づけると，体力は改善され，望ましい水準での体力の維持も可能になる．

　特に高齢者が「健やかに老いる」ためには，日常の生活活動を成就しうる一定以上の体力，すなわち基本的活動を成就する体力（生活体力）を保持することが重要である．したがって現在では高齢者の体力は，健康関連体力に焦点をあてる考え方が主流となっている．具体的にはやや長い距離（4 km）を余裕をもって歩くことができる，30段程度の階段をしっかりとした足取りで上がることができる，そして危険時に素早く身をかわすことができるなどがあげられる．特に下肢の筋機能低下をいかに予防するかが高齢者にとって重要な課題といえる．

4．高齢期に必要な体力

　体力の定義やその捉え方は時代や社会情勢に応じて変遷し，それに伴いさまざまな体力の概念が提案された．前述の健康関連体力もその1つといえる．これらは本章1.で述べた体力の一般的な定義を基礎としつつ，測定の目的や関心に応じて構

築された体力の概念である．本節では，健康関連体力以外に近年健康・スポーツ科学分野で測定対象とされている高齢期に重視すべき体力の概念について概説する．

1）転倒関連体力

　高齢社会の進行に伴い，転倒の問題がクローズアップされている．転倒による不活動は日常生活の活動レベル低下や廃用性萎縮，要介護化・寝たきり化を促進させ，生きがいやQOLの低下を引き起こす可能性が高い．そのような背景から転倒予防に関する体力評価の概念が登場した．転倒関連体力は自立した日常生活を営むうえで重要となる移動・移乗能力と転倒回避能力から構成される．さらにそれらは移動・移乗動作と密接に関係する体幹・下肢筋力やバランス能力，それを持続させる全身持久力，また転倒回避動作と密接に関係する下肢・上肢筋力，バランス能力，敏捷能力などが重要な構成要因と考えられている．これらは転倒発生場面を想定し，そこで要求される能力を整理し構築された概念といえる．股関節の伸展・屈曲力や外転・内転筋力，足関節低・背屈力などは，通常の体力テストには含まれないが，転倒予防の観点から整理し導入されたテスト項目である．

2）生活体力（生活活動能力）

　身体機能が低下する高齢者の場合，体力が「どれだけ優れているか」という視点だけではなく，「自立した日常生活を営むのに必要な身体機能の有無」を日常生活に即した形で評価する視点も重要である．このような立場による体力評価の特徴は，日常生活で行われるさまざまな動作の成就の可否や程度を評価する点にある．また基本的な日常生活活動（activities of daily living：ADL，身の周りの世話や食事，入浴，移動など）から，スポーツ活動に近い動作（走る，跳び越えるなど）や社会的役割にかかわる手段的ADL・機能的ADLと呼ばれる活動（金銭管理や交通機関利用など）も含む多様な動作を用いて評価することで，身体機能水準が低い（要介護水準）高齢者から，スポーツ活動や一般的な体力テストが実施可能な身体機能水準の高い高齢者まで，広範に適用可能な点も大きな特徴といえる．身体機能水準の高い高齢者を対象としたものとして，文部科学省体力テストにおけるADLテストがある．

　加えて，近年，高齢者の不活動や転倒予防の観点から"運動器の健康状態"への関心が高まっている．日本整形外科学会では運動器障害・疾患，機能低下により要介護になるリスクが高い状態をロコモティブシンドローム（運動器症候群）として位置づけ，そのスクリーニングに移動・移乗や運搬，姿勢保持動作などの可否を評価する診断基準を提案している．

3）生活空間

　前述の生活体力の評価では，「自立した生活を営むのに必要な体力を有しているか否か」という観点から個々の生活動作・活動の成就の可否を問題とした．一方，

近年より包括的に行動範囲や生活圏，地域生活の広がりといった「生活空間（life space）」を評価する考え方も提唱されている．生活空間は移動能力を中心とした生活活動能力に加え，外出状況や地域社会との交流，地域活動への参加などQOLにかかわる要因を含めた概念である．Bakerら（2003）の方法では，活動範囲（住居内から町外の5段階）と頻度（週1回未満〜毎日の4段階），自立度（人による介助や補助具の使用に関する3段階）により評価する．類似した考え方として，不活動性や閉じこもりの観点から健康状態や身体機能の低下や活動性の低下を評価する考え方もある．

5．年齢別体力の測定と評価の留意点

体力は幼児期から青年期にかけて発達し，およそ青年期にピークを迎えたあと壮年期以降は高齢期に向けて低下する．その過程のなかですべての身体機能が一様に発育発達や衰退するわけではなく，著しく発達する時期や低下する時期は身体機能によって異なる．したがって体力を測定・評価する場合，このような体力のピーク値の変化だけでなく，個人差の程度やその原因についても理解する必要がある．ここでは各年齢段階別の体力特性について説明する．

1）幼児の体力を捉える場合：1〜6歳

Scammonの発育曲線（図4-5）を参照すると，神経機能は生まれてから5歳頃までに成人の80％の成長を遂げ12歳ではほぼ100％になる（Scammon，1930）．この時期は神経系の発達の著しい年代で，さまざまな神経回路が形成されていく．一方，骨格，筋，内臓などの発育を示す一般型は4歳頃まで急激に発育し，その後10歳頃まで緩やかに発育するが，成人の30％程度の発育量であり，筋を強化するようなトレーニングはまだ十分な下地ができていない．したがって幼児の身体発達の特性を考慮すると，体力の各要因は未分化であり，個々の体力要因に焦点を当てるよりは総合的に測定・評価することが重要となる．この点については高齢者と類似している．青少年のような瞬発力や持久力は特に重要ではなく，平衡能力，敏捷能力，協応能力など，身体調整に関する能力（調整力）を総合的に測定・評価する必要がある．

調整力は幼児のいろいろな遊びのなかで発達するものである．幼児の運動能力を捉えようとした場合，いろいろな遊びのなかから身体調整が深く関与する代表的な動作を測定し，発達状況を捉えるほうが適している．たとえばラダー運動（縄梯子状の用具を使ったステップ運動）の成就度から幼児の調整能力を捉えようとする試みもある（宮口ら，2010）．ラダー運動のような新しい運動パターンが成就できるということは，その運動成就に必要な運動器や感覚器を適切に制御できるように神経-筋の協同が可能なように発達していることを示すものと考えられる．

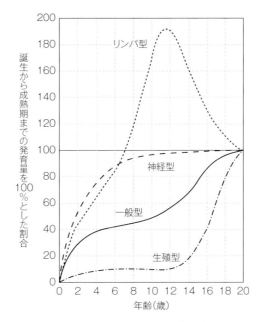

図4-5 Scammonの発育曲線
(Scammon RE (1930) The measurement of the body in childhood, pp173-215. In: Harris JA, Jackson CM, Paterson DG, et al. Eds., The Measurement of Man. University of Minnesota Press)

2) 児童・青年の体力を捉える場合：6～30歳

　この時期は個々の体力要因は独立したものとみなし測定・評価される．たとえば幼児期以前は循環機能の発達状況の把握は最大酸素摂取量の測定が困難なため，心臓の重量や形態変化から発達の程度を推測せざるをえない．しかし児童期以後は，ある運動負荷を与えてその負荷に対する生体の反応を手掛かりとして身体機能を直接測定することが可能になる．また走運動に関していえば，幼児期までは走運動に関与する主要な体力要因は調整力である．しかし児童期以後になると，多くの子どもにおいて走運動の成就に関与する調整力はほぼ同程度にまで発達し，最大酸素負債能力（無酸素性パワー）や脚の瞬発力などの個人差が成就に関係する．このように児童期以後は，幼児期とは異なる能力に関心が向けられる．

　なおこの時期は一生のうちで体力の各要因がピーク（最大能力水準）に達し，最大に体力を発揮できる時期でもある．しかしこの時期はすべての体力要因が一様に発達するわけではなく，年齢段階によって著しく発達する時期（年間発達量）は異なる．宮下（1980）によると，11歳以下は脳・神経系，12～14歳は呼吸・循環器系，15～18歳は筋・骨格系の年間発達量がピークを迎える．体力や身体機能を測定・評価する際にはこれらの発達特徴に加えて，体力のピーク値の変化および個人差の程度やその原因についても理解しておく必要がある．

　児童期における体力の個人差は発育発達速度の違い（早熟か晩熟か）や運動経験

の違いが主な原因であるが，体力水準がピークに達する青年期における個人差は，それまで積み上げてきたトレーニングの質や量，また運動学習や経験の差が反映する．最大能力水準をどれほど長い期間維持できるかは体力要因によって，またその要因を日常どのように使用するか（身体運動の実施程度）によっても異なる．壮年期以降の生活習慣に大きく影響を及ぼすことを考えると，定期的に体力要因を測定・評価し，劣る体力要因を維持向上させる必要があろう．

3）壮年の体力を捉える場合：30〜65歳

壮年期は最も働きざかりの時期であり，心身の健康面にも問題をかかえている時期である．この時期は生活習慣病に代表されるように体調に変化が現れる．ホルモンバランスの変化から男性，女性ともに更年期障害をきたす時期でもある．特に女性は閉経期を迎える時期に急激にホルモンバランスが変化するため，強い自律神経失調症状や精神症状などを訴えるケースが多い．骨粗鬆症が進むのもこの時期からである．壮年期では加齢に伴い，筋機能（筋力，瞬発力など）や呼吸循環機能（全身持久力）の低下に加え，神経機能（敏捷能力，平衡能力など）や関節機能（柔軟能力）の低下により，日常的な動作の下降的・衰退的変容がみられる．したがって行動を起こす能力や持続する能力に加え，行動を調節する能力を適切に測定・評価する必要がある．

また壮年期には，ある体力要因は維持できているが他の要因は低下しているといった特徴もみられる．各体力要因の変化傾向は個人により異なり始めるので，1つの体力要因に優れても他の体力要因に優れることを必ずしも意味していないことがある．そしてこれらの変化傾向には顕著な個人差がみられ，先天的要因（遺伝）の関与はもちろんであるが，幼児期から青年期にかけての栄養摂取状況や運動実施状況および諸環境条件など，過去の経験の蓄積が壮年期の体力水準に大きく影響しているといえる．

4）高齢者の体力を捉える場合：65歳以上

老化現象は誰しも避けてとおることはできない．年齢を重ね社会的にその知識や経験が有用とされる一方で，生物学的な身体の衰えが始まると本人の意図するとおりに身体を動かすことが難しくなる．一般に体力のピークは20〜30歳代で，40歳代より体力は徐々に低下し50歳代より急激に低下する（図4-6）．しかし体力の衰えは，若い時期から引き続き運動を行っている人とそれまでまったく運動を行っていない人では，同じ50歳でも限りなく40歳に近い体力の持ち主と限りなく60歳に近い体力の人が存在し，きわめて個人差が拡大するといえる．

図4-6の矢印の上の点線は適度な運動刺激により発育期ではより高いレベルに到達できることを，中高年期には低下を抑制できることを意味する．なお中央の破線は基本的な日常生活を営むうえで必要な体力レベルを示している（乳児や幼児，

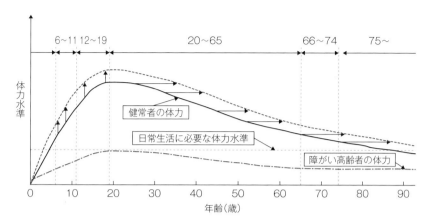

図4-6 体力の発達と低下（出村慎一，未発表資料）

表4-2 各年齢段階別，体力測定の目的と留意点

対　象	体力測定の目的	留意点
幼児期	発育発達の指標	体力未分化⇒総合的に測定・評価，臨界期の存在，調整力の評価が重要
児童・青年期	発育発達の指標	行動を調節する能力を測定・評価，個々の体力要素は独立
壮年期	生活習慣病予防のための基礎体力	日常生活動作の衰退的変容，健康関連体力の測定・評価
高齢期	日常生活自立（要介護予防）のための体力	低下傾向加速，体力要素が相互に影響⇒総合的に測定・評価
	転倒予防のための体力	個人差が大きい，骨密度の評価が重要

障がい者，超高齢者は自力で基本的な日常生活が困難であることを示している）．壮年期にすでに低下傾向の過程に移行した諸能力は，高齢期においてその低下傾向が加速されることはあっても，鈍化したり向上傾向に移行したりすることはない．老化に伴う各種の身体機能低下により，個々の体力要因は相互に影響しあい低下するため，個々の体力要因は独立というよりはむしろ関連したものとみなし，総合的に測定・評価する必要がある．しかし壮年期を過ぎると，精神的な能力や防衛能力（抵抗力）のような測定困難な要因が体力測定値に大きく関与する．そのため体力測定値の信頼度は児童期や青年期に比べて低くなる．したがって高齢者の体力測定値は上記のことを考慮し解釈や評価をする必要があろう．

また体力の個人差は他の時期よりも大きく，同年齢でも不安定な歩行しかできない高齢者から元気に毎朝ジョギングで汗を流す高齢者もいる．これらの個人差の根源的原因は遺伝情報によるが，高齢期に至るまでの経験，高齢期における体力維持に対する心掛けと実践に大きく左右される．また突発的な事故によるけがが発生した場合，青年期であれば回復も早く体力低下も一時的な現象で留まるが，高齢者になると回復が遅いため体力が著しく低下し，もとの状態に回復できないことも多い．

以上，各年齢段階別の体力特性について述べてきたが，表4-2に各年齢段階別の体力測定の目的および留意点についてまとめておく．

6．専門的体力とスポーツ技能

これまで述べてきたように，人間の活動や生存の基礎となる身体的能力である体力は行動体力と防衛体力に大別される．積極的に活動するために必要な能力である行動体力は，スポーツや身体運動はもとより日常生活を健康的に営むためにも求められる．しかし競技スポーツを考えた場合，基礎的体力に加え各競技スポーツに特有な体力，つまり専門的体力が必要である．陸上の短距離選手であればスタート合図に素早く反応できる敏捷能力，鋭い加速（ダッシュ）に要求される瞬発力が必要であるのに対し，マラソン選手であれば，トップスピードを維持する筋持久力や心肺持久力などが必要である．このような専門的体力は，種目別体力とか特殊体力といわれる（第Ⅲ部9章参照）．したがって競技選手は基礎体力を高めたうえで競技特性を考慮し，各競技に必要な専門的体力を高めるトレーニングを実施しなければならない．

たとえば陸上競技のやり投げでは，適度なスピードで助走を行ったあと，やり投げ独特のクロスステップから構えに入り，全身をムチのようにしならせて力強くやりをオーバーハンドで放り投げる．棒状のやりを保持しながらこのスムーズな助走を行うためには，身体のバランスを崩さずに適度な助走スピードを獲得するという専門性の高い調整力（敏捷能力，平衡能力，協応能力など）が必要となる．またやりを適度な角度で投げ出す局面では，高いスピードのなかで大きな力を発揮する専門性の高い瞬発力（パワー）が要求される．

競技スポーツにおいては前述した基礎体力および専門的体力に加え，特有のスポーツ技術を習得する必要がある．そのためには各競技におけるスポーツ技術を学習し，反復練習により自己の技能として発達させていく必要がある．スポーツ技術（technique）とは，"身体運動を上手に行うための運動のやり方"で，練習やトレーニングなどの学習過程をとおして身につけることができる客観的なものである．それに対して，個人がスポーツ技術を反復練習し能力化したものがスポーツ技能（skill）と考えることができる．したがって技能は各個人の形態や能力特性に合わせて獲得した後天的能力で，個人差があり主観的なものといえる．たとえばテニスのストローク（技術）においてさまざまなフォームがみられるように，巧拙や習熟にかかわる個人的な能力により打つ技能は異なる．

一方，基本的な運動である「走る」「跳ぶ」といった動作も，それぞれ走や跳の技術として考えられないこともない．しかし人間が考案した前述のスポーツ技術の習得とは区別される．つまり走や跳は誰もが生得的に成就可能になるが，スポーツ技術に関しては，たとえば水泳（技術）は学習しないと泳げないように，個人が意図的に反復練習をしないと個人の能力にはならない．

なお競技スポーツにおいて，選手のスポーツ技能の習熟度や上達度について客観的に評価する際，しばしばスキル（技能）テストが用いられる．このスキルテスト

の結果は，選手個人の諸能力（スポーツ技術がどの程度まで獲得されているか）を把握したり，また他者との比較により自分が他者より得意なものや不得意なものを理解し，自身の現状把握などに利用することができる．さらには実施したテストのデータを蓄積していくことによって，選手個人の成長過程を把握することにも利用できる．このスキルテストの詳細については第Ⅲ部9章に詳述する．

文　献

Baker PS, Bodner EV, Allman RM（2003）Measuring life-space mobility in community-dwelling older adults. J Am Geriatr Soc, 51: 1610-1614.

出村慎一，松浦義行（1983）水泳能力因子構造の性差-中学生水泳選手-．体育学研究，27：287-299.

出村慎一監修，佐藤　進，山次俊介，長澤吉則，吉村喜信編（2011）健康・スポーツ科学講義2版．杏林書院．

出村慎一編（2015）高齢者の体力および生活活動の測定と評価．市村出版．

福田邦三編（1968）日本人の体力-体力の国際比較-．杏林書院．

猪飼道夫（1966）体力の科学-スポーツへの応用-．コロナ社．

飯塚鉄雄（1984）体力の現代的把握．pp1-22．日本体育測定評価専門分科会編．体力の診断と評価．大修館書店．

池上晴夫（1990）新版 運動処方．朝倉書店．

石河利寛（1971）体力とはなにか．からだの科学，39：50-53.

Jurca R, Lamonte MJ, Church TS, et al.（2004）Associations of muscle strength and aerobic fitness with metabolic syndrome in men. Med Sci Sports Exerc, 36: 1301-1307.

Jurca R, Lamonte MJ, Barlow CE, et al.（2005）Association of muscular strength with incidence of metabolic syndrome in men. Med Sci Sports Exerc, 37: 1849-1855.

金　善應，松浦義行（1988）幼児及び児童における基礎運動技能の量的変化と質的変化に関する研究-走，跳，投運動を中心に-．体育学研究，33：27-38.

LaMonte MJ, Barlow CE, Jurca R, et al.（2005）Cardiorespiratory fitness is inversely associated with the incidence of metabolic syndrome. Circulation, 112: 505-512.

Larson LA, Yocom RD（1951）Measurement and Evaluation in Physical Education, Health, and Recreation. The C.V. Mosby.

宮口和義，出村慎一，蒲真理子ほか（2010）幼児におけるラダー運動の成就度の年代差・性差および走能力との関係．スポーツパフォーマンス研究，2：1-11.

宮下充正（1980）子どものからだ-科学的な体力づくり-．p162，東京大学出版会．

長澤純一編（2007）体力とはなにか-運動処方のその前に-．NAP.

中谷敏昭編（2014）はじめて学ぶ健康・スポーツ科学シリーズ5，体力学．化学同人．

Pate RR（1983）A new definition of youth fitness. Physician and Sportsmed, 11（4）：77-83.

Stutchfield BM, Coleman S（2006）The relationships between hamstring flexibility, lumbar flexion, and low back pain in rowers. Eur J Sport Sci, 6: 255-260.

Scammon RE（1930）The measurement of the body in childhood, pp173-215. In: Harris JA, Jackson CM, Paterson DG, et al. Eds., The Measurement of Man. University of Minnesota Press.

鈴木正成（2003）ダンベル体操の健康性．筑波大学体育科学系紀要，26：1-6.

# 5章 実測による体力および動作の測定と評価

1. 実測とは

　健康・スポーツ科学領域（以下，われわれの領域）では，たとえば握力を握力計であるいは立ち幅跳びの距離（運動成就の結果）をメジャーで測定するように，一般に何らかの器具を用いて実際に測定（実測）し体力要因を推定する．測定値はメートル（m），キログラム（kg）あるいは秒（second）などの国際単位系（SI）による実測値（実数）である．本章は器具を用いて実際に動作や体力要因を測定する実測に関して説明する．なお検者が被験者の成就動作を事前に決められた基準にもとづき主観的判断で評価する測定や，検者が準備した質問に対する被験者自身の主観的判断による測定に関しては次章で説明する．

　実測の場合でも検者の関心が動作自体にある場合（直接測定）と，動作成就の背後にある体力要因にある場合（間接測定）に大別される．従来，われわれの領域における主な関心は後者の体力要因の測定にあり，各種の体力テストが開発されてきた．体力テストは握力や関節可動域の測定のように身体部位の発揮値測定により体力要因を推定する場合と，走，跳，投など重心移動（全身運動）を伴う大筋群を利用した運動課題の成就結果を測定し，背後の体力要因を推測する場合に分けられる．前者は医学検査で行われてきた生体の生理応答（心拍数，発汗，酸素摂取量，呼吸など）に類似する．後者は一般に運動成就（motor performance）テストと呼ばれ，われわれの領域で独自に開発され発展してきた．本章2.では体力テストのうち，重心移動を伴う全身運動を利用した運動成就テストについて説明する．また体力は複数の体力要因からなる大きな概念であり（第Ⅱ部4章参照），各体力要因を代表する複数の運動成就テスト（組テスト）により評価される．本章3.では体力組テストについて説明する．

　前述のとおり，運動成就テストはわれわれの領域における独自のテストである．代表的な運動成就テストである垂直跳びや反復横跳びなどは室内（体育館）で，走り幅跳びや100 m走などはフィールド（屋外）で行われてきた．全身持久力に関していえば，持久走や20 mシャトルランなどの運動成就テストは屋外や室内で多人数を対象に行われるが，最大酸素摂取量は個人を対象に温度や湿度などの環境要因を統制した実験室において高価な精密機器を利用して測定される．実験室で行われる測定は，フィールド（屋外）で行われる測定と区別し実験室測定といわれた．た

表5-1 器具を用いて測定する方法の分類

測定内容	測定の種類	測定場所	対象	備考(器具開発に伴い)
体力の測定	運動成就測定(5章1.)	屋外と屋内	個人	一部屋外から屋内でも可能に
	組テスト (5章2.)	屋外と屋内	個人	
生体機能の測定	実験室測定 (5章3.)	実験室	個人	一部屋内や屋外でも可能に
動作の測定	動作分析 (5章4.)	実験室	個人	一部屋内や屋外でも可能に
	ビデオ分析 (5章5.)	屋外と屋内	集団と個人	

だし近年は技術的な進歩により機器が小型化，廉価化あるいは無線通信技術の高性能化により，屋外や体育館でも実験室と同様な測定が可能となっている．本章4.では実験室測定について説明する．

　一方，動作を生起させる体力でなく動作自体（躯幹と四肢の動きやそれらの対応関係）に関心があり，特別な器具を用いて動作を測定する方法は一般に動作分析といわれる．動作分析も一般に実験室で行われるが，近年，器具の開発などにより屋外や体育館のように広い屋内でも測定が可能になった．動作分析は本章5.で説明する．

　サッカーやバレーボールなどの集団競技の場合には，ゲームにおける競技選手間の実際の対応動作に関心がある．ゲームはフィールド（屋外）や室内（体育館）で行われ，競技選手の動き（移動など）は長時間にわたり刻々と変化する．ゲームにおける複数の競技選手の動きの分析は，前述の個人の動作を実験室で測定する動作分析とは異なり，かつ実験室では不可能である．ゲームをいったんビデオに収録すれば何度も再生し分析可能であるため，ビデオ分析は非常に有効である．ビデオを用いた分析に関しては本章6.で説明する．

　以上，器具を用いて実際に測定する方法は，関心，測定場所，対象などの違いにより，表5-1のように整理されよう．

2．運動成就テスト

　運動成就テストは被験者にある決まった運動課題の成就を課し，その成就結果を一定の規則と尺度で測定するテストである（松浦，1983）．テストに利用する主たる運動は重心移動を伴う全身運動であり，立ち幅跳びや反復横跳びなどは代表的な運動成就テストである．これらのテストでは，検者は被験者の運動成就の結果を器具を用いて測定する．たとえば立ち幅跳びテストであれば，文部科学省の体力テストにおける立ち幅跳びの測定法に従い，被験者が可能な限り前方に跳躍したときの距離をメジャー（測定器具）で測定する．検者の関心は瞬発力（脚パワー）の測定にあり，それゆえ立ち幅跳びは手段として用いる（間接測定）．ただし体力要因のなかでも巧みさのように，正確に測定できる精度の高い器具や測定法が開発されて

表5-2 体力要因（能力）と運動成就テストの関係

体力要因（能力）	運動成就テスト
筋力	スクワット，ベンチプレス，デッドリフトなど
瞬発力	垂直跳び，立ち幅跳び，走り幅跳びなど
筋持久力	上体起こし，懸垂腕屈伸など
全身持久力	20mシャトルラン，急歩，1,500走など
敏捷能力	反復横跳び，バーピーテストなど
平衡能力	平均台歩行，ファンクショナルリーチなど
協応能力	ボール投げ，ジグザグドリブルなど

表5-3 直接測定と間接測定（例：垂直跳び測定）

測定方法	関心	運動課題	備考
直接測定	垂直跳びの高さ 垂直跳び時の躯幹と四肢の動きや関係	垂直跳び 垂直跳び	観察可能
間接測定	瞬発力（能力）	瞬発力が関与する運動課題 垂直跳び 他に立ち幅跳びなど	観察不可能 垂直跳びは手段

いない場合，それらが関与する動作の成就結果を観察者（検者）の主観的判断で評価せざるを得ない場合もある．なお重心移動を伴わず，局所の運動である静的筋力テスト（握力，背筋力など）や柔軟能力テスト（長座体前屈，体捻転など）は，関心ある体力要因を比較的直接測定可能である点で運動成就テストとは区別される．表5-2は体力要因（能力）と論理的妥当性（第Ⅰ部3章1.参照）を踏まえて選択された，体力要因を評価する代表的な運動成就テストの一例を示している．

上述のように，単に運動成就テストといえば関心は能力の測定にあり，各運動課題はそのための手段として用いるので間接測定である．したがって測定値が該当する能力をどの程度的確に捉えているかという妥当性が問題になる（第Ⅰ部3章参照）．たとえば全身持久力の測定に関心がある場合，垂直跳びの選択は全身持久力がほとんど関与しないと考えられるため，論理的妥当性の点から妥当といえない．また垂直跳びの例でいえば，垂直跳びの高さ（どれだけ高く跳び上がれるか）や垂直跳びの動作自体（躯幹と四肢の動きやその関係）に関心がある場合は直接測定となるが，瞬発力（脚パワー）を測定する手段として利用する場合は間接測定となる（表5-3）．

間接測定の場合に注意すべき点として，他の能力も少なからず関与するということである．垂直跳びの例でいえば，脚パワー以外にも脚筋力や敏捷能力などの体力要因に加え，四肢の協調能力も程度の差こそあれ関与する．つまり運動成就テストの場合，関心ある能力のみがその動作の成就に関与すると仮定することはできない．また一部のテストでは，被験者の特性によっても体力要因のかかわりは異なる．ボール遠投を例にあげると，基礎的な投動作を習得した青年では全身のパワーが，投動作の習得が未熟な幼児では協応能力がそれぞれ主に関与する．つまり投動作に関与

する能力の程度は対象によって異なると考えられる．また同じ動作でも測定時間によって捉えられる能力が異なる例もある．たとえばバーピーテストや反復横跳びテストは，20秒間であれば敏捷能力を測定するが，3分間の成就回数となると全身持久力の関与が大きくなる．すなわち測定対象や測定時間（測定法）により，運動成就に関与する能力が異なることを理解しておくべきである（第Ⅰ部3章参照）．したがって前述したとおり，脚パワーを測定する垂直跳びと握力や脚筋力などの静的筋力テストは同じ筋機能を推定する測定であるが，前者は関心ある体力要因以外も運動成就に関与する可能性がある．後者は一般に運動成就テストとはいわない．

3．体力の測定：組テスト

　体力は広義な概念であり，体力を行動体力に限定してもその構成要因は複数存在する．したがって体力は各構成要因を代表する複数のテスト項目により評価する．このように能力評価のために構成される複数のテストを組（バッテリー）テストという．体力組テストは各体力要因を代表する複数のテスト項目からなるため，体力の総合値（得点）の算出や体力要因の発達バランスの評価が必要になる（第Ⅵ部21章）．

　各年代や目的によっても重要な体力の構成要因が異なるため（第Ⅱ部4章3～4．参照），各年代や目的に応じた構成要因の検討が必要になる．文部科学省の体力テストは，体力の構成要因や各要因を代表する測定項目を年代・目的別に4つに編成している（第Ⅲ部8章参照）．

　同じ構成要因であっても，体力要因を代表するテスト項目の選択やテスト方法にも注意が必要である．特に運動不足の壮年や高齢者を対象とする場合，最大能力発揮を要求する体力測定は危険性がある．測定項目の選択は対象者の体力水準を配慮しつつ，測定の目的（何を捉えるか）を達成できるように十分な吟味が必要である．

　さらに複数のテスト項目を選択したほうが妥当性を高めることは，各体力要因の測定においてもいえる．たとえばパワーは垂直跳び1項目より立ち幅跳び，ボール投げなどの複数の項目により推定したほうがパワーを的確に捉えることができる（妥当性を高める）．しかし被験者の負担や時間的制約なども考慮する必要がある．つまり妥当性を考慮しつつ，適切なテスト項目を選択すべきである．

4．実験室測定

　運動成就測定はわれわれの領域において開発された独自の測定法であり，走り幅跳びや100m走などはフィールド（屋外）で測定される．実験室測定は前述のフィールド（屋外）測定と区別して用いられた用語で，環境条件の整った実験室で行われる測定を意味すると解釈される．最大酸素摂取量の測定は，従来，代表的な実験室

測定で，医学分野の生理学的検査を利用し運動生理学分野を中心に行われた．しかしわれわれの領域では，体力や生体機能だけでなく動作そのものにも大きな関心があり，バイオメカニクス的観点で行われる動作分析も独自の測定法として発展してきた．動作分析も一般に実験室で行われるが，前述の経緯から動作分析のことを一般には実験室測定といわない．

運動成就測定は安価な器具により多人数を同時に安全に測定可能で，検者は高度な測定技術を必要としない利点がある．つまり運動成就測定は間接測定のため妥当性に劣るが，安全性，安価性，簡易性などの実用性に優れる．一方，実験室測定は高価で精密な器具を利用し，専門的測定技術や資格を有する検者が比較的直接測定するため，測定値の信頼性やテストの妥当性は高いという利点がある．また屋外や体育館のような広い屋内で行われる運動成就測定は天候や気温の影響を受けるが，実験室では天候の影響を受けず，一定の環境条件下で測定ができる利点がある．実験室測定は正確性や妥当性を重視した場合に利用される．

実験室で行われる生理学的検査の多くは，従来，医学分野において行われていた検査がそのまま利用されてきた．そのため一般に安静時における測定が主となる．たとえばDXA法を用いた体脂肪率や筋量あるいは骨強度測定の計測，超音波エコーを利用した皮下組織の検査（第Ⅲ部7章参照）などのような身体組成を計測する測定，血圧測定，心電図計測，脳波測定などが代表例としてあげられる．被験者に運動負荷を課す最大酸素摂取量の測定は，主に有疾患者を対象とする医学の領域では特別の測定法である．運動を利用するため，身体運動を研究対象とするわれわれの領域に早期に導入されたものと推察される．

われわれの領域では，運動負荷時の生体反応や最大能力発揮（たとえば等速性筋力，最大酸素摂取量，筋電図や血中乳酸濃度など）に関心がある．以前は安静時にしかできなかった測定が，測定法の改善や測定機器の開発により運動負荷時にも可能になった（たとえばコードレス化に伴い，運動負荷試験中の心電図や呼気ガス分析が可能に）．生理機能測定については第Ⅳ部16章にて詳しく説明する．

近年，測定法の改善や測定機器の開発，また屋内施設の拡充などにより，従来屋外で行われた測定も屋内で行うことが可能になった．一方，実験室で行われた測定も体育館や屋外で可能になった例もある．もちろん脳波測定や低酸素室，低気圧室のような特殊環境を整える実験は実験室でしかできないが，測定場所により身体機能の測定を区別することが困難になってきている．また測定場所だけでなく，従来の実験室での測定よりも多少精度は劣るが，よりコンパクトで利用しやすい測定器や，廉価版の測定器の開発も進んでいる．新しい測定法の開発は，研究の幅を広げることにつながる．一方で環境条件の統制や測定値の精度をどこまで求めるかの判断も必要になる．したがって研究者（検者）も自身の研究（測定）の立場を明確にしたうえでテストを選択することがより一層重要になる．

5．動作の分析・評価

　本節では，関心が能力ではなく動作自体にあり（直接測定），器具を用いて定量的に記述する動作分析について説明する．動作分析は人の身体運動を力学的（機械的）に捉えるバイオメカニクスの研究で多用される．人の動きを定量的かつ客観的に記述する代表的な基準の1つが座標系であり，動作分析を行うためには必要不可欠である．動作分析は2次元および3次元分析に大別され，2次元動作分析ではX－Y軸（Y-Z軸とZ-X軸を用いる場合もある）を，3次元動作分析ではそれぞれ直行するX，YおよびZ軸を用いた座標系を基準にする．2次元あるいは3次元動作分析では，これらの直交系の座標空間内における身体の座標値，変位，速度および加速度にもとづき，成就された人の動きを記述する．

　動作分析は複数台のビデオカメラを利用し，身体の主要部位（関節）に取り付けられたマーカーを撮影した動画を専用ソフトを用いて解析する．ビデオカメラによる動作の撮影はカメラの台数やその設置位置，室内の照度（マーカーが映りやすいように）調整などの測定条件を整える必要があるため，実験室内で行われる測定というイメージが強かった．しかし近年では加速度センサーやジャイロセンサーに無線通信システムを合わせたモーションセンサーを利用し，ビデオカメラを用いなくても動作分析が行えるようになり，また水中カメラやミキサー，解析ソフトなどの進歩により，空中から水中へ移行する競泳のスタート動作を連続的に分析することも可能になった．

　個人の動作分析を行う際には，通常，関心のある動作を絞り込む．つまりピッチャーの投球動作やバスケットボールのシュート動作といった関心のある1つの動作を撮影し，その一連の動作のなかで生じる身体各部位の動きの連動性を時系列的に分析する．たとえばバスケットボールのワンハンドシュートの測定では，図5-1のような3次元直交座標系をバスケットボールコート内に設定し，対象の身体各部位に解剖学的マーカーを貼付する．そして対象がシュートしたときのマーカーの座標値にもとづき，その変位（時間t_0からt_1まで：図5-2），身体各部位の速度や加速度を算出し，身体の動き（シュート動作）として記録する．これらの分析結果を集約し，シュート成功率の高い選手の動作の特徴が明らかにし，パフォーマンスの改善や向上のためのポイントを整理する．

　一方で動作分析により得られるデータは自由度が非常に高いため，明確な目的や仮説にもとづき分析を行わなければ得られたデータは著しく価値を損なうことになる．人の動きは時系列的な運動連鎖により行われ，ある関節運動はそれ以前の関節運動の影響を受ける．動作が始まってから終了するまでの全身の動きに対し，どこからどこまでを動作分析の範囲として切り取るか，どの部位に焦点を当てるか（マーカーの付着部位や数）が適切でないと結論を誤ってしまう．つまりシュート動作の特徴を分析するためには，ボールをリリースする前から行われる下肢の動き（膝の

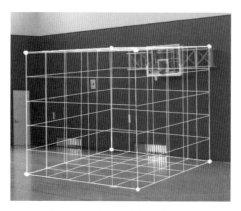
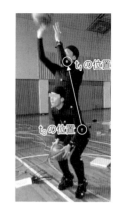

図5-1　3次元直交座標系の設定　　図5-2　シュート動作時の身体マーカー変位

使い方など）も含めた一連の動作を分析しなければ正しい結果を導き出せない．それゆえ動作分析を利用する研究の場合，特に研究目的や仮説を明確にしておく必要がある．

　また動作分析は人の動きを包括的に把握するために有効なツールの1つであり，情報の受け手側の理解度を高めるために有用であるが，あくまでも人の動きの表面を捉えているに過ぎない．人の動きには筋力，調整力，柔軟能力などのさまざまな体力要因が密接に関与している．たとえば重要な体力要因の1つである筋力の低下は，動作の素早さの低下に反映する．つまり動作自体が大きく変容することになる．それゆえ動作分析においては，動作に関与している体力要因との関係をつねに考慮して分析結果を解釈することが必要である．なお具体的な動作分析の例は第Ⅲ部10章5.を参照のこと．

6. ビデオを用いたゲームや動作の分析

　ビデオカメラの小型軽量化，高性能化，廉価化により，スポーツの世界でもさまざまな場面でビデオが活用されている．野球のポール際の打球やテニスにおけるライン上の打球の判定，相撲の土俵際の攻防時の勝敗判定などにもビデオが利用されている．ただし競技スポーツにおけるビデオ判定は，たとえばテニスでいえばボールのライン内への落下の有無にのみ関心があるが，研究において利用するビデオ分析では，検者は関心あることを事前に決められた評価基準にもとづき測定し，正確な測定値（判定値）を得ることを目的とする．つまりビデオ分析は，事前に設定した仮説を検証するための正確な測定値を得る手段として利用する．本節では研究目的で行われるビデオ分析について説明する．

　サッカーやバレーボールなどのフィールドや体育館で行われる球技における検者の主たる関心は，個人の動作よりも複数の競技選手の連携かつ対応動作にある．検

者が主観的判断で複数の選手の動作を同時に把握することはできない．加えて球技ゲームは長時間に及び刻々と変化するため，限られた時間で膨大な測定を繰り返すことは従来の主観的判断にもとづく観察法では限界がある．また測定エリアが限定される実験室で行われる動作分析も不可能である．その点ビデオ撮影は何度も即座の再生やスロー再生が可能で，複数台のカメラで多方向から同時に撮影することにより広範囲の状況を確認できること，および各動作やパフォーマンスの膨大な情報を確認しながら蓄積できるなどの利点がある．

特にゲーム分析と呼ばれるゲーム中に生じた現象の理解を目的とする分析にもビデオが活用され，貴重な情報を提供する．具体的にはサッカーやバレーボールなどを対象とする場合，分析対象とするプレーをあらかじめコード化しておき，それらの出現回数やプレーが生じた際の味方・相手選手の配置やかかわり方，得点や関心のあるプレーの出現前後の状況の追跡など，目的とする個人やチームの動きを分析できる．研究としてのゲーム分析では，撮影された映像から上述のような集計に加え，位置関係や移動距離，速度なども含め必要な情報をより正確に抽出することができる．特に近年では記憶媒体の容量が急速に進歩し，長時間にわたり解像度の高い映像を録画できる点でもこれらの分析の幅を広げている．

一方，体操や飛び込みなどの動作の評価は複数の審査員がその場で動作を観察し，事前に決められた判定基準にもとづき主観的判断により採点する．この場合，熟練した審査委員であっても判断ミスや見落としの可能性はまったくないとはいえない．研究目的で行う動作評価も同様で，判断ミスや見落としの可能性は否定できない．このような問題を軽減するためにビデオ分析は非常に有効である．また研究では評価値の信頼性の検討は不可欠であるが，動作をビデオ収録すれば何度も即座の再生やスロー再生により確認作業が可能である．つまりビデオの利用により研究者（検者）は判断ミスや見落としによる過失誤差を軽減し，正確な測定値を得る可能性を高め，測定値の信頼性も検討も容易に可能になる．

発育発達学の分野などでは，これまで検者の主観による行動観察が利用されてきた（第Ⅲ部10章1.～2.）．しかしビデオを利用することにより，複数の被験者の動作を同時撮影し後日確認することや，他の検者との比較も可能である．また特に幼児を対象とする場合，観察を意識し本来の行動を行わない可能性があるため，ビデオ収録は被験者の自然で自発的な行動を評価できる利点もある．

以上，ビデオ分析は利点も多いが注意すべき点もある．まず検者が研究目的を踏まえて事前に観察対象者の行動を的確に把握し，適切なビデオ機器の設置を決めることが不可欠である．いずれにしても研究目的を考慮し，ビデオを用いた行動観察の利用を考えるべきである．ビデオ分析の実際については，第Ⅲ部10章5.で説明する．

文　献

阿江通良，藤井範久（2002）スポーツバイオメカニクス20講．朝倉書店．
出村慎一，中比呂志（1990）バレーボールゲームにおける評価尺度の作成と集団技能の構造-大学トップレベルを対象として-．体育学研究，34：329-344.
深代千之，桜井伸二，平野裕一ほか編（2000）スポーツバイオメカニクス．朝倉書店．
金子公宥，福永哲夫編（2004）バイオメカニクス-身体運動の科学的基礎-．杏林書院．
松浦義行（1983）現代の体育・スポーツ科学，体力測定法．朝倉書店．
宮西智久編（2016）はじめて学ぶ健康・スポーツ科学シリーズ4，スポーツバイオメカニクス．化学同人．

6章 調査・観察による行動および体力の測定と評価

1．調査・観察による測定と評価が必要なケースとは

　体力測定をはじめとする各種身体機能の測定には，一般に何らかの測定器具を用いる．器具を用いた測定では，各測定器が有する国際単位系（SI）を"ものさし"として人の身体的な能力発揮の結果を測定する．1950年代以降，科学技術の発展に伴い，さまざまな体力や身体機能を測定する器具が開発され特殊化・高度化を遂げている．一方，体育学および健康・スポーツ科学領域では，器具を用いない測定法として調査や観察が古くから用いられている．調査は被験者の経験や行動，思考，刺激に対する反応などについて，言語的報告（回答）を求め，被験者の内面や特性を理解しようとする手法である．また観察（行動観察）は，被験者の行動パターンや態度などの観察を通してその背後にある意図や行動，思考，気持ちなどを理解しようとする手法である．これらは主に心理学や社会学などの分野で用いられ，人の心理や社会的行動に関する理解に貢献してきたが，身体的パフォーマンスや各種身体機能の測定にも応用されている．すなわち思考や気持ちといった被験者の内面だけではなく，表面的に現れる行動や動作の様子を言語や観察を介して測定しようとするものである．調査や観察では客観的なものさしの代わりに，あらかじめ十分に吟味した評価基準や観点に対し検者が主観的判断を行うことで測定がなされる．

　器具を用いた測定を客観的尺度にもとづく測定とするならば，調査や観察による測定は主観的尺度にもとづく測定といえる．主観的尺度の場合，客観性を保持させる手続きを踏まないと他者との共有が困難であるのに対し，客観的尺度には尺度がもつ情報量の多さや統計解析の選択肢の多さ，客観性が保証されているといった利点がある．このような利点があっても，研究対象や目的などによっては主観的尺度（調査や観察）を用いたほうが関心のある特性をよく捉えられる場合（積極的な選択）や，倫理的問題，安全性，測定実現性，科学技術の問題等の観点から利用せざるを得ない場合（消極的な選択）も多く存在する．表6-1には調査や観察による測定・評価が必要となるケースを整理した．

　調査や観察を用いた測定では能力の優劣や動作の遂行状況，行動特性などが評価できると仮定される質問項目や評価基準，チェックリストなどをあらかじめ作成しておき，それらへの当てはまりを検者の主観的判断により評価する．

　測定対象によっては客観的尺度と主観的尺度のいずれの尺度を用いても測定可能

表6−1　調査や観察を用いた測定・評価が必要となる例

調査や観察が必要な場面	例
対象者の理解や測定実現性の問題により身体的パフォーマンステストや検査の実施が困難な場合	・乳幼児や児童，高齢者など，最大能力発揮にもとづく身体的パフォーマンステストの実施が困難な対象を被験者とする場合（最大能力発揮にもとづく身体的パフォーマンステストや検査では，被験者がテストや課題の内容を十分に理解できることを前提とするが，その仮定が困難な場合，第三者による調査や観察が有効な手法となる） ・体力測定に要する労力，コスト，時間を考慮し，実施が困難な場合（対象者の自己評価（自記式）による体力評価が有効な手法となる）
安全性の問題により身体的パフォーマンステストの実施が危険な場合	・虚弱高齢者や有疾患患者に対する運動処方を作成するため体力を測定・評価したいが，最大能力発揮にもとづく身体的パフォーマンステストの実施によりけがや体調不良を引き起こすことが危惧される場合（自記式や問診などによる評価が有効な手法となる）
最大能力の優劣よりも動作の質的評価が求められる場合（積極的な選択）	・乳幼児の基本的な動作（ハイハイや寝返り，歩行など）の課題動作がいつ獲得されるか（発達課題）を評価したい場合 ・幼児や児童の基礎運動能力を，「強さ」「速さ」「高さ」などの量的尺度ではなく，四肢や体幹の動き（身のこなし）を観察し，動作の発達段階を質（どの水準までの動作が成就可能か）で評価したい場合 ・高齢者における日常生活動作など，ある動作の成就の状況について，その可否や質的・段階的評価を施し，身体能力を評価したい場合
国際単位系（SI）のような客観的尺度での測定が難しい場合（積極的な選択）	・美しさや巧みさ，芸術性などの優劣を評価する場合 ・性格やパーソナリティ，態度，適性などを運動と関連付けて評価する場合（例：スポーツ適性，ポジションの決定，コーチングなど） ・心理や認知機能など精神的特性を評価する場合（高齢者の認知機能，メンタルタフネスなど） ・痛み（VASスケール）や自覚的運動強度（ボルグスケール）による評価の場合
測定器具がない・器具による測定が困難な場合（測定実現性の問題）	・測定したい能力を測る器具が開発されていない場合 ・測定器具は存在するが非常に高価，専門的な検査者（資格）が必要（DXA法の診療放射線技師など），被験者への侵襲・苦痛度，時間的拘束が大きい場合
作業の実用化・効率化を測りたい場合	・高齢者の体力測定など，実測測定による安全性の懸念を事前にスクリーニングする場合

な場合も多い．たとえば子どもの身体活動量の測定では，歩数計や活動量計が十分に確保できる場合，器具による測定は可能であるが，器具が十分に確保できない場合や園や学校内での測定が事情により難しい場合には，保育士や教諭，保護者などによる観察や調査によって測定しなければならない．後者は消極的な選択といえる．またサッカー選手の巧みさの測定では，巧みさが反映するドリブルテストやリフティングテスト，的当てテストなどのパフォーマンステストを用いて時間や回数などにより測定する方法と，監督やコーチがシュートフォームやドリブルの巧拙，ゲーム中の動き方などのサッカーパフォーマンスを主観的に評価する方法が考えられる（積極的選択）．つまり研究者（検者）はその測定や研究の立場や状況，何を優先させるのかなどを踏まえ，いずれの方法を用いて測定するかを選択しなければならない．

表6-2 主観的尺度の種類

主観的尺度の種類	例
タイプ1：自己の感覚尺度にもとづき用意された数値や選択肢を選択する，または数値を回答する	・寒さ，暑さ，速さなどの評価 ・力量感覚（何割程度など力発揮の調節） ・本人の心理（競技意欲など）
タイプ2：自己の経験や記憶にもとづき用意された数値や選択肢を選択する，または数値を回答する	・ある日常生活活動や（基礎）運動動作の遂行の可否 ・運動実施頻度や運動時間 ・普段の活動状況 ・過去や未来の活動状況（過去の運動経験，今後のスポーツ参加の意志など）
タイプ3：事前に決められた客観的（判定）基準にもとづく評定（該当する数値や選択肢を選択する）	・さまざまな動作における成就レベルの評価（例：①走れない，②5分程度，③10分程度，④それ以上） ・成就可能な動作パターン・段階（投げ方，走り方など） ・健康状態の自己評価（高血圧か否か，肥満か否かなど）
タイプ4：専門家の内容妥当性を踏まえた客観的（判定）基準にもとづく評定	・体操やアーティスティックスイミング（シンクロナイズドスイミング），フィギュアスケートなどの評価（審査） ・医師や看護師，理学療法士，作業療法士などによる検査

2．主観的尺度の特徴と客観性の確保

　調査や観察による測定の最大の特徴は，あらかじめ設定された設問内容への当てはまりを検者が主観的に判断することである．身長計測の場合，測りたい対象にメジャーをあてがい数値を読み取れば済む．一方，調査や観察による主観的尺度にもとづく測定の場合，測定者の判断を介して測定値が決定されるため，器具による測定と比較して変動が大きい．主観的尺度にはいくつかのタイプがあり，それらは表6-2のようにまとめられる．

　このように調査や観察では，最終的には検者の主観的判断により測定値が決定される．しかしこの主観的な判断（評価）とは，いい加減に判断（評価）するという意味ではない．関心とする対象を正しく測定するには，調査にしろ観察にしろ，十分に吟味された評価尺度や観点にもとづき測定することを大前提とする．この評価尺度や観点には工業製品のような一般的な規格はなく，研究者が内容妥当性などの検討を踏まえて作成する．そしてその評価尺度や観点がいかに十分に吟味され，作成されるかにより，測定の精度が決定される．つまり調査や観察に用いるものさしの精度が非常に重要であり，そこには研究者の力量が関係するかもしれない．十分に吟味された評価尺度や観点に関する具体的説明は後述する．

　また主観的判断を行う検者は被験者本人の場合と，第三者の場合がある．後者は被験者本人では判断できない場合や，被験者本人に評価させるとさまざまなバイアス（過大・過小評価や正確な判断ができないなど）が混入する可能性が高い場合，また幼児・児童，高齢者など被験者本人の理解力に問題があり，正確な評価が見込めない場合などに用いられる．検者は被験者の普段の様子をよく知る第三者（学校

や保育所・幼稚園の先生,高齢者介護施設の職員など)や,医療関係者や競技スポーツの審判など,高い専門性や資格を有する者が行う場合もある.したがって主観的尺度を用いた測定では,主観を他者と共有可能にする妥当性の高い"ものさし"を作ること(妥当性の問題)とともに,いつ・誰が測定しても正しい値が測定できること(検者内および検者間信頼性の問題)をクリアすることが非常に重要となる.

3. 調査による行動および体力の測定と評価

　　調査は言語を媒介に被験者の内面を理解する手段として,心理学や社会学の分野において主に用いられてきた.その手法が応用され,国際単位系(SI)の代わりに測定したい概念や能力を測定する方法としても利用されるようになった.つまり質問紙(調査票)[注1]が"ものさし"であり,その設計の優劣は妥当性の高い測定を行ううえでは非常に重要となる.

　　調査による測定の場合,最終的には検者の主観的な判断により測定値が決定されるため,測定するための手続きもできるかぎり客観性が担保されるべきである.たとえば"ものさし"の作成段階では,研究者(質問紙作成者)以外の第三者や関連した先行研究から積極的に情報収集を行い,独りよがりの"ものさし"とならないようにしなければならない.この作業により作成者側の主観的なバイアスを取り除き,内容妥当性を高められる.

　　取り上げた質問項目への回答方法の違いにより,回答者の主観的なバイアスを少なくできる可能性もある.質問項目への回答方法には回数や時間などの数値を記入する方法や,設定した選択肢から適切なものを回答させる方法,認知機能テストのように絵や図形を描写させる方法,文章による自由記述といった方法がある.回答選択肢を設ける場合,「はい」「いいえ」(2段階評価)だけでなく,その特性をできるだけ定量的に捉えられるように段階的に設計された評定尺度(多段階評価)を設定することも多い.体力や身体機能を評価するための多段階評価としては,心理検査でよく用いられる「1.まったく当てはまらない〜5.非常に当てはまる」のような等間隔を仮定した評定尺度や,測定の対象としている能力の関与が仮定でき,難易度(困難度)の異なる複数の具体的な動作を序列し,どのレベルの動作まで遂行可能かを回答させる方法もある.何を測定したいのか,測定する対象者にはどのような特性があるのかなどを考慮し,いずれの方法を用いることが適切か吟味する.

　　分析段階において主観的バイアスが生じる場合もある.たとえば自由記述式の回答では,選択肢への回答の場合と異なり記述内容の分類やコード化の段階で検者の

注1)本書では,調査に用いる調査用紙のことを質問紙または調査票と表記する.調査に関する書籍や報告書などでは,調査表と表記される例も散見されるが,「表」とは個々の「票」を集計して示したものであるとの立場から,本書では調査票として表記する.

主観が影響する可能性もある．

このように調査による測定では，ものさしの作成段階から測定時，データ処理の段階まで，主観的バイアスの混入の可能性を有している．したがって研究者はそのことを理解したうえで，"ものさし"の設計を行うことが重要である．また質問紙のなかには「○○調査票」と呼ばれるものから，「○○テスト」や「○○検査」と呼ばれるものまでさまざまある．前述したように，いずれも測定対象の特性の個人差をできるだけ正確に把握し，測定対象の特性や能力の客観化を目的としていることには変わりはない．「テスト」や「検査」と呼ばれるものは個人差を把握するために実施されるものであり，測定値を何らかの基準に照らして標準化し，優劣や測定値の有する価値の意味付けを可能にする（第Ⅰ部3章参照）．特に「検査」は妥当性や信頼性・客観性，ノルムの作成を経て確立されたものをさす．検査では仮定する母集団を代表する評価基準にもとづく評価，疾病の罹患や異常の有無，転倒の発生，要介護化などの外的基準に対するカットオフ値（臨界値）にもとづく判定や診断，評価が可能である．

このように調査に用いる"ものさし"にもいくつかのタイプがある．"ものさし"の具体的な作成手順については後述するが，本節では代表的な質問紙について紹介する（代表的な調査票や検査については第Ⅴ部を参照）．測定する対象（複合的能力や身体活動量など）や質問項目，回答方法などさまざまな種類がある．

1）文部科学省ADLテスト

文部科学省ADL（activities of daily living：日常生活活動）テストは文部科学省新体力テスト（65歳以上対象）に含まれ，パフォーマンステスト実施のスクリーニングテストとして開発された．身体機能の関与が仮定されるさまざまな日常生活活動をとりあげ，それらの成就の状況を被験者本人が質問紙上で回答する．それぞれの質問項目には難易度の異なる動作や状況が3段階の選択肢として序列されている．

質問1．休まないで，どれくらい歩けますか
　　　　1．5〜10分　　2．20〜40分　　3．1時間以上

質問2．バスや電車に乗ったとき，立っていられますか
　　　　1．立っていられない　2．吊革や手すりにつかまれば立っていられる
　　　　3．何にもつかまらないで立っていられる
　　　　　　　　：

2）転倒リスク評価票

転倒リスク評価票とは転倒発生のリスクをスクリーニングするための質問紙である．転倒の危険因子（身体機能，身体的疾患，薬剤，加齢変化，物的環境など）や

転倒関連体力(筋機能,神経機能,心肺機能,移動・移乗能力,転倒回避能力など)に関連する質問項目をとりあげ,それらの状況や可否,症状の有無などを被験者本人が回答する.以下は出村の転倒リスク評価票(Demura's fall risk assessment:DFRA)を示している(Demuraら,2010).本質問紙では,質問内容に対し,被験者本人が「はい・いいえ」の2段階で回答する(佐藤,2012).

	この1年間で,転倒経験はありますか?	はい ・ いいえ
1.	過去1年間に転びそうになりましたか	はい ・ いいえ
2.	つまずくことが多いですか	はい ・ いいえ
3.	他の人に転びそうだといわれたことがありますか	はい ・ いいえ
4.	タオルを固く絞れますか	はい ・ いいえ

3) 生活空間評価票(LSA)

行動範囲や生活圏,地域生活の広がりを生活空間(life space)と呼び,近年,高齢者の生活の質(quality of life:QOL)や認知機能とも密接な関連を示す概念として注目されている.下記はBakerら(2003)のLSA(life space assessment)評価票を示している.本質問紙では日常的に移動した距離により個人の生活空間を規定し,その空間での活動の頻度や自立度を質問する.そしてその回答から個人の生活空間(地域生活の広がり)の程度を得点化する.

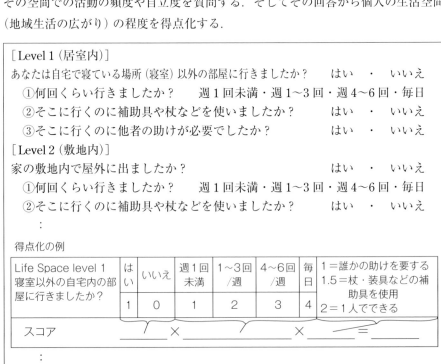

4）国際標準化身体活動質問票（IPAQ 日本語版）

　本質問紙（international physical activity questionnaire：IPAQ 日本語版）は，普段，日常生活のなかでどのように（どの程度）身体を動かしているかを測定する．身体活動とは仕事での活動，通勤や買い物などでの移動，家事，余暇時間の運動やレジャーなどを含めた身体活動の状況について，被験者本人が日数や時間などを回答する．また本質問紙は，WHO のワーキンググループにおいて世界各国における身体活動量を把握し国際比較する目的で開発された指標の日本語版であり，村瀬ら（2002）によって信頼性や妥当性が検討されている．

以下の質問では，1回につき少なくとも10分間以上続けて行う身体活動についてのみ考えて，お答えください．

質問 1a　平均的な1週間では，強い身体活動（重い荷物の運搬，自転車で坂道を上ること，ジョギング，テニスのシングルスなど）を行う日は何日ありますか？
　　　　□　週　　　日
　　　　□　ない（→質問 2a へ）

質問 1b　強い身体活動を行う日は，通常，1日合計してどのくらいの時間そのような活動を行いますか？
　　　　1日　　　時間　　　分

質問 2a　平均的な1週間では，中等度の身体活動（軽い荷物の運搬，子どもとの鬼ごっこ，ゆっくり泳ぐこと，テニスのダブルス，カートを使わないゴルフなど）を行う日は何日ありますか？　歩行やウォーキングは含めないでお答えください．
　　　　□　週　　　日
　　　　□　ない（→質問 3a へ）
　　　　　：

5）軽度認知機能障害スクリーニング（MoCA 日本語版）

　本質問紙は高齢者の軽度認知機能障害のスクリーニングを目的として，Nasreddine ら（2005）により作成された MoCA（the montreal cognitive assessment）の日本語版（鈴木と藤原，2010）である（**資料6-1**）．多領域の認知機能（注意機能，実行機能，記憶，言語，視空間認知，概念的思考，見当識）について評価している．本質問紙は対面式で実施し，測定者の発問や指示に被験者が回答する形式で行われる．教示内容は標準化されており測定者はマニュアル通りに発問する．被験者は測定者の教示に対し作図や応答，手叩き，復唱などを行う．

資料6-1 軽度認知機能障害スクリーニング（MoCA日本語版）

(鈴木宏幸, 藤原佳典 (2010) Montreal Cognitive Assessment (MoCA) の日本語版作成とその有効性について. 老年精神医学雑誌, 21：198-202)

Japanese Version of
The MONTREAL COGNITIVE ASSESSMENT (MOCA-J)

氏名：
教育年数：
性別：
生年月日：
検査実施日：

視空間／実行系

（お　おわり）
⑤
①はじめ　（あ）→（②）
（い）
（え）（④）（③）
（う）

図形模写

時計描画（11時10分）（3点）

[ ]　[ ]　　[ ]　[ ]　[ ]　___ /5
　　　　　　　輪郭　数字　針

命　名

[ ]　　　　[ ]　　　　[ ]　___ /3

記　憶

単語リストを読み上げ，対象者に復唱するよう求める. 2試行実施する. 5分後に遅延再生を行う.

	顔(かお)	絹(きぬ)	神社(じんじゃ)	百合(ゆり)	赤(あか)
第1試行					
第2試行					

配点なし

注　意

数唱課題（数字を1秒につき1つのペースで読み上げる）　順唱 [ ] 21854　逆唱 [ ] 742　___ /2

ひらがなのリストを読み上げる. 対象者には"あ"の時に手もしくは机を叩くよう求める. 2回以上間違えた場合には得点なし.
[ ] きいあうしすああくけこいあきあけえおああああくあしせきああい　___ /1

対象者に100から7を順に引くよう求める.　[ ] 93　　[ ] 86　　[ ] 79　　[ ] 72　　[ ] 65
4問・5問正答：3点，2問・3問正答：2点，1問正答：1点，正答0問：0点　___ /3

言　語

復唱課題　　太郎が今日手伝うことしか知りません.　　　[ ]
　　　　　　犬が部屋にいるときは，猫はいつもイスの下にかくれていました.　[ ]　___ /2

語想起課題／対象者に"か"で始まる言葉を1分間に出来るだけ多く挙げるよう求める. [ ]＿＿＿11個以上で得点　___ /1

抽象概念

類似課題　例：バナナ・ミカン＝果物 [ ] 電車・自転車 [ ] ものさし－時計　___ /2

遅延再生

| 自由再生（手がかりなし） | 顔 [ ] | 絹 [ ] | 神社 [ ] | 百合 [ ] | 赤 [ ] | 自由再生のみ得点の対象 |

参考項目　手がかり（カテゴリ）
　　　　　手がかり（多肢選択）

___ /5

見当識

[ ] 年　[ ] 月　[ ] 日　[ ] 曜日　[ ] 市（区・町）　[ ] 場所　___ /6

©Nasreddine Z, MD
MoCA-J作成：鈴木宏幸　監修：藤原佳典
version2.2

www.mocatest.org

健常≧26/30

合計得点　___ /30
教育年数12年以下なら1点追加

資料6-2 疲労自覚症状調査

(小林秀紹,出村慎一,郷司文男ほか(2000)青年用疲労自覚症状尺度の作成.日本公衆衛生雑誌,47:638-645)

疲労自覚症状調査

学籍番号 ＿＿＿＿＿＿＿＿　クラス・番号 ＿＿＿＿＿＿＿＿　氏名 ＿＿＿＿＿＿＿＿

性別： 男・女　　年齢： 　歳　　検査日時　　月　　日　午前・午後　　時

次の質問項目について,朝起きてから現在までのあなたの状態に,最もよく当てはまると思われる番号に,○印を付けてください.すべての質問に答えてください.

	まったくそうではない	そうではない	あまりそうではない	どちらでもない	ややそうである	そうである	非常にそうである
1. 集中力がない	1	2	3	4	5	6	7
2. 根気がなくなっている	1	2	3	4	5	6	7
3. 思考力が低下している	1	2	3	4	5	6	7
4. 考えがまとまらない	1	2	3	4	5	6	7
5. 足がだるい	1	2	3	4	5	6	7
6. 腕がだるい	1	2	3	4	5	6	7
7. 体が重く感じる	1	2	3	4	5	6	7
8. 全身がだるい	1	2	3	4	5	6	7
9. 元気がない	1	2	3	4	5	6	7
10. 無口になっている	1	2	3	4	5	6	7
11. 話をするのが嫌である	1	2	3	4	5	6	7
12. ゆううつな気分がする	1	2	3	4	5	6	7
13. 動くのが面倒である	1	2	3	4	5	6	7
14. 座りたい	1	2	3	4	5	6	7
15. 立っているのがつらい	1	2	3	4	5	6	7
16. 何もしたくない	1	2	3	4	5	6	7
17. あくびが出る	1	2	3	4	5	6	7
18. ねむい	1	2	3	4	5	6	7
19. 気分転換がしたい	1	2	3	4	5	6	7
20. 横になりたい	1	2	3	4	5	6	7
21. 眼が疲れている	1	2	3	4	5	6	7
22. 肩がこっている	1	2	3	4	5	6	7
23. 眼がしょぼしょぼしている	1	2	3	4	5	6	7
24. 首筋がはっている	1	2	3	4	5	6	7

次の4つの内容のうち,当てはまる内容を1つだけ選び○印をつけてください.

	けんたい感がなく平常の学校生活ができ,制限を受けることなく行動できる.
	通常の学校生活ができ,勉強も可能であるが,疲労感を感じるときがしばしばある.
	通常の学校生活はでき,勉強も可能であるが,全身けんたい感のためしばしば休息が必要である.
	全身けんたい感のため,月に数日は学校生活や勉強ができず,自宅にて休息が必要である.

6）疲労自覚症状

　本質問紙は，青年期の学生が日常生活において感じるさまざまな自覚症状から疲労症状の有無や程度の評価を目的としている（小林ら，2000，**資料6-2**）．労働者の疲労症状の把握を目的とした疲労評価は以前から多く行われているが，本質問紙は学生が抱えている特徴的な疲労を質問紙により簡易的に評価できる．疲労症状領域（集中思考困難，だるさ，意欲低下，活力低下，ねむけ，身体違和感）に関する質問項目に対し，学生本人が自覚の程度を7段階（1．まったくそうではない～7．非常にそうである）で評価する．

4．観察による行動および体力の測定と評価

　観察（行動観察）は集団や社会のなかで生起する個人の行動のあり方や現れ方，振る舞い，相互作用などを捉え，個人や社会的組織などの特徴を明らかにしようとする手法である．その前提には，人は自らのありようを必ずしもすべて言語化できるわけではないことや，人の記憶には曖昧な部分が少なからずあり忘れられたものにも重要な情報があること，意識的な行動だけでなく無意識的な行動のなかにも重要な情報があるといった考え方がある．被験者に直接インタビューする（聞く）面接法の場合，相手に「構え」が生じ，データの真偽が問題となることも少なくない．観察は被験者のありのままの姿を測定できる点で有効な方法の1つといえる．心理学的研究におけるパーソナリティー（性格）や態度，適応などの測定，社会学的研究における社会調査などでもよく用いられてきた手法である．

　このような観察的手法は体力や身体能力，その発育発達，運動技能の評価などにも応用されてきた．これらの測定では思考や意図などの被験者の内面ではなく，表面的に観察可能な被験者の四肢や体幹の動きやパターン，日常生活場面における動作の遂行状況などを第三者が評価する．身体活動量や運動（遊び）の嗜好性，集団のなかでのスポーツ適性などの測定では，前述の心理学的・社会学的研究と同様に特定の集団内での行動の現れ方などが評価される．さらに芸術性や美しさ，難易度の高いスポーツ技能の優劣を評価する場合にも観察的手法が用いられる．ここでは競技会の審判員などの高い専門性を有する評価者が，あらかじめ作られた評価基準やチェックリストにもとづいて動作の成就度（遂行達成度）を評価する．目の前で行われる被験者の動きや演技を評価する場合だけでなく，ビデオ映像での評価がなされる場合もある．観察による測定の例を表6-3に示した．

5．調査・観察による測定の利点と限界

　調査や観察による測定は測定する手段として質問紙やチェックリストなどを用いているだけで，その他の点では国際単位系（SI）によるそれと同様である．しかし

表6-3 観察を用いた測定の例

場面	場面の具体例	評価や測定対象の例
発達課題の遂行状況の測定	・発育発達学の分野で多く用いられる. ・乳幼児や幼児,子どもの各発育発達段階で獲得すべき課題(発達課題)の遂行の可否を評価する. ・発育発達段階に応じた発達課題のチェックリストにもとづき,どの段階の課題まで遂行可能かを評価する.	・寝返りやハイハイ,歩行などの発達段階の評価
動作の遂行状況の測定	・さまざまな日常生活活動や運動動作の成就の可否を評価する. ・各体力要素や基礎運動能力の貢献度が高いと考えられる動作を体系的に取り上げ,それらの動作の遂行の可否を判定することにより体力や運動能力の優劣を評価する. ・難易度の異なる複数の動作の可否を評価することにより,その動作の成就への関与が仮定される身体機能の優劣を評価できる.	[幼児の体力・運動能力に関する合否判定テスト] ・後ろ向きにまっすぐ歩ける ・両足跳びで180°以上方向転換できる ・片足跳びで2m以上進める など [要介護高齢者や認知症高齢者のADL(日常生活活動)テスト] ・ひとりで寝返りすることができる ・ひとりでまっすぐ歩くことができる ・箸で豆をつまむことができる など
基本的な運動技能課題の遂行状況の測定	・発育発達学の分野で多く用いられる. ・投げる,走る,跳ぶといった基礎運動技能のように,身体機能の発達段階や技能の習熟度に応じて,動作の発達パターンがあらかじめわかっている場合,その運動パターンのなかで被験者がどの段階にあるか(どの段階の動作まで成就可能であるか)を評価する.	・投動作の発達パターン評価(中村ら,2011より改変) 「投げる動作」の動作発達段階の特徴 / 動作パターン パターン1:上体は投射方向へ正対したままで,支持面(足の位置)の変化や体重の移動はみられない パターン2:両足は動かず,支持面の変化はないが,反対側へひねる動作によって投げる パターン3:投射する腕と同じ側の足の前方へのステップの導入によって,支持面が変化する パターン4:投射する腕と逆側の足のステップがともなう パターン5:パターン4の動作様式に加え,ワインドアップを含む,より大きな動作がみられる
集団内での行動特性の測定	・学校や保育所,幼稚園などで,普段から子どもの様子をよく知る先生や保育士などに,集団内での行動の現れ方を評価してもらう. ・クラブやチームの指導者に練習時の様子やチームメイトとのかかわり方などの様子を評価してもらう.	・運動遊びの嗜好性(どのような運動遊びを好んで行っているか)の評価 ・学校生活での身体活動性(動きの活発さ)の評価 ・体育の授業時や運動遊び時の集団内での人とのかかわり方などの評価 ・スポーツ適性やポジション適性などの評価
集団内における相対的位置の測定	・保育所や幼稚園,学校のクラスといった集団内における被験者の相対的位置を担任の先生などに順位で評価してもらう.	・能力の優劣や普段の活動量,運動への意欲などのクラス内での順位を担任の先生などに評価してもらう場合 ・国際単位系(SI)で別に測定した値と併用したり,その代替として用いる場合
美しさや巧みさの測定	・動作の美しさや巧みさなどを質的に評価する ・難易度の高いスポーツ動作の優劣や遂行の可否を評価する	・評価基準に従い細かく設定されたチェックリストにもとづき,体幹や四肢の動き,動作の完成度などを判定する場合 ・ビデオ映像などを確認しながら評価する場合

表6-4 調査および観察による測定の特徴と限界

利点	・国際単位系（SI）の"ものさし"をあてがうことが難しい概念や能力を測定できる． ・より実際に即したありのままの姿を測定できる． ・より幅広い対象の能力や特性を同一次元（同じものさし）で測定できる． ・多人数を同時に測定できる． ・実際に運動成就を求めない自己評価などは安全性が高い． ・経験や記憶を想起させることで過去の情報が得られる．
限界	[信頼性] 主観的判断の基準はその人の置かれた状況により変化する可能性がある．ある1人の人が同じ対象に対して2度行った主観的判断の違いは，その人が身長計を用いて2回身長を測定するときの誤差より大きい． [客観性] 評価者が複数人いる場合，その主観的判断の基準には個人差があると考えられる．異なる2人の主観的判断の違いは，異なる2人が身長計を用いて身長を測定するときの誤差より大きい． [妥当性] "ものさし"を作るには，測定したい概念や能力などをどのように捉え定義するか，その構成要素をどのように設定し，何を質問項目とするかを考える必要がある．この作業には知識や経験，作業の緻密さなどが影響し，その優劣により結果的に作成される"ものさし"の優劣（妥当性）も大きく影響を受ける．この調査や観察のために作成される"ものさし"の優劣の程度は，身長計の製品の誤差よりも大きい．また回答者の教育歴や知識レベルが回答の仕方に影響する場合がある．

　調査や観察といった手法は，測定者が作成した評価尺度や評価の観点に対して主観的に評価（判断）を行う点において，測定や評価の誤り（誤差）が生じやすいともいえる．

　国際単位系（SI）による測定との対比から，調査や観察による測定の特徴をまとめると表6-4のようになる．国際単位系（SI）の問題を補う側面がある一方，調査や観察による測定はさまざまな限界を有していることも事実であり，これらの限界をよく理解したうえで使用することが重要である．またこれらの問題をより小さくすることが，調査や観察を通して現場に有益な情報を提供するうえでも，研究の資料として用いるうえでも非常に重要である．そのためには"ものさし"の設計過程において十分に吟味し，慎重に正しい手続きがなされることが不可欠である．それがないがしろにされるとその調査や観察は研究的手法ではなくなり，また有益な情報を得ることもできない．

6．調査票作成の具体的手順：調査や観察に用いる"ものさし"を作成する際に必要なこと

　これまで述べてきたように，調査や観察では被験者自身や第三者の判断により測定値が決定される．このことは，調査や観察という手法が測定値に誤差が含まれやすい側面をもともと有していることを意味する．ある概念や能力の測定を行う場合，器具を用いることが測定精度を担保するわけではないが，主観的な判断による評価

は，器具を用いた測定と比較してさまざまな誤差を生じやすいのも事実である．したがって主観的評価を何の評価基準や評価の観点も提示せずに行うことは，測定や研究の前提を保証できなくなる可能性があることを認識しておくべきである．だからこそ調査や観察による測定を行う際には，単なる主観的評価に終わらないために信頼性，客観性，妥当性をよく吟味した質問項目や評定尺度，評価基準・観点の作成が不可欠となる．

調査や観察では測定した内容をより「精確」に測定するために，その"ものさし"はできるだけ客観的に作成しなければならない．そうすることにより高い妥当性を有し，いつ測定しても，誰が測定してもできるだけ安定した測定値が得られる．

ここでは質問紙の作成を例に，"より「精確」なものさし"をつくるために必要なことがらを概説する．質問紙作成の際には測定内容の明確化，下位概念を測定する尺度（質問項目）の作成，内容妥当性の確認といった作業が不可欠となる．器具の代わりとなる"ものさし"を作成する作業となるので，何をどこまで測りたいのか，どのように測るのかなどについて十分に吟味する必要がある．

1）測定したい内容の明確化（構成概念の設定）

どのような測定の場合も同様であるが，まず調査者（研究者）自身がどのような目的で，誰の，何を調べようとするのか，調べた結果をどのように利用しようと考えているのかなどの基本的なことがらについて，一度整理することが不可欠である．そのうえで，その測定に関する重要な用語や概念について明確に定義しておく．概念は抽象的かつ多様性を有するため概念を共有することは容易ではない．たとえば「幸福」という構成概念を設定しようとしても文化，価値観の違いによって変わる可能性がある．したがってこの定義は結果的に測定や研究の立場や範囲，限界と関連する．さらに，その定義した内容がどのような要因・要素（下位概念）で構成されるのかについてもよく吟味する必要がある．重要な下位概念が欠落した質問紙では妥当性の高い測定はできない．

2）下位概念を測定する尺度（質問項目）の作成と内容妥当性の確認

測定したい概念や能力を定義しその構成概念を整理したら，それらをどのような質問項目で測定するのかを考える．定義した概念や下位概念が1つの質問項目で捉えられることはあまりなく，複数の質問項目が設定される．その概念を構成する要因・要素を網羅した質問項目を漏れなくできる限り多く取り上げ，より有効な項目を絞り込む．

研究者（検者）の関心事はすでに先行研究においても取り上げられていることも多く，質問項目の抽出や回答方法の設定などはそれらを参考にするとよい．加えて項目の抽出などの際には，第三者にチェックしてもらうことで内容の不足や偏りなどの問題に気づくことができる．特に有識者（専門家や経験者，関係者）からは質

問項目内容だけではなく，概念の定義や構成概念（設定した下位概念）などについても有益な情報が得られることが多い．複数の有識者からの意見を聞くことができれば非常に参考になる．定義した構成概念に関連する質問項目を抽出する際には，①まず自分で考えられるだけピックアップする，②先行研究の知見を整理してピックアップする，③有識者に調査する，といった手順を踏むとよい．③有識者への調査では自由回答であげてもらう方法や，自分であげた項目（①と②の段階までで抽出した項目）を提示し，それらの適切性を評価してもらったり，他に適切な項目があればあげてもらう方法がある．

　質問項目を抽出した後，それらの項目が当初考えた定義に合致しているか，構成概念を網羅しているかなどを必ず確認する必要がある．その確認作業を複数の第三者に協力してもらうことで客観的な確認ができ，結果的に内容妥当性を高めることができる．

3）質問項目の設計

　質問項目を具体的に作成する際には，個々の質問内容により測定したい概念・能力の構成概念を適切に捉えられているかについてつねに注意を払う必要がある．またどのような表現を用いて質問するかも重要である．複数の意味に解釈されやすい表現や並列表現は避ける．たとえば，「野球やサッカーを行っていますか」と質問した場合，野球は行っているがサッカーは行っていない人は回答できない．また「できないことはない」などの二重否定表現や，「できませんか」などの否定疑問文も回答者を混乱させる危険性が高い．研究者（検者）側の意図が一方的に反映されている表現や，ある一定の方向に恣意的に誘導してしまうような表現の質問内容などは避けるべきである．また簡潔な表現にすることや，平易な表現や単語を用いることも重要である．

　設定した質問内容に対し，どのような回答方法が適切かについても慎重に検討するべきである．「はい・いいえ」のように，2段階で測定する方法もあれば，「よく当てはまる～まったく当てはまらない」のように多段階での評定尺度で測定する方法もある．また難易度などで序列された内容のなかから該当するものを選択させる方法もあれば，数字や文言を自由記述させる方法もある．

　選択肢法はあらかじめ用意した選択肢から1つを選択させる方法である．利点として，回答時間・作業時間が少なくて済む，測定後，多量のデータであってもデータのコード化が容易であるなどがあげられる．一方，選択肢法の場合，回答があらかじめ設定された選択肢の範囲内に限定されてしまうため，回答者が選択肢以外の内容を考えていたとしても対応できないという欠点もある．したがって設定した質問項目から有用な情報を引き出すには，選択肢の設定方法も重要な要因の1つとなる．記述法や自由記述法は，回答者の考えに制限を与えず幅広い回答を得ることができ，選択肢法の欠点を補うことができる．また選択肢を吟味する必要がないため，

表6-5 回答選択肢の種類

2件法	「はい」「いいえ」の2つの選択肢のなかから1つを選択させる方法．評定は大まかになるが短時間で回答できる．
3件法	2件法に「どちらでもない」「わからない」などの中間項を1つ加え，そのなかから1つの選択肢を選択させる方法．中間項に回答が集中してしまうことも多い．
多肢選択法	4つ以上の選択肢のなかから回答させる方法．選択肢のなかから1つを選択させる単一回答法，複数の選択を許す複数回答法，選択できる数を制限する限定回答法などがある．
評定法	程度や頻度に関するいくつかの段階を設定し，そのなかから最も適切なものを選択させる方法．5段階や7段階がよく用いられる．5段階評定では，「とても」「やや」「どちらでもない」「あまり」「まったく」などの表現が用いられる．3件法と同様に，「どちらでもない」に回答が集中することを危惧して中間項を削除する場合もある．
順位法	複数の選択肢の順位づけを行う方法．すべての選択肢の順位をつける方法や，指定した上位の数項目に関して順位づけさせる場合もある．
難易度の序列やパターンを考慮した方法	複数の選択肢から該当する選択肢を選ばせるという点では，多肢選択法や評定法と同様である．ここではあらかじめ動作の難易度や運動パターンがわかっている場合，それらに準じて難易度やパターンで序列された選択肢を用意し，どの程度まで遂行可能かを選択させる方法．「どのくらいの重さの荷物なら運ぶことができますか」という質問に対し「できない」「1kg程度」「3kg程度」「5kg程度」「10kg程度」から選択させるなど．調査や観察によって身体機能を測定する際には，上述の評定法よりもこの方法のほうが多く用いられる．
主観的な情報を数値化・カテゴリ化する方法	視覚的アナログ尺度（visual analog scale：VAS），数値化スケール，言語記述スケール，フェイススケールなど（図6-1）．

　その点では質問紙作成を容易にする．一方，回答の際の回答者の負担が増える，無回答が増える，収集したデータのコード化や処理が難しくなる，といった欠点もある．自由記述を何らかの方法でコード化して統計的な処理を行う際には，回答者の記述を測定者がコード化する段階で測定者の解釈を介するため，分析に研究者（検者）の主観が混入する危険性もある．いずれの方法にも利点・欠点があるが，質問内容や項目数（質問紙の分量），回答者の年齢などに応じて，どのような回答法が可能で適切なのかを総合的に考慮して決定する．

　選択肢法には表6-5，図6-1に示すような方法がある．質問内容や質問紙の分量，対象者の特性などを踏まえ，いずれの方法を用いるか十分吟味する必要がある．また回答方法はデータ収集後に適用可能な統計手法にも影響するため，回答の妥当性，回答のしやすさ，分析のしやすさを総合的に考慮して決定することが望ましい．

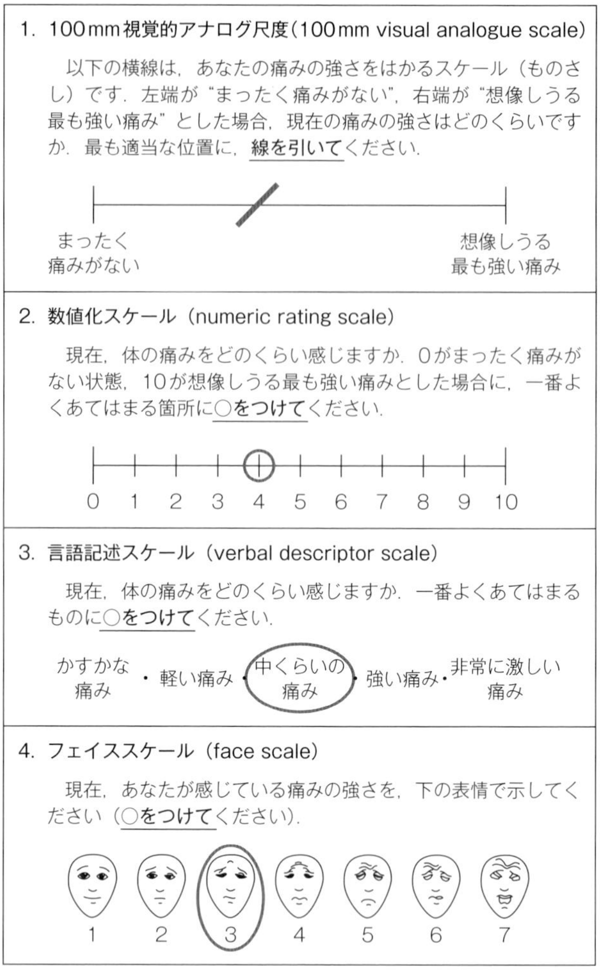

図6-1 主観的な情報を数値化・カテゴリ化する方法（Bieri D, Reeve RA, Champion GD, et al.（1990）The faces pain scale for the self-assessment of the serverity of pain experienced by children: development, initial validation, and preliminary investigation for ratio scale properties. Pain, 41: 139-150）

7. 評価票作成時の項目選択の手順

　前述したように測定時に測定者の判断を伴う調査や観察では，できるだけ"客観的なものさし"を用いて測定することが重要である．ものさしの作成段階では，抽出した質問項目のなかから測定に有効な項目を厳選し最終的な質問紙を作成するが，"客観的なものさし"とするためにはこの項目の絞り込み段階における客観性の担保も重要な手続きの1つである．

　一般に測定したい概念を適切に捉えることのできる質問紙や，一般化しうる評価尺度を作成するためには，予備調査を含む何段階かの調査と項目分析を経てより有効な質問項目を選択する．この作業は予備調査のデータにもとづき，できるだけ

表6-6 項目選択の手順

予備調査1	より適切な（重要度の高い）項目を選択する	・抽出した質問項目内容の適切性（重要度）について有識者を対象に調査を実施する. ・無回答や「わからない」「判断できない」への回答率が高い項目は不適切な項目と考え，削除する. ・より適切な（重要度が高い）質問項目を客観的に選択する.
予備調査2	よいテストの条件を踏まえて有効な項目を選択する	・その質問紙がターゲットとする一定数の対象者に調査を実施する. ・項目分析により，よいテストの条件を満たす項目を選択する. ・よいテストの条件とは，信頼性，妥当性，客観性を指し，項目分析には下記の手法が多く用いられる. I-T相関分析，G-P分析，内的整合性の検証（Cronbachのα係数など），検者内・検者間信頼性の検証（評価の一致度），因子妥当性の検証，基準関連妥当性の検証，など
本調査	質問紙（評価尺度）全体の有効性の確認	・予備調査1および2を経て最終的に選択された質問項目を用いてターゲットとする対象に調査を実施する. ・質問紙全体がよいテストの条件を満たしているかを確認する.

客観的に行われなければならない．研究者（検者）の主観や偏った考え，思い込み，知識不足などがあると適切な絞り込みはできない．有効な項目選択の段階には表6-6に示した3つがある．すなわち実際の測定対象に対する調査の前に，有識者に対し抽出した項目の適切性（その内容を測定するうえで適切な項目か否か）を確認する段階（予備調査1），適切性が確認された項目について実際の測定対象に調査を行い，よいテストの条件を満たす項目を確認する段階（予備調査2），最終的に抽出された項目を用いて再度調査し質問紙（評価尺度全体）の有効性を検証する段階である（本調査）．

また項目分析やよいテストの条件に関する検証作業を行う際には，被験者が真剣に回答したと仮定できる信頼できる資料を用いることが大前提となる．調査の場合，被験者がいい加減に回答したと疑われる資料が混入することも少なくない．しかしこのような資料の選別についても，できる限り客観的な手続きによりなされることが望ましい．その1つの方法としてライ・スケールによる方法がある．質問紙のなかにあらかじめ同様な質問内容の項目を複数盛り込んでおき，それらの項目への回答が一致しない場合いい加減な資料と判断する．このような有効な資料の選別は，予備調査か本調査かにかかわらず資料を回収した段階で行う必要がある．なお，これらの項目選択手順の詳細は佐藤（2014）にも記載されている．

8．調査・観察による測定を行う際の留意点

これまで述べたように，調査・観察による測定を行う際の要点やチェックポイントをまとめると表6-7のようになる．加えて，測定した内容を研究に利用するには，何となく測定したデータでは使いものにならない．研究資料として耐えうる情

表6-7 調査・観察による測定を行う際の要点

必要な手続き	要点	チェックリスト
1. 測定したい内容の明確化	・何を測りたいのかをあらためて確認する. ・測定したい概念や能力の定義づけを行う. ・構成概念(下位概念や下位要因)を検討する.	[測定しようとする内容の整理] □測定の目的は何か(何をするための研究・調査なのか). □何について調べるのか. □誰に対して行う測定(調査)なのか. □測定結果(調査の回答)をどのように利用して何を明らかにしたいのか. [用語・概念の定義の明確化] □調査内容に関する用語を定義する. □調査内容に関する概念を定義する. □調査内容に関する構成概念を整理する. □用語・概念の定義に関して先行研究の知見を整理する.
2. 下位概念を測定する尺度(質問項目)の作成と内容妥当性の確認	・定義した概念の測定に適した項目,測定尺度を設定する. ・関連する先行研究や資料を幅広く収集する. ・調査対象の関係者,職場,研究室の同僚,専門家などに意見を聞く. ・作成した質問内容や概念の定義と合致しているか確認する. ・概念の定義や構成要因を網羅的に捉えているか確認する.	[質問項目の作成] □測定したい内容の構成概念(下位概念)にもとづき質問項目を抽出する. □可能な限り自分で質問項目を抽出する. □先行研究を整理し質問項目を抽出する. □第三者や有識者(専門家,経験者,関係者など)に意見を聞き,自身の考えや抽出した内容に不足や間違いがないか確認する. □取り上げた項目のなかから有効な項目を絞り込む. □定義した構成概念(下位概念)が網羅的に含まれているか確認する.
3. 質問項目の設計	・質問項目内容が構成概念を適切に反映しているか. ・質問内容の表現は適切か. ・回答方法は適切か. ・選択肢は適切か.	□質問項目の内容妥当性は十分(構成概念を十分に反映している)か. □避けるべき表現が用いられていないか. □回答方法は適切か. □選択肢は適切か. □分析方法までイメージできているか.
4. 測定結果を研究材料として利用するために	・単なる測定に終わらせない. ・オリジナリティは何か. ・研究仮説は何か. ・交絡因子,関連因子は何か.	[先行研究の調査・分析] □先行研究で何がどこまで明らかにされ,何が問題として残されているかを整理する. □先行研究と比較し,研究のオリジナリティは何かを明確にする. [研究仮説の明確化] □誰の何を明らかにするのか(何との差,何との関係を明らかにするのか). □どのような研究仮説が立てられるのか. □研究仮説をどのような手法で検証するのか(群分けの方法,統計解析の方法など). □交絡因子は何か. □交絡因子以外に情報を得ておかなければならない関連要因は何か. □交絡因子や関連因子に関する情報を得るためにどのような質問項目を設定するか.

報を得るために，質問紙や観察内容の構想段階で考えておくべきことがらを理解しておく必要がある．

1）オリジナリティは何か

研究として成立させるためには，先行研究との差別化（既存の研究と何が異なるのか）をわかりやすく説明できなければならない．そのためには先行研究ではどのような立場から，何がどこまで明らかにされたのか，どのような問題が残されているのかについても整理しておく必要がある．この作業により自身の測定や研究の立場，オリジナリティを明確にすることができる．

2）研究仮説の明確化

測定値を利用して研究を行う場合，測定したい能力や概念に加え，それに関連する交絡因子や関連因子（後述）についても合わせて測定する必要がある．質問紙による調査の場合，これらに関する質問項目を質問紙にあらかじめ盛り込んでおくこともできる．そのためにはその研究で扱う研究仮説について考えてみるとよい．調査をしたあとで研究仮説を後づけするのではなく，何について明らかにしようとするのか，そしてそれらにはどのような仮説が考えられるのかを事前に考えておく．またその研究仮説をどのような手法で検証するかについても事前に考えておく．どのような変数を用いて群分けするのか，どのような変数を用いて仮説の検証を行うのか，仮説の検証にはどのような統計手法を用いるのか．これらは質問紙の作成段階での質問内容や回答方法の設計にも関係する．たとえば運動経験の有無により群分けすることを考えている場合，運動経験の有無や経験年数などいくつかの質問方法が考えられる．その研究において運動経験がある者をどのように定義するかを決めておき，その定義にもとづく分類に必要な情報が得られるように質問内容を設計しておく必要がある．

また研究仮説を検証する際には，交絡因子を明確にしておくことも非常に重要である．ある特性の差や関係を明らかにする際に，その差や関係を歪めてしまう要因をあらかじめ想定できる場合，その要因に関する情報を収集しておくことにより，分析段階でその要因の影響を取り除いて研究仮説の検証を行うことができる．逆にいえば交絡因子に関する情報を収集しておかないと，結果的に調査データから有益な情報を取り出せないことにもなる．たとえばがんの罹患率とその死亡率の性差を明らかにするために調査を行ったとする．がんの発生には喫煙の影響が考えられるが，がんの罹患率やそれによる死亡率のみ調査し，喫煙習慣について調査していなければ，仮にがんの罹患率や死亡率に性差が認められたとしても，それは性による影響なのか，喫煙習慣の性差が影響した結果なのかを言及できない．

また交絡因子以外に，研究目的達成のために取得しておかなければならない情報（関連因子）も検討しておく．たとえば健康状態に関する調査において学歴や年収

との関係を分析したい場合，これらの質問内容についてあらかじめ質問紙に含めておかないと分析できない．既存の質問紙の質問項目を用いて測定したとしても，交絡因子を含むこれらの質問内容に関しては，検者（研究者）自身が研究目的に応じて独自に考えたうえで調査内容に盛り込む必要がある．データ取得後の分析段階では，これらの情報の有無が研究の精度と直結する場合も多いので慎重に検討しておくべきである．

文　献

Baker PS, Bodner EV, Allman RM（2003）Measuring life-space mobility in community-dwelling older adults. J Am Geriatr Soc, 51: 1610–1614.

Bieri D, Reeve RA, Champion GD, et al.（1990）The faces pain scale for the self-assessment of the serverity of pain experienced by children: development, initial validation, and preliminary investigation for ratio scale properties. Pain, 41: 139–150.

Demura S, Sato S, Yokoya T, et al.（2010）Examination of useful items in the assessment of fall risk in the community-dwelling elderly Japanese population. Environ Health Prev Med, 15: 169–279.

小林秀紹，出村慎一，郷司文男ほか（2000）青年用疲労自覚症状尺度の作成．日本公衆衛生雑誌，47：638–645．

村瀬訓生，勝村俊仁，上田千穂子ほか（2002）身体活動量の国際標準化-IPAQ日本語版の信頼性，妥当性の評価-．厚生の指標，49：1–9．

中村和彦，武長理栄，川路昌寛ほか（2011）観察的評価法による幼児の基本的動作様式の発達．発育発達研究，51：1–18．

Nasreddine ZS, Phillips NA, Bédirian V, et al.（2005）The montreal cognitive assessment（MoCA）: a brief screening tool for mild cognitive impairment. J Am Geriatr Soc, 53: 695–699.

大藏倫博（2014）調査用紙の作成方法に関するスキル，pp70–78．出村愼一監修，山下秋二，佐藤　進編著，健康・スポーツ科学のための調査研究法．杏林書院．

佐藤　進（2012）転倒リスク評価，pp139–151．出村愼一監修，佐藤　進，山次俊介編著，地域高齢者のための転倒予防-転倒の基礎理論から介入実践まで-．杏林書院．

佐藤　進（2014）量的調査研究の種類と手順に関するスキル，pp36–69．出村愼一監修，山下秋二，佐藤　進編著，健康・スポーツ科学のための調査研究法．杏林書院．

鈴木宏幸，藤原佳典（2010）Montreal Cognitive Assessment（MoCA）の日本語版作成とその有効性について．老年精神医学雑誌，21：198–202．

第Ⅲ部 形態，体力および行動（動作）に関する測定の実際

　健康・スポーツ科学領域では人の身体運動現象に関心が向けられ，その法則性を明らかにするため，身体の外観すなわち形態，機能的側面の体力や行動（動作）に関するさまざまな測定が行われている．現在では，測定技術の進歩とともに身体的パフォーマンスまたは体力要因を捉えるテストが広く普及している．7章では古くから利用されている形態の長育，量育，幅育の測定意義や方法に加え，測定技術の進歩とともに普及した身体組成，骨密度の測定の実際について説明する．8章では体力を総合的に捉える組テストについての測定意義や方法を説明する．9章では専門的体力と専門的運動技能の概念に加え，これまで実施されている測定の実際について説明する．10章では行動観察や映像から運動能力や動作を測定および評価する方法について説明する．

　歩行はさまざまな体力要因が関与する複合的，かつ人の基本的な運動動作であるが，高齢者にとっては動作成就の可否が日常生活自立度を左右する．高齢者では各体力要因を捉えるだけではなく，日常生活動作成就の可否を捉えることも重要となる．11章では歩行テストや転倒関連体力テストの実際について説明する．

7章 形態と身体組成の測定と評価

1. 形態や身体組成測定の意義と種類

　行動体力は形態と身体機能に分類され（図4-1，p54），形態はさらに体格（体型），身体組成，姿勢に分類される．形態測定（人体計測，anthropometry）とは人の身体や部分の大きさ（size）や形（form）をより客観的かつ定量的に現す方法の1つである．形態は身体資源の量や質，成長期の発育度，または全年代における健康管理の指数や指標としても利用される（出村，2009）．

　体格は身体の形態学的特性を示し，長育，量育，周育，幅育の4側面に大別される（出村，2009）．身長，体重，腹囲は，それぞれ長育，量育，周育を代表する測定項目である．これらの計測値の利用は2つのタイプに分類される．1つは計測値自体を発育度や身体充実度の評価，あるいは肥満やメタボリックシンドロームのスクリーニング基準との比較に利用する場合であり，もう1つは形態指数や身体組成の推定値算出のための変数として利用する場合である．身体組成は身体を構成する成分（脂肪，筋，骨，水分など）のことで，健康・スポーツ科学領域では脂肪組織，筋，骨などの量や割合に注目する．特に後者の筋量や骨量は除脂肪組織といわれる（小宮，1997）．

　肥満や痩身の状態は体重に占める除脂肪組織量と脂肪組織量の割合によって評価される．わが国では食生活の欧米化，移動手段や家事・労働の自動化，情報化の進行が進み，意図的に運動を行わなければ身体活動量は減少傾向にある．その結果として肥満者の増加，生活習慣病やその予備群の増加が懸念され肥満度評価の重要性が高まった．また女性の過度なダイエット（減量）による痩せすぎも問題視されており，肥満だけでなく痩身状態を把握する必要性も高まっている．高齢期になると筋量の減少や骨密度の低下が顕著になる．サルコペニアは筋量が減少した状態であり，転倒やロコモティブシンドロームを引き起こす原因となることから，近年では高齢者の筋量を計測し評価する方法も提案されている．骨密度の低下は転倒時の骨折につながることから，骨密度の測定は骨粗鬆症の診断はもとより健康・スポーツ科学の分野でも近年重要視されている．

　以上より形態や身体組成の測定は総合的な体力を評価するうえで，あるいは個々の測定項目が示す発達度や健康状態を捉えるうえでも重要である．本章では形態（体格），身体組成，骨密度について次節以降で説明し，かつ具体的な測定・評価方法について紹介する．

2．形態の測定と評価

1）形態（体格）とは

体格は既述したように長育，量育，周育，幅育の4側面に分けられる．これらのうち量育，周育，幅育は相互に密接な関係があり，身長（長育），体重（量育），胸囲（周育）は体格の代表的な測定項目として利用され（佐藤，2011），健康診断や体力測定時に一般的に計測される．身長は20歳前後までの成長期における発育度の重要な指標である．20歳以降は大きな変化はみられないが，高齢期を迎えると脊柱管の軟骨組織の減少や，脊椎の変形による姿勢変化などが主な原因で短縮することから老化の指標としても利用される．体重は身長と同様に発育度の重要な指標であるが，青年期以降の体重増減は生活習慣，特に肥満や痩身状態を捉える最も基本的な測定項目である．つまり身長と体重は生涯にわたって重要な体格の測定項目となる．また周育の1つである腹囲は，腹部肥満・内臓脂肪蓄積との高い相関関係が認められることから，メタボリックシンドロームの判定基準の1つとして利用されている（厚生労働省，2016）．これまで体格や体質，肥満度あるいは栄養状態を捉えるために，身長と体重の値により算出される体格指数（body mass index：BMI）やローレル指数などのさまざまな形態指数が考案されてきた．これらの指数は肥満度や栄養状態を的確に評価できるわけではないが，簡便性の点から広く利用されてきた．

2）形態（体格）測定の実際

（1）身長（長育）

身長は長育の代表的な指標であり身体の長さの側面に関する特徴を知るうえで最も基本的な指標である．また形態指数の算出や体脂肪率の推定の際にも変数として利用される．座高，四肢長（上肢長，上腕長，下肢長，下腿長など）なども長育の指標である．

（2）体重（量育）

体重は量育の代表的な指標である．体重は身長と同様に身体の特徴を知るうえで最も基本的な身体的指標の1つであり，身長以上に後天的な要因（食事や運動などの生活習慣）で変化しやすい．形態指数の算出や体脂肪率の推定の際にも変数として利用される．

（3）腹囲，腰囲（周育）

［測定概要］

周育は各部位の周径囲を測定する．腹囲は皮下脂肪による変化が大きく，体型や体質，栄養状態の指標として利用される（田中ら，2007；首都大学東京体力標準値研究会，2007）．また腰囲は腹囲と合わせてウエスト／ヒップ比を計算することで，内臓脂肪量を反映する形態指数として利用される．「特定検診・特定保健指導」（40

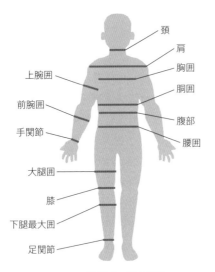
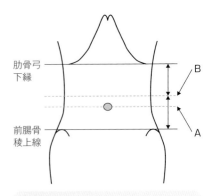

図7-1 周径囲の測定部位

図7-2 腹囲の測定部位（宮崎 滋（2007）肥満症治療のガイドラインの概要. 栄養学雑誌, 65：1-10）

[測定部位]
① 臍位：A
② 過剰な脂肪蓄積で腹部が膨隆下垂し臍が正常位にない症例では，肋骨弓下縁と前腸骨稜上線の中点B

歳から74歳までの男女が対象）では，メタボリックシンドローム診断における内臓脂肪蓄積のスクリーニング指標として腹囲が利用されている（臍位での腹囲が男性85 cm以上，女性は90 cm以上）．

［測定方法］

・裸体の状態でメジャーを用いて測定する．ただし腰囲の測定の場合は身体にフィットするような薄手の肌着の上からでも構わない．

・国際基準に従う場合，腹囲は立った状態で軽く息を吐き，肋骨弓下縁と前腸骨稜上線の中点の高さで測定する（図7-1，図7-2）．特にウエスト／ヒップ比の場合は国際基準の測定方法に統一する．

・国内基準の場合，臍の高さ（立位臍高位）でメジャーをひと回りさせて測定する（図7-2）．ただし脂肪蓄積が著明で臍が下方に変位している場合は国際基準で測定する．基本的に国内基準を用いるのはメタボリックシンドロームの診断のみ．

・腰囲は，両足を揃えて自然に立たせた状態で大転子のあたりで臀部最後方突出部と恥骨部を通る場所でメジャーをひと回りさせて測定する（図7-2）．

・測定単位はセンチメートルとし，小数点第2位以下は四捨五入，小数点第1位までを求める．

［注意事項］

検者の測定技術によって誤差が大きくなるため，測定前に十分な測定練習を行うとともに，メジャーを弛ませたり，捻じれていない状態で，水平にあてられていることに注意しながら測定する．特に腹囲では少しでも細く判定されたいという願望から，被験者が必要以上に腹部を凹ませようとすることがあるため注意が必要であ

表7-1 形態指数（佐藤　進（2011）体力とは何か，p42．出村慎一監修，佐藤　進，山次俊介，長澤吉則，吉村喜信編，健康・スポーツ科学講義 第2版．杏林書院より改変）

形態指数	算出方法	主な用途
比体重	体重(kg)/身長(cm)×100	肥満の程度など，形態面の比較に利用
比胸囲	胸囲(cm)/身長(cm)×100	体格充実指数または栄養指数の1つ
ローレル指数	体重(kg)/身長(cm)^3×10^7	身体充実度，栄養状態を示す指数．身長の高い人ほど値が小さくなる
BMI	体重(kg)/身長(m)^2	肥満度の判定
カウプ指数	体重(kg)/身長(cm)^2×10^4	
ウエスト/ヒップ比	腹囲(cm)/腰囲(cm)	内臓脂肪量を反映する指数

表7-2 BMIの判定基準（日本肥満学会編（2016）肥満症診療ガイドライン2016．pxii，ライフサイエンス出版より改変）

BMI	判定
18.5未満	低体重
18.5～25未満	普通体重
25～30未満	肥満(1度)
30～35未満	肥満(2度)
35～40未満	肥満(3度)
40以上	肥満(4度)

表7-3 ローレル指数の判定基準（佐藤　進（2011）体力とは何か．p42．出村慎一監修，佐藤　進，山次俊介，長澤吉則，吉村喜信編，健康・スポーツ科学講義 第2版．杏林書院より改変）

ローレル指数	判定
100未満	やせ形(やせすぎ)
100～115未満	やせ気味(やせてる)
115～145未満	正常(普通)
145～160未満	肥満気味(ふとってる)
160以上	肥満(ふとりすぎ)

る．また飲食直後の測定は控える．

（4）形態指数

　形態指数は特殊で専門的な器具を用いることなく，主に身長と体重あるいは周径囲などの測定値を各指数の算出式に代入することにより簡便に求められる．表7-1は代表的な形態指数を示している．BMI（body mass index）は身長と体重から算出でき，発展途上国でも汎用性が高いこと，肥満度の指標として疾病合併率との関係や生活習慣病の罹患率との関係が認められることから世界中で利用されている．表7-2にはBMIの判定基準を示した．男性・女性の区別はなく，日本人の場合22を標準値，25以上を肥満としている．なおBMIとカウプ指数の算出原理は同じであるが，前者は青少年以降を対象とした肥満の指標，後者は乳幼児（3カ月～5歳）を対象とした発育状態の程度を示す指標である．

　ローレル指数は身体充実指数とよばれ，児童や学童を対象に肥満の程度を現す指数として利用されている．表7-3にローレル指数の判定基準を示した．ローレル指数には身長の大きさが評価に影響するため，中学生以上はBMIを利用する．

　近年，全身の肥満度に加え，腹腔内への脂肪の蓄積（内臓脂肪の蓄積）が生活習慣病リスクと密接な関係にあることが明らかにされ，内臓脂肪蓄積をスクリーニングする形態指数も考案されている．ウエスト/ヒップ比もその1つであり，腹囲と腰囲の比から腹部周辺への脂肪蓄積が多いタイプか否かを判定する．男性は1.0以

上，女性は 0.9 以上の場合，さまざまな合併症をきたしやすい肥満体型と判定する（池田，1993）．ウエスト（腹囲）は国際基準で測定した値を用いる．ウエスト/ヒップ比は肥満者には有効であるが，あくまでもウェストとヒップの相対値であり，非肥満者の体型を表す指標としては適切でない．

3．身体組成の測定と評価

1）身体組成とは

身体組成とは人体を構成する種々の成分を意味する．人の身体組成は，原子レベル，分子レベル，細胞レベル，組織レベル，全身という観点から 5 つのモデルに分類される（安部と琉子，2015）．このモデルのなかで身体組成評価に重要なのが組織別分類である．組織別で身体組成をみた場合，人の身体は脂肪組織とそれ以外の骨格筋，骨，血液，皮膚，内臓などの組織・器官に大別される（小宮，2006）．近年，生活習慣病の蔓延により肥満の評価が重要視されてきた．肥満は「体脂肪が体内に占める割合が過剰な状態」（佐藤，2011）であり，体重に占める脂肪の割合つまり体脂肪率（％Body Fat：以下，％BF）が肥満の指標となる．体脂肪率は脂肪組織量か除脂肪組織量のいずれかがわかれば算出が可能であるが，両者を直接測定することは生体を解剖することになり現実には不可能である．したがって両者のいずれかを推定することになる．

肥満か否かを左右する体脂肪（脂肪組織）の沈着の程度は身体各部位により異なる．いずれの年代においても皮下脂肪厚は男性よりも女性が大きく，男性は上半身，特に腹部周辺（リンゴ型）に，女性は臀部から大腿部にかけての下半身（洋なし型）に脂肪がつきやすいといわれる．

体脂肪率の代表的な算出法には，体密度法（densitometry method）と体水分法（hydrometry method）がある．前者は脂肪組織と除脂肪組織の密度が異なる（1.1000 vs 0.9007）ことを利用し，両者の比率から推定する方法である．後者は除脂肪組織に含まれる水分量が一定（72～73％）であることを利用し，除脂肪組織量を推定する．

体密度法にはアルキメデスの原理を応用し，陸上と水中での体重の差および水の密度をもとに身体密度を推定する水中体重秤量法（図 7-3）と，カプセル状の容器に入り空気圧を加え，その圧力の変化からボイル・シャルルの法則を利用し体容積を測定し，体重と体容積により体密度を算出する空気置換法（図 7-4）がある．いずれの推定値も精度は高いが，実験室で測定され機器が高価なため手軽に行える方法ではない．また水中体重秤量法は肺や気管に残る空気（残気量）が浮力に影響するため，正確な測定には残気量の測定も別途必要となる．さらに最大呼出ののちに水没し，水中で静止を求められるため被験者の負担が大きく，測定困難な場合も生じる．

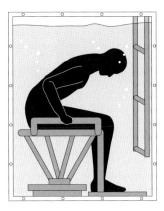
図7-3　水中体重秤量法

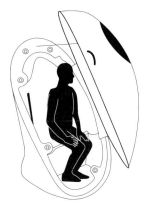
図7-4　空気置換法

　体水分法の多くは全身の水分量が除脂肪区画に限定され，全水分量（total body water：TBW）が一定（72～73％）であることを利用し，投与された同位体（リチウムや重水素など）の希釈速度から除脂肪組織量を推定する．同位体の使用や精密な分析が必要なため，専門的技術を有する検者により測定される．また体水分法は短時間で行える一般的な方法ではない．

　一方，体水分量に着目した生体電気インピーダンス法（bioelectrical impedance：BI法）は，除脂肪組織と脂肪組織を2分した導体と考え，導体に含まれている水分とそのなかに溶解している電解質量の伝導率の違いを利用する．つまり身体に微弱な電流を流した際の電気抵抗値を測定し，体脂肪率を推定する．前提条件として，人体を単純な幾何学的な形（円柱形）として考え，各種組織の抵抗率は一定で個体差がないと仮定する（小宮，1991）．生体電気インピーダンス法は体密度法や後述する二重エネルギーX線吸収法（dual energy X-ray absorptiometry：DXA法），あるいは磁気共鳴映像法（magnetic resonance imaging：MRI法）と比べて測定値の精度は劣る．しかし測定方法が簡便なため専門的知識がなくても測定でき，全身だけでなく部位別の体脂肪率や筋量なども測定可能な機器が開発され，現在は最も広く利用されている．

　近年，皮下脂肪とは異なる腸間膜脂肪など門脈系に存在する内臓脂肪の蓄積が糖尿病，脂質異常症などの生活習慣病の発症，進行に関係するとの報告があり，全身の体脂肪率よりも内臓脂肪量の推定に関心が高まっている．その評価には腹囲測定や超音波診断に比べて，皮下脂肪と内臓脂肪を分離できるCT（computed tomography）法が優れている．CT法はDXA法と同様にX線を照射し，得られた腹部の断層撮影像から内臓脂肪量を評価する．

a. 肩甲骨下部　　b. 上腕背部

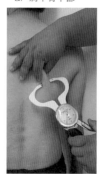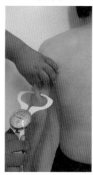

図7-5　キャリパー法による皮下脂肪測定

2）身体組成の測定の実際
（1）皮下脂肪厚法

皮下脂肪は体密度と密接な関係にあることから，身体各部位の皮下脂肪厚を手がかりに体密度を簡易的に推定し，肥満度を評価する試みが検討されてきた．NagamineとSuzuki（1964）の方法はその代表的なもので，男女別に上腕背部と肩甲骨下部の皮下脂肪厚値から身体密度を算出し，体脂肪率の推定式を作成している．皮下脂肪厚の測定方法には，キャリパー法や超音波法，近赤外線法などさまざまな方法がある．

①キャリパー法（栄研式）

この方法ではキャリパーと呼ばれる専用の測定器（図7-5）により皮膚をつまみ上げその厚さを測定する（伊藤，2014）．この方法の場合の皮下脂肪厚の値は，皮下脂肪組織を二重に重ね皮膚の厚さを加えたものである．したがって測定部位の特定，皮膚のつまみ上げ方や測定機器のあて方などが測定値に影響を及ぼす（小宮，1991）．

［測定方法］
・測定前にキャリブレーションを行い，錘を使って適切な圧力（$10\text{g}\cdot\text{mm}^{-2}$）ではさむことができるように調整する．検者は爪を切っておく．
・対象部位の皮下脂肪厚をつまみ上げた指から1cm程度離れた部分を測定する．
・キャリパーではさんだ後，安定した測定値を読み取る．測定単位はミリメートルとする．
・測定値が安定しない場合は皮下脂肪厚をつまみ直し，安定した値が得られるまで測定を数回繰り返す．

［注意事項］

測定値に影響する（誤差を生じさせる）要因として，検者による測定位置の特定や皮膚をつまむ力加減，また脂肪過多（極度の肥満者）や皮膚の張りが強い場合など被験者に由来するもの，さらに測定器の種類が異なることなどがあげられる．

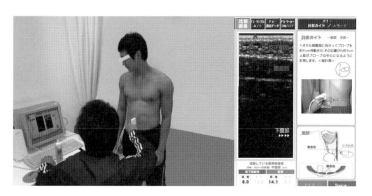

図7-6　B-モード超音波式皮下脂肪厚の測定機器と測定結果（TANITA社製, viewbo）

表7-4　超音波Bモード法による皮下脂肪厚からの身体密度（y）推定式

男性	標準成人 （n=62）	18〜51歳	$y=1.087-0.00056×①(r^2=0.78)$ $y=1.090-0.00060×②(r^2=0.79)$
女性	標準成人 （n=56）	18〜61歳	$y=1.083-0.00048×①(r^2=0.80)$ $y=1.086-0.00042×②(r^2=0.80)$

①は6部位（上腕背部・前部, 肩甲骨下部, 腹部, 大腿前部・後部）の合計値.
②は9部位（①に前腕, 下腿前部・後部）の合計値.
%Fat（体脂肪率）＝$(4.570/y-4.142)×100$
（単位：mm）
(Abe T, Kondo M, Kawakami Y, et al. (1994) Prediction equations for body composition of Japanese adults by B-mode ultrasound. Am J Hum Biol, 6: 161-170)

②超音波法

　この方法ではプローブと呼ばれる器具を測定部位へ垂直にあて超音波を照射する．照射した超音波の反射と超音波の減衰から，皮膚厚，皮下脂肪厚，筋厚を求める．超音波の種類にはAモードとBモードがあるが，Bモードは断層像を得ることができ，視覚的に脂肪組織を捉える点で有用である（図7-6）．

［注意事項］

　キャリパー法のような明確な推定式が完成されていない．プローブをあてる際に圧が強すぎると脂肪組織を押しつぶし過小評価される．Bモード法の場合，精度の高い装置でも6〜8cm程度の深さを超えると画像がみえにくくなるため，極度の肥満者には不適である．プローブを正しくあてないとアーチファクト（目的信号以外の雑音などの人工産物）が発生し，正確な画像が得られない問題もある．

［体脂肪率の算出方法］

　安部（2014）は6部位（上腕前部，上腕後部，肩甲骨下部，腹部，大腿前部，大腿後部）の皮下脂肪厚の合計値から，日本人成人男女の身体密度（y）推定式を作成している．表7-4に示した推定式から身体密度（y）を算出し，身体密度をBrozekら（1963）の推定式に代入し体脂肪率（%Fat）を算出する（脚注を参照）．

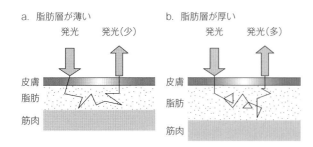
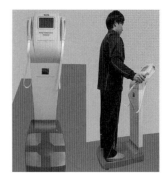

図7-7　近赤外線式の皮下脂肪厚の測定原理

図7-8　多周波数モデルの生体電気インピーダンス法の測定機器（TANITA社製，MC-190）

③近赤外線法（近赤外分光法）

　この方法は700～1,500 mm程度の波長である近赤外線が生体組織内での透過性が高く，生体組織を傷つけずに深部まで到達する特徴を利用している．近赤外線は脂肪組織の吸収率が筋よりもかなり小さいことを利用する．図7-7に近赤外線方式の測定原理を示した．図より筋肉層の上部にある脂肪層が薄い場合は筋での近赤外線の吸収が多く，その逆の場合は筋での吸収は小さくなる．

［注意事項］

　超音波法と同様に測定部位の特定や検査機器のあて方により誤差が発生する可能性や，キャリパー法のような明確な推定式が作成されていない．

(2) 生体電気インピーダンス法（BI法）

［測定概要］

　BI法は身体に微弱な電流を流した際の電気抵抗値を測定し，体脂肪率を推定する．初期の測定機器は人体を単純な幾何学的な形（円柱形）と仮定し，単一周波数により全身の体脂肪率のみが算出された．簡便性，安価性の点に優れ，一般家庭でも体脂肪率を計測できるまでに普及した．近年では図7-8のような多チャンネルの電極から多周波数の電流を流し，部位別脂肪量や筋量まで分析可能な測定機器が開発・販売されている．測定器は安価なものから，非常に高価な業務用モデルまで各社から多数のモデルが販売されている．単周波数インピーダンス法では除脂肪組織量に占める体水分量の比率を一定値として推定するため，加齢や筋量，脂肪量による個人差が検出しにくい．

　一方，多周波数インピーダンス法では低周波数の電流は細胞外にのみ流れ，高周波数の電流は細胞外と細胞内の両方を流れる原理を利用し，細胞内液量と細胞外液量を区別して身体組成を評価できる．したがって多周波数のモデルを選択するほうが正確な判定・評価が可能となる（図7-9）．なお生体電気インピーダンス法では水中体重秤量法やDXA法，MRI法で得られた値を妥当基準に推定式が作成されており，これらの基準となる測定法と比べて誤差が大きい．そのため体脂肪率の個人

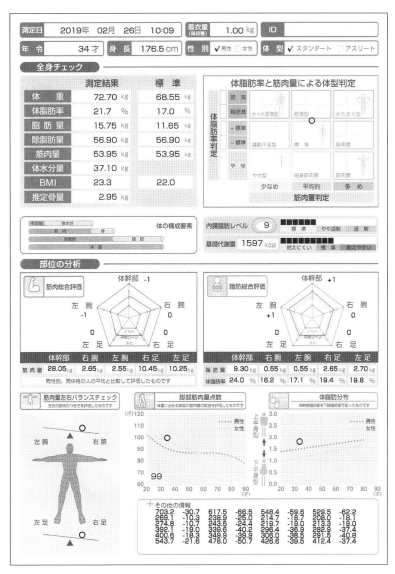

図7-9　多周波数モデルの生体電気インピーダンス法の測定結果（TANITA社製，MC-190）

間比較には限界があるが，測定条件（後述の注意事項参照）を統一した個人内比較には十分利用できる．

［測定方法］

この方法では専門的な技術を有する検者は必要なく，被験者自身が性別，年齢，身長などを入力して測ることができる．一般的な測定の手順は以下のとおりである．

・体組成計の電源を入れ，必要に応じてキャリブレーション（着衣の重さなど）を実施する．
・薄着，素足の状態で体組成計に乗る．

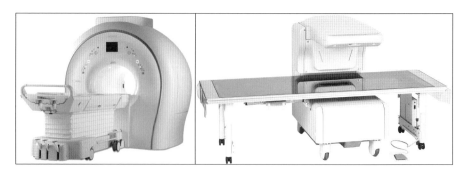

図7-10　MRI法（左）とDXA法（右）の測定機器

・各測定器のマニュアルに示された手順に従い測定を実施する．
　［注意事項］
　BI法により測定される電気抵抗値は体水分量や分布状態の変化により影響を受けるため，測定の際には以下の注意が必要である．
・測定前に排便や排尿を済ませる．体水分量の大きな変化をもたらす激しい運動，飲料や飲酒，サウナや入浴などを行った場合には，2時間以上経過後に測定する．
・肌に直接触れている金属製品や磁気製品は，測定前に外す（体内にボルトや金属製の人工関節が埋め込まれている場合は，正確な測定ができない可能性がある）．
・ペースメーカーなどの医療電子機器が体内にある場合は，誤作動を起こす可能性があるため測定しない．

(3) DXA法およびMRI法

　二重エネルギーX線吸収法（DXA法）は2種類の異なる波長をもつX線を照射する．脂肪組織や筋組織，骨組織がそれぞれX線の減衰率・透過率が異なることを利用して，全身の身体組成の各成分の割合をコンピュータに計算させ，体脂肪率（％BF）を推定する方法である．

　核磁気共鳴映像法（MRI法）は核磁気共鳴を利用して身体構成組織を濃淡のある白黒の画像に映し出し，その濃淡の違いによって各組織の量をコンピュータに計算させ，％BFを推定する．

　両方法ともに脂肪組織，筋組織，骨組織などを組織別あるいは部位別（四肢，体幹など）に定量化することができる．また除脂肪組織（主に筋量）に関するデータも算出され，生体電気インピーダンス法と同様にサルコペニアの評価も可能である．図7-10にMRI法とDXA法の測定機器を示した．

　実際の測定はX線や磁場を利用した専用の施設内での測定に限定され，医師または専門の医療資格保持者でなければ測定できないため，具体的な測定方法については割愛する．これらの方法は近年水中体重秤量法にかわり体脂肪率測定のゴールドスタンダードとして利用され，その測定値を基準としてBI法などのさまざまな簡易測定法が開発されている．なおDXA法は微量ながら被爆するため短期間に複

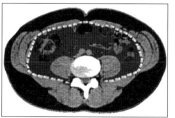

受診者番号				○○病院		
年齢・性別	57歳・男性	生年月日			測定検査日	
身　長	169.2 cm	体　重	75.0 kg			

計測結果

全脂肪面積	246.90 cm^2
内臓脂肪面積	98.63 cm^2
皮下脂肪面積	148.27 cm^2
体周囲長	85.75 cm
BMI	26.20

図7-11　CT画像による内臓脂肪面積測定結果

数回の測定をした場合，健康への影響が危惧される．

(4) CT法

CT法は照射したX線の減衰率から皮下脂肪，筋，骨の各組織の境界を明確に識別できることを利用した測定方法である．体脂肪率を推定するのではなく各部位の横断面積を定量化する方法である．実際の測定は上述したDXA法やMRI法と同様に，医師または専門の医療資格保持者でなければ測定できない．図7-11はCT法による腹部の断層撮影画像である．図中の波線の内側部分が内臓脂肪を示し，この事例では内臓脂肪面積が98.63 cm^{2}と算出されている．．

3) 最近の身体組成の評価

近年その手軽さから生体電気インピーダンス測定器が一般家庭にも普及している．生体電気インピーダンス測定器では，身体部位別（四肢および体幹部）の身体組成評価が可能となっており，全身および部位ごとの身体組成情報（体水分量，筋量，脂肪量，脂肪率など）を得ることができる（図7-9）．

これまでの身体組成の評価は，表7-2のBMIやローレル指数による肥満度判定が主流であった．メタボリックシンドロームの概念が導入されてから，わが国のメタボリックシンドローム診断基準は，内臓脂肪面積が男女ともに100cm^{2}以上に相当するウエスト周囲径（男性85 cm以上，女性90 cm以上）を超え，「①高トリグリセリド血症（150 mg/dL以上）かつ／または低HDLコレステロール血症（40 mg/dL未満）」「②収縮期（最大）血圧（130 mmHg以上）かつ／または拡張期（最小）血圧（85 mmHg以下）」「③空腹時高血糖（110 mg/dL以上）」の①〜③のうち2つ以上に該当する場合が該当する．現在では内臓脂肪面積とBMIを組み合わせた肥満度判定基準が提案されている（図7-12）．

また近年，肥満度の評価だけでなく筋量の評価も重要視されている．筋量は加齢に伴い減少するが，筋量の維持は基礎代謝量の維持と密接な関係にあり肥満予防にも影響する．高齢期における筋量の維持は高齢者の生活自立や移動能力，生活範囲

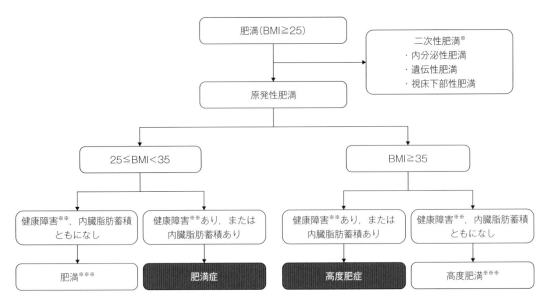

図7-12 肥満症診断のフローチャート(日本肥満学会(2016)肥満症診療ガイドライン2016. pxiii, ライフサイエンス出版)
*：常に念頭において診療する．**：主な健康障害(耐糖能障害，脂質異常症，高血圧，高尿酸血症・痛風，冠動脈疾患，心筋梗塞・狭心症，脳梗塞・脳血栓症・一過性脳虚血発作(TIA)，非アルコール性脂肪性肝疾患(NAFLD)，月経異常・不妊，閉塞性睡眠時無呼吸症候群(OSAS)・肥満低換気症候群，運動器疾患：変形性関節症(膝・股関節)・変形性脊椎症，手指の変形性関節炎，肥満関連腎臓病)．***：肥満，高度肥満でも減量指導は必要．

とも密接な関係にあり，全身および各部位の筋量やそのバランスなども今後重要な身体組成評価項目となると考えられる．

4．骨密度の測定と評価

1）骨密度とは

骨粗鬆症は何らかの原因により骨密度の減少または骨質の劣化により骨組織の微細構造（梁）に異常が生じることで，骨の脆弱性が高まり骨折が起きやすくなる疾患である（図7-13）．

超高齢社会に突入したわが国では，65歳以上の高齢者人口が今後ますます増加する．高齢期には加齢に伴い神経機能や下肢筋力が著しく低下するため（佐藤，2011），歩行が不安定になり転倒リスクが高くなる．高齢者は骨粗鬆症の罹患率が高く骨の脆弱性も高いため，転倒による大腿骨頸部や胸腰椎椎体の骨折が寝たきりや要介護となる可能性が危惧されている．

骨粗鬆症は加齢や閉経によって生じる原発性骨粗鬆症と，動脈硬化症や糖尿病などの疾患と服用する薬の影響から生じる持続性骨粗鬆症に大別される．女性の場合，骨芽細胞が女性ホルモン（エストロゲン）の影響を受けるため，閉経後に骨粗鬆症の発症率が高まる（図7-14）．しかし生活習慣病の罹患者が増加傾向にある近年では，持続性骨粗鬆症に罹患する男性も増えている．

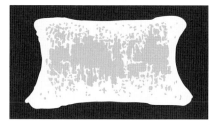
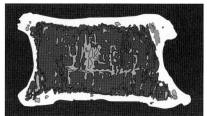

図7-13 骨粗鬆症の骨の状態（模式図）

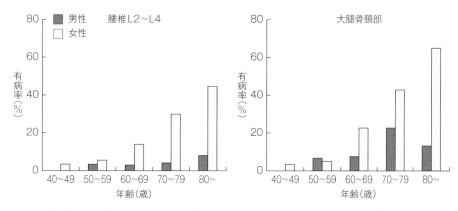

図7-14 骨粗鬆症の年代別，性別の発症率（Yoshimura N, Muraki S, Oka H, et al.（2009）Prevalence of knee osteoarthritis, lumbar spondylosis, and osteoporosis in Japanese men and women: the research on osteoarthritis/osteoporosis against disability study. J Bone Miner Metab, 27: 620-628）

　骨密度は体力と同様に成長期に増加し，最大骨量（peak bone mass）到達後，加齢に伴い減少する（図7-15）．したがって骨粗鬆症の予防には，骨密度が増加する若年期から運動や食事などの生活習慣の改善や，骨密度を定期的に測定するなどの一次予防が重要となる．

　児童期や青年期における骨密度測定は骨粗鬆症の一次予防という観点だけでなく，スポーツ選手の発掘やスポーツ障害予防の観点からもその重要性が指摘されている．たとえば陸上競技（中・長距離），体操・新体操など体重コントロールが厳しい種目では，貧血や無月経と同じように低骨密度状態やそれによる疲労骨折の発生率が高く，若年期から骨粗鬆症の予備群となる危険性が指摘されている．

2）骨密度の測定の実際

　骨密度とは測定された骨塩（ハイドロキシアパタイト）量を骨のサイズの影響を除外して算出した値をさす．骨密度を測定する方法には，X線を用いたDXA法と超音波を用いるQUS（quantitative ultrasound）法が代表的である．

(1) DXA法

　この方法は前節の身体組成測定で紹介した2種類のエネルギーレベルのX線の

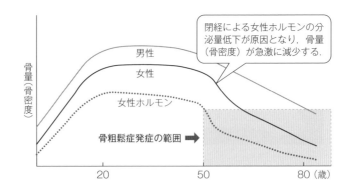

図7-15 骨量(骨密度)の性別にみた加齢変化(概略図)

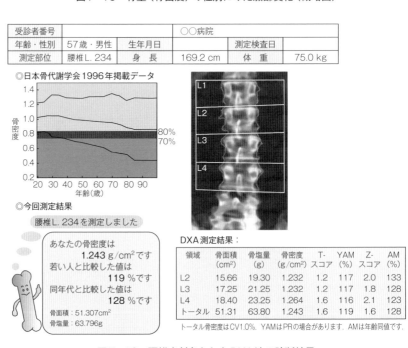

図7-16 腰椎を対象としたDXA法の診断結果

透過率の差を利用して骨塩定量を測定する．測定対象となる部位は腰椎，大腿骨頸部，前腕骨，全身骨である．図7-16は最も一般的に行われている腰椎を対象としたDXA法の診断結果である．若年者との比較や同年代との比較などによって骨密度の状態が示される．

［注意事項］

測定精度が高く再現性も優れるが，測定時間は全身で7～8分，腰椎ならば3分程度を要するため多数例のスクリーニングには適しておらず，比較的低量であるがX線被爆は免れない．

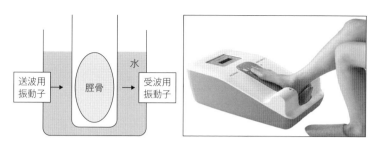

図7-17 QUS法による測定原理(左)と測定装置(右,提供:日立製作所)
(曽根照喜(2005)QUSの原理.Osteoporosis Japan,13:21-23)

(2) QUS法

　この方法は定量的超音波骨量測定法とも呼ばれる.測定部位は下肢の踵骨である.測定様式は測定部位である踵部を水槽内に入れて測定するウェット型と,踵部に超音波用ゼリーを塗布し直接接触振動子ではさんで測定するドライ型に大別される.最近では後者が一般的となっている(日本骨粗鬆症学会,2005,図7-17).

　QUS法による骨密度の評価は骨内を伝搬する超音波の減衰や速度を測定し,これらの測定値により骨量を推定する.QUS法を用いた測定器は複数社から販売されており,変数名や測定原理が微妙に異なるため各社の表示結果を単純比較することは難しい.日本ではアロカ社のAOS-100系の測定器が比較的多用されているため,以下はAOS-100系に関して説明する.AOS-100系では超音波が骨のなかを通過する際の速度(speed of sound:SOS)と,超音波の減衰係数(broadband ultrasound attenuation:BUA)または透過指標(transmission index:TI)を測定し,その両者から総合的な骨の指標を算出する.代表的な評価値としてSOSとBUAから算出されるstiffness(% young adult)と,SOSとTIから算出される音響的骨評価値(osteosono-assessment index:OSI)があげられる.

　QUS法は多孔性網目構造の海綿骨である踵骨に超音波を照射するため,超音波伝搬の信頼性が必ずしも高くなく,X線を用いた方法と比べて測定精度は劣る.しかし測定装置が小型・軽量・安価であること,被爆の問題がなく測定時間もおおむね1分程度と短いため,妊娠の可能性のある女性や繰り返しの測定が可能である.したがってこの方法は骨粗鬆症の判定診断には精度の問題で厳密には使用することはできないが,人間ドックや検診のスクリーニング検査,健康・スポーツ科学領域の研究データの収集に活用されている

　[注意事項]
・接触振動子と踵部を正しく密着させるために足置き台のサイズ調整・選択を行い,足のサイズが小さい小児の場合には専用の足置き台を準備する.
・超音波伝搬速度は媒質や温度に依存するため(友光,2005),冬場などで測定場所の温度が低い場合には測定が困難になる,あるいは測定値に影響を与える可能性がある(15〜27℃が望ましいとの報告あり).

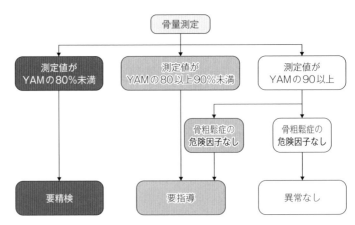

図7-18　骨粗鬆症検診における判定基準（YAM：若年成人平均値）(折茂　肇監修, 細井孝之, 曽根照喜編（2014）骨粗鬆症検診・保健指導マニュアル 第2版. p14, ライフサイエンス出版)

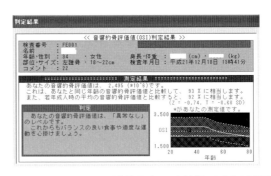

図7-19　QUS法による測定結果（アロカ社製, AOS-100NW）

3）骨密度の評価

　骨粗鬆症の診断は日本では若年成人比較（young adult mean：YAM）が利用される．これは若年齢の平均骨密度（bone mineral density：BMD）値（基準値）を100％として，被験者BMD値と比べて相対値（％）を算出したものである．またBMDを用いないQUS法では，かわりにSOSの測定値を利用してYAMを算出する．骨粗鬆症診断基準に用いられる図7-18（折茂, 2014）から，測定値が若年成人の平均値と比較し，90％以上の場合は正常，80～90％の範囲は要指導，80％未満の場合は骨粗鬆症と診断される．女性の場合，閉経以降に骨密度の低下がみられるため，標準値のカーブが40歳後半から大きく下降し，男性の加齢変化とは大きく異なる．図7-19にQUS法による測定結果の例を示した．測定結果について，％YAMと％AGE（同年代の平均値との比較）の値が基準値や平均値からどの程度離れているかを確認することが大切である．

文　献

安部　孝（2014）超音波法による皮下脂肪厚・筋厚から身体組成（体脂肪・筋）を推定する試み．体育の科学，64：156-164．

安部　孝，琉子友男編（2015）これからの健康とスポーツの科学 第4版．講談社．

Brozek J, Grande F, Anderson JT, et al.（1963）Densitometric analysis of body composition: revision of some quantitative assumptions. Ann N Y Acad Sci, 110: 113-140.

出村愼一監修，島田　茂，池本幸雄編（2009）健康・スポーツ科学の基礎．杏林書院．

Huettel SA, Song AW, McCarthy, G 著，福山秀直監訳（2016）fMRI－原理と実践－．p3．メディカル・サイエンス・インターナショナル．

池田義雄（1993）肥満の判断，pp14-24．日本肥満学会肥満症診療のてびき編集委員会編，肥満症－診断・治療・指導のてびき－．医歯薬出版．

伊藤巨志（2014）小児における簡易型皮下脂肪厚計の計測精度の検討．人間生活学研究，5：105-109．

小宮秀一（1991）身体組成の推定法を考える．Ann Physiol Anthrop, 10: 3-17.

小宮秀一（1997）日本人の体組成．健康科学，19：1-13．

小宮秀一（2006）身体組成の加齢変化と運動不足による肥満．熊本県立大学特別講義（発育発達運動学）資料17．

厚生労働省（2016）e-ヘルスネット．（https://www.e-healthnet.mhlw.go.jp/ information/metabolic/m-01-003.html，参照日：2017年9月7日）

宮崎　滋（2007）肥満症治療のガイドラインの概要．栄養学雑誌，65：1-10．

Nagamine S, Suzuki S（1964）Anthropometry and body composition of Japanese young men and women. Human Biol, 36: 8-15.

日本肥満学会編（2016）肥満症診療ガイドライン2016．ライフサイエンス出版．

折茂　肇監修，細井孝之，福永仁夫編（2014）骨粗鬆症検診・保健指導マニュアル 第2版．ライフサイエンス出版．

佐藤　進（2011）体力とは何か，pp46-49．出村慎一監修，佐藤　進，山次俊介，長澤吉則，吉村喜信編，健康・スポーツ科学講義 第2版．杏林書院．

首都大学東京体力標準値研究会編（2007）新・日本人の体力標準値Ⅱ．不昧堂出版．

曽根照喜（2005）QUSの原理．Osteoporosis Japan，13：21-23．

田中喜代次，木塚朝博，大藏倫博編著（2007）健康づくりのための体力測定評価法．金芳堂．

友光達志（2005）QUSの測定法．Osteoporosis Japan，13：27-30．

Yoshimura N, Muraki S, Oka H, et al.（2009）Prevalence of knee osteoarthritis, lumbar spondylosis, and osteoporosis in Japanese men and women: the research on osteoarthritis/osteoporosis against disability study. J Bone Miner Metab, 27: 620-628.

8章 体力組テスト

　体力は行動体力と防衛体力に大別されるが，一般に体力テストといった場合には行動体力を評価するテストをさす．行動体力自体も大きな概念であり，複数の身体機能や体力要因から構成されると仮定されるため，それらを代表する複数のテスト項目，つまり体力組テスト（バッテリーテスト）の結果にもとづき体力を総合的に評価することになる．体力組テストは体力を総合的に捉え，体力を多面的かつ総合的に評価するために行われる．代表的な体力組テストである文部科学省新体力テストは，年齢段階ごとに複数のテスト項目が選択され，評価基準は項目別得点にもとづき総合評価（5段階）が可能になっている．また体力年齢判定基準表により総合得点から体力年齢も判定できる．

　体力組テストは一般に複数の体力要因を同時に測定・総合評価し個人に還元するため，総合得点の算出や体力要因の発達バランスの評価が必要になる．具体的な組テストの評価やプロフィール作成あるいはフィードバックの実例に関しては，第Ⅵ部21章で説明している．したがって新体力テストの総合評価などに関しても前述の章を参照のこと．

　なお体力組テストは一般に体力の定義と構成要素，各年齢段階に必要な体力や運動課題の把握，妥当性，信頼性の高い複数のテスト項目の選択，統計的妥当性および信頼性の検討，実用性（簡易性，安全性，安価性など）を考慮し有効な体力項目の選択，およびノルムの作成の手順で作成される（出村，1996）．本章では代表的な体力組テストである文部科学省新体力テスト，スポーツテスト，体力診断テスト，および壮年体力テストについて説明する．

1．文部科学省の新体力テスト

　わが国の代表的な体力組テストは，文部科学省の新体力テスト（以下，新体力テスト）である．この組テストは，1964年に作成された文部省スポーツテストを社会のニーズや研究知見を踏まえて1999年に全面的に刷新したものである．高齢社会に対応して65歳以上の体力測定項目を設定，屋内にて測定可能(例：シャトルラン，立ち幅跳び)で，安全性や測定値の信頼性の観点から測定項目の変更（立位体前屈から長座体前屈の変更，踏み台昇降・背筋力・伏臥上体そらし・懸垂腕屈伸の廃止）が行われた．

表8-1 文部科学省新体力テスト（1999）

6〜11歳	12〜19歳	20〜64歳	65〜79歳
1. 握力	1. 握力	1. 握力	1. 握力[※3]
2. 立ち幅跳び	2. 立ち幅跳び	2. 立ち幅跳び	2. 上体起こし[※3]
3. 上体起こし	3. 上体起こし	3. 上体起こし	3. 長座体前屈[※3]
4. 長座体前屈	4. 長座体前屈	4. 長座体前屈	4. 6分間歩行[※3]
5. 反復横跳び	5. 反復横跳び	5. 反復横跳び	5. 10m障害物歩行[※3]
6. 20mシャトルラン	6. 20mシャトルラン[※1]	6. 20mシャトルラン[※2]	6. 開眼片足立ち[※3]
7. 50m走	7. 50m走	7. 急歩[※2]	7. ADL（日常生活活動）テスト
8. ソフトボール投げ	8. ハンドボール投げ		
	9. 持久走[※1]		

※1, ※2：どちらか1種目を選択して実施，※3：ADL（日常生活活動）テストの回答によって実施の可否を検討

　新体力テストにおける握力は静的筋力，立ち幅跳びは瞬発力（筋パワー），上体起こしは筋持久力，長座体前屈は柔軟能力，反復横跳びは敏捷能力，そして20mシャトルランは全身持久力の体力要因をそれぞれ代表する項目であり，これらはスポーツテストにおける体力診断テストの項目に該当する．また50m走，ソフトボール投げやハンドボール投げは，運動能力テストの項目に該当する．年代により重要視される体力要因は大きく異なる（第Ⅱ部4章参照）ため，6〜11歳，12〜19歳，20〜64歳，および65〜79歳という年齢区分を設定し，各年代において重要な体力要因を選択している．

　加齢に伴う体力要因の発達過程を適切に捉えるには，可能な限り各年代を通して同じテストが多いほうが望ましい．スポーツテストの体力診断テストでは10〜29歳までの7項目が共通テスト項目であったが，新体力テストは，6〜11歳，12〜19歳および20〜64歳の各年齢段階において6項目が共通テストであり，65〜79歳を加えたすべての年齢段階において，握力（筋力），上体起こし（筋持久力）および長座体前屈（柔軟能力）の3項目を同一手順で実施可能な共通テスト項目として選定している．また全身持久力も対象者の特性を考慮し，実施種目は異なるがすべての年齢段階において適切な項目（20mシャトルラン，持久走，急歩，6分間歩行）を選定している．

　超高齢社会が急速に進行している社会情勢を考慮して，65歳以上の高齢者を対象とした組テストも特徴としてあげられる．このなかには10m障害物歩行（歩行能力）や開眼片足立ち（平衡能力），日常生活活動（activities of daily living：ADL）といった自立した日常生活に必要とされる身体能力を測定・評価する項目が含まれている．また高齢者の体力テストの最も重要な点は安全面である．そのため質問紙による「健康状態のチェック」の他に，高齢者では同じく質問紙によるADL調査を実施し，その結果にもとづいて体力テストを実施するかどうかを判定することとしている．

　新体力テストでは所要時間の短縮や測定のしやすさという観点から項目数が精選されており，6〜64歳までは運動能力と健康関連体力，65歳以上では健康関連体力

と歩行能力の評価に重点をおいている．表8-1は新体力テストのテスト項目を示している．新体力テストは運動の習慣化への入口として，また個人の体力不足の潜在的な気づきを促すツールの1つとしても活用が期待されている．大切なことは1回の測定による測定結果や短期間の測定値の変動よりも，その結果を利用して長期間にわたって運動や食事をはじめとしたライフスタイル変容の意識を保ち続けられるように支援することである．

スポーツテストは新体力テストに改訂されたが，もともと体力・運動能力の統計資料としての価値を継承するという大前提は変わらない．つまり新体力テストの位置づけは「高齢化の進展に伴い，児童期から高齢期における国民の体力の現状を明らかにするとともに，その推移を把握するためのもの」である．

2．体力テストの実施と評価

1）新体力テスト（6〜11歳，12〜19歳，20〜64歳）

表8-1に示したとおり新体力テストでは，握力，立ち幅跳び，上体起こし，長座体前屈，反復横跳びおよび20mシャトルランの6項目が6〜64歳における共通項目である．したがってまず共通6項目について概要を説明する．6〜11歳，12〜19歳および20〜64歳における独自の項目については，この項の最後で，また65〜79歳を対象にした新体力テストは，2）において説明する．なお6〜11歳，12〜19歳および20〜64歳の年齢層における各項目の測定方法の詳細，評価表および注意事項は，文部科学省のホームページ（新体力テスト実施要項）に掲載されている．

（1）握力（筋力）

スメドレー式握力計を用いる．

［方法］

①握力計のデジタル表示側または指針側が外側になるように持ち，握る．この場合，人差し指の第2関節がほぼ直角になるように握りの幅を調節する．

②直立の姿勢で両足を左右に自然に開き腕を自然に下げ，握力計を身体や衣服に触れないようにして力いっぱい握りしめる．この際，握力計を振り回さないようにする．また呼吸は止めないようにする．

［記録］

①左右交互に2回ずつ実施する．記録はキログラム単位とし，キログラム未満は切り捨てる．

②左右各々のよいほうの記録を平均し，キログラム未満は四捨五入する．

［実施上の注意］

①このテストは右左の順に行う．

②このテストは同一被験者に対して2回続けて行わない．

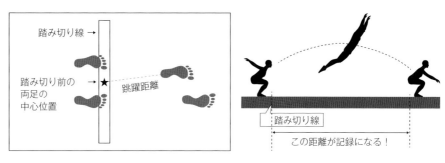

図8-1　立ち幅跳びの測定

(2) 立ち幅跳び（瞬発力）

屋外で行う場合，砂場で実施し，巻尺，ほうき，砂ならしを準備し，砂場の手前（30 cm〜1 m）に踏み切り線を引く．屋内で行う場合，専用のマット（6 m 程度），巻尺，ラインテープを準備する．マットの手前（30 cm〜1 m）の床にラインテープを張り踏み切り線とする．

［方法］
① 両足を軽く開いて，つま先が踏み切り線の前端にそろうように立つ．
② 両足で同時に踏み切って前方へ跳ぶ．

［記録］
① 身体が砂場（マット）に触れた位置のうち，最も踏み切り線に近い位置と，踏み切り前の両足の中央の位置（踏み切り線の前端）とを結ぶ直線の距離を計測する（図8-1）．
② 2 回実施してよいほうの記録をとる．記録はセンチメートル単位とし，センチメートル未満は切り捨てる．

［実施上の注意］
① 踏み切り線から砂場（マット）までの距離は，被験者のレベルによって加減する．
② 踏み切りの際には，二重踏み切りにならないようにする．
③ 屋外で行う場合，踏み切り線周辺および砂場の砂面はできるだけ整地する．
④ 屋内で行う場合，着地の際にマットがずれないようにテープなどで固定するとともに，片側を壁につける．滑りにくい（ずれにくい）マットを用意する．
⑤ 踏み切り前の両足の中央の位置を任意に決めておくと計測が容易になる．
⑥ 瞬間的に爆発的なパワーを発揮する動作が求められるので，特に足首やアキレス腱，膝などの準備運動は念入りに行う．

(3) 上体起こし（筋持久力）

ストップウォッチとマットを用意する．

［方法］
① 被験者はマット上で仰臥姿勢をとり，両手を軽く握り，両腕を胸の前で組む．両膝の角度を 90 度に保つ．

②補助者は被験者の両膝を抱え込むようにして押さえ，固定する．
③「始め」の合図で，仰臥姿勢から両肘と両大腿部がつくまで上体を起こす．
④すばやく開始時の仰臥姿勢に戻す．30秒間，前述の上体起こしをできるだけ多く繰り返す．

［記録］
①30秒間の上体起こし（両肘と両大腿部がついた）回数を補助者が記録する．ただし仰臥姿勢に戻したとき背中がマットにつかない場合は，回数としない．
②実施は1回とする．

［実施上の注意］
①両腕を組み両脇を締める．仰臥姿勢の際は背中（肩甲骨）がマットにつくまで上体を倒す．
②補助者は被験者の下肢が動かないように両腕で両膝をしっかり固定する．しっかり固定するために，補助者は被験者より体格が大きい者が望ましい．
③被験者と補助者の頭がぶつからないように注意する．
④被験者のメガネは外すようにする．
⑤実施上の注意として腰痛の自覚症状があったり，不安を感じる被験者についてはこのテストを実施しない．姿勢の留意点は，膝関節を約90度，動作は反動をつけないことがあげられる．また胸を張り背中を反らせるようにして上体を起こすと，腰に大きな負担がかかり腰痛や背筋痛を引き起こす危険性があるので注意が必要である．そのような場合は，背中を丸めてあごを引いた状態から肩甲骨を床から浮かせるとよい．

（4）長座体前屈（柔軟能力）

　長座体前屈用計測器を用いると便利であるが，ない場合には，図8-2に示したスライド台と測定スケールを用いる．スケールの作成は，幅約22 cm・高さ約24 cm・奥行き約31 cmの箱2個（A4コピー用紙の箱など），段ボール厚紙1枚（横75～80 cm×縦約31 cm），ガムテープ，スケール（1 m巻尺または1 mものさし）を準備し，高さ約24 cmの箱を，左右約40 cm離して平行に置く．その上に段ボール厚紙をのせ，ガムテープで厚紙と箱を固定する（段ボール厚紙が弱い場合は，板などで補強してもよい）．床から段ボール厚紙の上面までの高さは，25 cm（±1 cm）とする．右または左の箱の横にスケールを置く．

［方法］
①被験者は両脚を両箱の間に入れ長座姿勢をとる．壁に腰背部・臀部をぴったりとつける．ただし足首の角度は固定しない．肩幅の広さで両手のひらを下にして，手のひらの中央付近が厚紙の手前端にかかるように置き，胸を張って両肘を伸ばしたまま両手で箱を手前に十分引きつけ，背筋を伸ばす．
②初期姿勢をとった後，箱の手前右または左の角に零点を合わせる．
③被験者は両手を厚紙から離さずにゆっくりと前屈して，箱全体を真っ直ぐ前方に

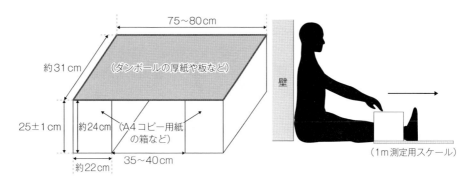

図8-2 長座体前屈用スライド台

できるだけ遠くまで滑らせる．このとき膝が曲がらないように注意する．最大に前屈した後に厚紙から手を離す．

[記録]

①初期姿勢から最大前屈時の箱の移動距離をスケールから読み取る．

②2回実施してよいほうの記録をとる．記録はセンチメートル単位とし，センチメートル未満は切り捨てる．

[実施上の注意]

①前屈姿勢をとったときに膝が曲がらないように気をつける．

②箱が真っ直ぐ前方に移動するように注意する（ガイドレールを設けてもよい）．

③箱がスムーズに滑るように床面の状態に気をつける．

④靴を脱いで実施する．

⑤長座体前屈の測定は初期の姿勢が最も重要となる．壁に腰背部や臀部がついていなかったり，両肩に力が入っている場合には，測定誤差の要因となる．腰痛の自覚症状があったり，不安を感じる被験者については無理をさせないように注意する．また呼吸を止めて無理に前屈した場合，腹部が痙攣するケースがまれにあるので注意が必要である．検者は被験者の膝が曲がらないように，膝に手を添えることも有効である．事前にストレッチングを行ったり，一度練習を行うことにより記録が向上するケースもある．

(5) 反復横跳び（敏捷能力）

ストップウォッチを準備し，図8-3のようにビニールテープなどを用いてラインを引く．左右ラインの間隔は，スポーツテストでは12〜29歳は120 cm，小学生および壮年体力テストでは100 cmとしていたが，新体力テストでは全年齢とも100 cmに変更している．

[方法]

①中央ラインをまたいで立ち，「始め」の合図で左側のラインを越すか，または踏むまでサイドステップし（ジャンプしてはいけない），次に中央ラインに戻り，さらに右側のラインを越すか踏むまでサイドステップする．

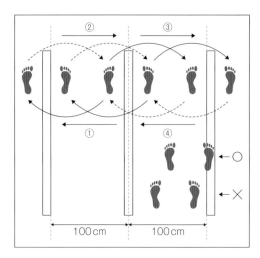
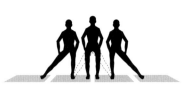

図8-3　反復横跳びのラインの引き方とステップの踏み方

[記録]
①上記の運動を20秒間繰り返し，それぞれラインを通過するごとに1点を与える（左，中央，右，中央で4点になる）．
②2回実施してよいほうの記録をとる．

[実施上の注意]
①屋内，屋外のいずれで実施してもよいが，屋外で行う場合は，よく整地された安全で滑りにくい場所で実施すること（コンクリート等の上では実施しない）．
②このテストは同一の被験者に対して続けて行わない．
③次の場合は点数としない．
　・外側のラインを踏まなかったり，越えなかったとき．
　・中央のラインをまたがなかったとき．
④反復横跳びは，左右のラインを踏むまたは越えることが条件となる．しかし速く行おうとするあまり，左右のラインに足が届かないケースが多々ある．したがって検者は「外側の線をまたぐようにステップしてください」と教示する．また自分の体重を負荷とするため，特に過体重の人では足首，アキレス腱，膝などの準備運動を念入りに行っておく必要がある．さらに床の状態（滑りやすくないかなど）をチェックしておくことも重要である．

(6) 20mシャトルラン（往復持久走）（全身持久力）

20mシャトルランは，全身持久力の指標である最大酸素摂取量を推定する簡便なフィールド測定として新体力テストでは選択された．このテストは安全性や安価性に優れ，測定の準備が短時間で済み，測定自体が簡単なため，多数の被験者を短時間に測定できる利点があり実用性にも優れる．詳細は第Ⅳ部13章の呼吸・循環機能の測定と評価の実際で説明する．

以下，6～11歳，12～19歳および20～64歳における独自の項目について説明する．

（7）50m走（走力）

50m直走路，スタート合図用旗，ストップウォッチを準備する．

［方法］

①スタートはスタンディングスタートの要領で行う．

②スタートの合図は「位置について」「用意」の後，音または声を発すると同時に旗を下から上へ振り上げることによって行う．

［記録］

①スタートの合図からゴールライン上に胴（頭，肩，手，足ではない）が到達するまでに要した時間を計測する．

②実施は1回とする．記録は1/10秒単位とし，1/10秒未満は切り上げる．

［実施上の注意］

①走路はセパレートの直走路とし，曲走路や折り返し走路は使わない．

②走者はスパイクやスターティングブロックなどを使用しない．

③ゴール手前で減速しないようにゴールライン前方5mのラインまで全力で走らせるようにする．

（8）ソフトボール投げ（6～11歳），ハンドボール投げ（12～19歳）（投能力）

ソフトボール投げは，ソフトボール1号球（外周26.2～27.2cm，重さ136～146g），ハンドボール投げは，ハンドボール2号球（外周54～56cm，重さ325～400g）と巻尺を準備する．平坦な地面上に直径2mの円を描き，円の中心から投球方向に向かって中心角30度になるように直線を2本引き，その間に同心円弧を1m間隔に描く．

［方法］

①投球は地面に描かれた円内から行う．

②投球中または投球後，円を踏んだり越したりして円外に出てはならない．

③投げ終わったら，静止してから円外に出る．

［記録］

①円周からボールが落下した地点までの距離を，事前に1m間隔に描かれた円弧によって計測する．

②2回実施してよいほうの記録をとる．記録はメートル単位とし，メートル未満は切り捨てる．

［実施上の注意］

①投球のフォームは自由であるが，できるだけ「下手投げ」をしないほうがよい．またステップして投げたほうがよい．

②30度に開いた2本の直線の外側に石灰などを使って5mおきにその距離を表す数字を地面に書いておくと便利である．

③ハンドボールは規格に合っていればゴム製のものでもよい．

(9) 持久走（男子1,500 m，女子1,000 m）（全身持久力）

歩走路（トラック），スタート合図用旗，ストップウォッチを準備する．

[方法]

① スタートはスタンディングスタートの要領で行う．

② スタートの合図は「位置について」「用意」の後，音または声を発すると同時に旗を上から下に振り下ろすことによって行う．

[記録]

① スタートの合図からゴールライン上に胴（頭，肩，手，足ではない）が到達するまでに要した時間を計測する．

② 1人に1個の時計を用いることが望ましいが，ストップウォッチが不足する場合は計時員が時間を読み上げ，測定員が到達時間を記録してもよい．

③ 実施は1回とする．記録は秒単位とし，秒未満は切り上げる．

[実施上の注意]

① 被験者の健康状態に十分注意し，疾病および障害の有無を確かめ，医師の治療を受けている者や実施が困難と認められる者については，このテストを実施しない．

② トラックを使用して行うことを原則とする．

③ いたずらに競争したり，無理なペースで走らないように注意し，各自の能力なども考えて走るよう指導する．

(10) 急歩（男子1,500 m，女子1,000 m）（全身持久力）

歩走路（トラック），スタート合図用旗，ストップウォッチを準備する．

[方法]

いずれかの足が常に地面に着いているようにして，急いで歩く．

[記録]

① スタートの合図からゴールライン上に胴（頭，肩，手，足ではない）が到達するまでに要した時間を計測する．

② 1人に1個の時計を用いることが望ましいが，ストップウォッチが不足する場合は計時員が時間を読み上げ，測定員が到達時間を記録してもよい．

③ 実施は1回とする．記録は秒単位とし，秒未満は切り上げる．

[実施上の注意]

① 被験者の健康状態に十分注意し，疾病および障害の有無を確かめ，医師の治療を受けている者や実施が困難と認められる者は，このテストを実施しない．

② トラックを使用して行うことを原則とする．

③ いたずらに競争したり，無理なペースで歩かないように注意し，各自の能力なども考えて歩くよう指導する．

2）65～79歳の新体力テスト

65歳から79歳の高齢者を対象とした新体力テストは，ADL（日常生活活動）調

査と，健康関連体力および歩行能力の評価に重点を置いた6分間歩行，10m障害物歩行，開眼片足立ちの3項目に，全年齢段階に共通の握力，上体起こしおよび長座体前屈の計6項目からなる．対象が高齢者であるため安全性を最優先し，事前のADL調査により体力テストの実施可否を確認することになっている．ここではまずADL調査について説明し，その後，高齢者独自の項目である6分間歩行，10m障害物歩行および開眼片足立ちについての概要を説明する．なお各項目の測定方法の詳細，評価表および注意事項は，文部科学省のホームページ（新体力テスト実施要項）に掲載されている．

（1）ADL調査の実施

「ADL（日常生活活動）テスト」質問紙（資料8-1）を準備する．

［方法］

質問紙（資料8-1）に回答させる．ADL調査の回答結果をテスト項目実施の判定基準（資料8-2）および総合得点によるテスト実施の判定基準（資料8-3）と照合し，新体力テストあるいは個別テスト項目の実施可能性を判定する．また仮に安全性や体力水準の問題により新体力テストが実施できなくても，ADL調査の総合得点により体力水準を評価できるという意義もある．

［記録］

①各設問につき，選択肢のなかから当てはまるものを1つ選び，選択肢番号に○をつけるとともに，選択肢の番号を右の□の中に記入する．

②各設問とも，1に回答の場合は1点，2は2点，3は3点として合計し，総合得点を下の□の中に記入する．またADLによるテスト項目実施のスクリーニングに関する判定基準を参照し，テスト実施の可否についての判定を下の□の中に記入する．

［実施上の注意］

①集合調査が可能な場合は，検者が設問文を読み上げ回答させることも有効である．

②老眼鏡を持参させるとよい．

（2）新体力テスト（高齢者65〜79歳）の実施要項

高齢者を対象とする新体力テストは6項目からなるが，独自の項目である6分間歩行，10m障害物歩行および開眼片足立ちについて説明する（握力，上体起こしおよび長座体前屈の共通項目に関しては本章2.1）を参照）．

①6分間歩行（全身持久力）

ストップウォッチ，スタート合図用旗，笛，距離を知らせる目印．1周30m以上の周回路または50m以上の折り返し直線路に，5m毎に目印を置く．10m間隔で白い目印，5m目に赤い目印などを置くと計測が容易になる．

［方法］

①十分な準備運動の後，スタートラインに立つ（全員が同じ位置からスタートするよりも，5mずつずらした位置からスタートできるようにすれば理想的である．

資料8-1　ADL（日常生活活動）テスト質問紙（文部科学省「新体力テスト実施要項（65〜79歳対象）」）

ADL（日常生活活動）テスト

※ 各問について，該当するものを1つ選び，その番号を□の中に，該当するものが無い場合は×を記入してください．

問1　休まないで，どれくらい歩けますか．
　　1. 5〜10分程度　　2. 20〜40分程度　　3. 1時間以上　□

問2　休まないで，どれくらい走れますか．
　　1. 走れない　　2. 3〜5分程度　　3. 10分以上　□

問3　どれくらいの幅の溝だったら，とび越えられますか．
　　1. できない　　2. 30cm程度　　3. 50cm程度　□

問4　階段をどのようにして昇りますか．
　　1. 手すりや壁につかまらないと昇れない．
　　2. ゆっくりなら，手すりや壁につかまらずに昇れる
　　3. サッサと楽に，手すりや壁につかまらずに昇れる　□

問5　正座の姿勢からどのようにして，立ち上がれますか
　　1. できない
　　2. 手を床についてなら立ち上がれる
　　3. 手を使わずに立ち上がれる　□

問6　目を開けて片足で，何秒くらい立っていられますか．
　　1. できない　　2. 10〜20秒程度　　3. 30秒以上　□

問7　バスや電車に乗ったとき，立っていられますか．
　　1. 立っていられない
　　2. 吊革や手すりにつかまれば立っていられる
　　3. 発車や停車の時以外は何もつかまらずに立っていられる　□

問8　立ったままで，ズボンやスカートがはけますか．
　　1. 座らないとできない
　　2. 何かにつかまれば立ったままできる
　　3. 何にもつかまらないで立ったままできる　□

問9　シャツの前ボタンを，掛けたり外したりできますか．
　　1. 両手でゆっくりとならできる
　　2. 両手で素早くできる
　　3. 片手でもできる　□

問10　布団の上げ下ろしができますか．
　　1. できない
　　2. 毛布や軽い布団ならできる
　　3. 重い布団でも楽にできる　□

問11　どれくらいの重さの荷物なら，10m運べますか．
　　1. できない　　2. 5kg程度　　3. 10kg程度　□

問12　仰向けに寝た姿勢から，手を使わないで，上体だけを起こせますか．
　　1. できない　　2. 1〜2回程度　　3. 3〜4回以上　□

　　　　　　　　　　　　　　　総合得点　□　　判定　□

資料8-2　ADLによるテスト項目実施のスクリーニングに関する判定基準
(文部科学省「新体力テスト実施要項(65〜79歳対象)」)

[スクリーニング項目]

問	内容	回答状況および判定
1	休まないで，どれくらい歩けますか． ①5〜10分程度　②20〜40分程度　③1時間以上	問1，5および6において①に回答した場合 →6分間歩行，10m障害物歩行および開眼片足立ちテストは実施不可能． その他のテスト項目の実施についても慎重な検討を要する．
5	正座の姿勢からどのようにして，立ち上がれますか． ①できない ②手を床についてなら立ち上がれる ③手を使わずに立ち上がれる	
6	目を開けて片足で，何秒くらい立っていられますか． ①できない　②10〜20秒　③30秒以上	
3	どれくらいの幅の溝だったら，とび越えられますか． ①できない　②30cm程度　③50cm程度	問1，5および6において①以外に回答し，問3，4のいずれかにおいて①に回答した場合 →6分間歩行および10m障害物歩行テストの実施について慎重な検討を要する． 特に，6分間歩行テストの実施．
4	階段をどのようにして昇りますか． ①手すりや壁につかまらないと昇れない ②ゆっくりなら，手すりや壁につかまらずに昇れる ③サッサと楽に，手すりや壁につかまらずに昇れる	
10	布団の上げ下ろしができますか． ①できない ②毛布や軽い布団ならできる ③重い布団でも楽にできる	問10および12において①に回答した場合 →上体起こしテストは実施不可能
12	仰向けに寝た姿勢から，手を使わないで，上体だけを起こせますか． ①できない　②1〜2回程度　③3〜4回以上	
2	休まないで，どれくらい走れますか． ①走れない　②3〜5分程度　③10分以上	問2および11において③と回答した場合 →特別な障害がない限りすべてのテスト項目について実施可能
11	どれくらいの重さの荷物なら，10m運べますか． ①できない　②5kg程度　③10kg程度	

資料8-3　総合得点によるテスト実施のスクリーニング(全設問に回答(無回答なし)の場合に利用)
(文部科学省「新体力テスト実施要項(65〜79歳対象)」)

各設問とも①に回答の場合は1点，②は2点，③は3点として合計し，総合得点とする．

総合得点	回答状況	判定	判定に関する条件
12点以下	すべての設問において①に回答．	×	6分間歩行，上体起こし，開眼片足立ちおよび10m障害物歩行テストは実施不可能．
24点未満	設問によっては回答②あるいは，回答③も含まれる．	△	6分間歩行，上体起こしおよび10m障害物歩行テストの実施について慎重な検討を要する．特に問1，5および6の回答に注意する．被測定者の状態により，それ以外のテスト項目の実施についても慎重な検討を要する．
24点以上	ほぼすべての設問において回答②以上に回答する． 設問によっては回答①あるいは，回答③も含まれる．	○	特別な障害がない限りすべてのテスト項目について実施可能． ただし，問1，3，4，5，6において回答①が含まれる場合，実施可能テスト項目について慎重な検討を要する．

直線路を用いる場合には，常にラインが左手になるように歩くように指示する）．
②両肘を軽く伸ばし，できるだけよい歩行姿勢を保ち，普段歩く速さで6分間歩く．
③スタートの合図で歩行を開始する．
④検者は被験者が走ることがないように，またいつも片方の足が地面に着いた状態を保って歩くよう指示する．
⑤スタートから1分毎に，その経過時間を伝える．
⑥6分目に終了の合図をする．

［記録］

記録は5m単位とし，5m未満は切り捨てる．

［実施上の注意］

①被験者の健康状態に注意し，疾病の有無，当日の体調をチェックする．医師の治療を受けている者，風邪気味の者，熱がある者，二日酔いの者，当日の血圧が160/95 mmHg以上の者などは，このテストを実施しない．
② ADL調査の問1で「1. 5〜10分程度」と答えた被験者については，このテストを実施しない．
③実施前に被験者に次のことを伝える．
　・競争でないので他人と競わないこと．
　・走らないこと，跳び上がらないこと（片方の足が必ず地面についていること）．
　・6分経ったら笛で合図をするので，その位置を確認すること．
④無理なペースに陥らないように徹底させる．
⑤準備運動を十分に行わせる．
⑥比較的長い時間続けて歩くことができる能力の目安とするテストであることを説明する．

② 10 m障害物歩行（歩行能力）

ストップウォッチ，図8-4の障害物，ビニールテープ（幅5 cm），巻尺を準備する．
①床にビニールテープで10 mの直線を引く．
②スタートからゴール地点まで2 m間隔に1 mくらいの線を引き，図8-5のように障害物を置く．

［方法］

①スタートライン上の障害物の中央後方にできるだけ近づいて両足をそろえて立つ．スタートの合図によって歩き始め，6個の障害物をまたぎ越す．10 m（ゴール）地点の障害物をまたぎ越して，片足が接地した時点をゴールとする．
②走ったり，跳び越した場合は，やり直しとする．障害物を倒した場合はそのまま継続する．

［記録］

①スタートの合図から最後の障害をまたいだ足が床に着地するまでの時間を計測す

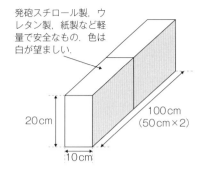

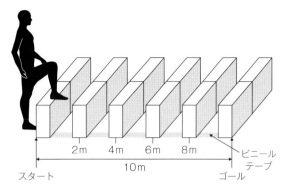

図8-4　10m障害物歩行に用いる障害物　　図8-5　10m障害物歩行の設置方法

る．
②2回実施してよいほうの記録をとる．記録は1/10秒単位とし，1/10秒未満は切り上げる．

［実施上の注意］
①滑らない床で実施する．
②実施前に被験者に次のことを伝える．
　・障害物を歩いてまたぎ越すこと．
　・障害物はどちらの足でまたぎ越してもよい．
　・走ったり，跳び越したりしないこと．
　・障害物を倒しても，そのままゴールまで歩くこと．
③一度練習をさせるとよい．
④走ったり，跳び越したりしないことを徹底する．つまずき予防のテストであることを理解してもらう．

③**開眼片足立ち（平衡能力）**
ストップウォッチを準備する．
［方法］
①素足で行う．
②両手を腰に当て，どちらの足が立ちやすいかを確かめるため，片足立ちを左右について行う．
③支持脚が決まったら両手を腰に当て，「片足をあげて」の合図で片足立ちの姿勢をとる（片足を前方にあげる）．
［記録］
①片足立ちの持続時間を計測する．ただし最長120秒で打ち切る．
②記録は秒単位とし，秒未満は切り捨てる．
③2回実施してよいほうの記録をとる（1回目が120秒の場合には，2回目は実施しない）．

[実施上の注意]
① 滑らない床で実施する．
② 被験者の周りには，物を置かない．段差や傾斜がある場所も避ける．
③ 実施前に被験者に次のことを伝える．
  ・片足でできるだけ長く立つテストであること．
  ・片足立ちの姿勢は支持脚の膝を伸ばし，もう一方の足を前方にあげ，あげた足は支持脚に触れない姿勢であること．
  ・テスト終了の条件は，「あげた足が支持脚や床に触れた場合」「支持脚の位置がずれた場合」「腰に当てた両手，もしくは片手が腰から離れた場合」であること．
④「始め」という合図をすると，それだけでバランスを崩す人がいるので，「片足をあげて」の合図をし，片足立ちになったときから計測するほうがよい．
⑤ 終了の条件を徹底しておく．また被験者に練習をさせておくとよい．
⑥ 特に転倒には十分な注意が必要である．検者は被験者がバランスを崩したとき，即座に支えられるような準備をしておく．またより長く持続しようとして体勢が崩れても片足状態を保持したり，支持脚でケンケンのように飛び跳ねたりするケースがある．このような危険を避けるために，被験者にはあらかじめ終了条件を十分に説明しておくとよい．
⑦ 人の動きなどが視界に入ったり，騒音が大きすぎたりすることで，測定値に影響が出ることがある．可能な限り統一された環境で測定することを留意する．1人の検者に1人の被験者が原則であるが，複数の被験者を計測する場合，間隔や障害物に十分配慮する．

3．文部省のスポーツテスト

表8-2に示したように，新体力テストが実施される以前には10〜29歳対象のスポーツテスト，30〜59歳対象の壮年体力テストおよび6〜9歳対象の小学校低・中学年運動能力テストの組テストが全国規模で実施されていた．10歳から29歳までを対象にした組テストは，体力を捉える体力診断テストと運動能力を捉える運動能力テストから構成されるスポーツテストであった．

新体力テストは，準備段階で文部省（当時）体育局に「体力・運動能力調査の在り方に関する調査協力研究者会議」が設置され検討が進められた．項目の見直しはデータの継続性，広い年齢層で男女同一であること，屋内で測定でき特殊な器具を必要としないこと，かつ信頼性や妥当性が高いことなどが重視された．特に学校教育現場における諸事情，たとえば体力測定に要する時間的制限，屋内で測定実施可能（たとえば20 mシャトルラン），安価で特殊な器具を利用しない（たとえばコピー用紙の箱を利用する長座体前屈テスト）などが考慮された（文部省，2000）．

体力診断テストの7項目（反復横跳び，垂直跳び，背筋力，握力，伏臥上体そらし，

表8-2 スポーツテスト（体力診断テストおよび運動能力テスト）（1969）

	小学校低・中学年運動能力テスト	小学校スポーツテスト	スポーツテスト	壮年体力テスト
開始年度	昭和58年度	昭和40年度	昭和39年度	昭和42年度
対象	6〜9歳	10〜11歳	12〜29歳	30〜59歳
テスト項目	1. 50m走※ 2. 立ち幅跳び※ 3. ソフトボール投げ 4. 跳び越しくぐり 5. 持ち運び走	体力診断テスト 1. 反復横跳び※ 2. 垂直跳び 3. 背筋力 4. 握力※ 5. 伏臥上体そらし 6. 立位体前屈 7. 踏み台昇降運動		1. 反復横跳び※ 2. 垂直跳び 3. 握力※ 4. ジグザグドリブル 5. 急歩（1,500m，1,000m）※
		運動能力テスト		
		1. 50m走※ 2. 走り幅跳び 3. ソフトボール投げ※ 4. 斜懸垂腕屈伸 5. ジグザグドリブル 6. 連続逆上がり	1. 50m走※ 2. 走り幅跳び 3. ハンドボール投げ※ 4. 懸垂腕屈伸（斜懸垂） 5. 持久走（1,500m，1,000m）※	

※：新体力テストに継承された種目

立位体前屈，踏み台昇降運動）の内，反復横跳び（ただし全年齢で間隔を100cmに統一）と握力（同じ筋力を測定する背筋力は除外）は新体力テストの項目として採用されたが，垂直跳びは立ち幅跳び，伏臥上体そらしと立位体前屈は長座体前屈，そして踏み台昇降運動は20mシャトルランまたは持久走に変更になった．変更理由として，背筋力は特殊な測定器具が必要なことに加えて測定時の障害の発生などが指摘された．立位体前屈は広い年齢層での実施を考えると高齢者の測定中の転倒などの危惧が，伏臥上体そらしは上体を反らすときの反動によって腰痛を引き起す可能性が指摘された．瞬発力を代表する垂直跳びは，場所の設定が困難で高齢者には危険性もある．立ち幅跳びは，小学生から64歳まで同じ方法で測定可能であることから，テストが変更になった．

新体力テストへの刷新により項目の見直しが行われた．運動能力テストに含まれていた，12〜29歳対象の50m走，ハンドボール投げ，持久走（1,500mまたは1,000m），10〜11歳対象の50m走およびソフトボール投げ，小学校低・中学年対象の50m走，立ち幅跳び，ソフトボール投げは新体力テストの項目として残った．これらのテストは，走・跳・投技能が関与する基礎的運動能力の測定項目でもある．

一方，7項目の運動能力テストが選ばれなかった．走り幅跳びは幅広い対象に測定可能で走路を必要としない立ち幅跳びに変更になった．懸垂腕屈伸と斜懸垂腕屈伸は測定時の正しい姿勢の維持が難しい，ジグザグドリブルと持ち運び走は比較的広いスペースやポールが必要で転倒時の安全確保にも注意が必要，連続さか上がりは低鉄棒が必要で逆上がりができないと測定ができない．そして跳び越しくぐりの

テストはポールなどの用具とゴムテープを張るなどの準備が必要で限られた年齢範囲でしか利用できない，などが除外理由として考えられる．

しかしスポーツテストの測定項目のなかにも，正しい姿勢や方法あるいは年齢範囲などに注意すれば有効な項目も多い．本節ではスポーツテストの測定概要を解説する．

1）スポーツテスト：体力診断テストと運動能力テスト

10～29歳対象のスポーツテストを構成する体力診断テスト（10～29歳対象）と運動能力テスト（10～11歳と12～29歳対象）の測定概要を紹介する．

（1）体力診断テスト：10～29歳対象

体力診断テストは反復横跳び，垂直跳び，背筋力，握力，伏臥上体そらし，立位体前屈，踏み台昇降運動の7項目からなり，それぞれ敏捷能力，筋パワー（瞬発力），筋力，柔軟能力，心肺持久力（全身持久力）の各体力要因を測定する．握力は新体力テストにも含まれている（測定方法については前節参照）．反復横跳びは新体力テストと同名のテストであるが，ラインの間隔は12～29歳では120 cmであり，間隔が異なるので注意が必要である．

体力診断テストは各項目5点満点で合計点（7項目×5点＝35点満点）を求め，総合判定は年齢別にA～Eの5段階評価で総合判定をする．以下に垂直跳び，背筋力，伏臥上体そらし，立位体前屈，踏み台昇降運動の測定方法の概要を示す．

①垂直跳び（筋パワー：瞬発力）

準備として目盛りを示した測定板や黒板などを壁上部に設置する．左右どちらかの足の側面が壁から20 cm離れた位置に立ち，跳び上がる前に壁側の上肢を伸ばして指先の位置を測定板に合わせるか，その位置にチョークなどの粉を使い印をつける．膝を曲げた状態から垂直に跳び上がり，最高到達点で測定板などに指先でタッチする．測定板についた指先印間の跳躍距離を測る（図8-6）．跳び方が特殊である（片側に跳ぶ）ため，慣れないと最高到達点で測定板に触れることができないことがある．測定板が設置されていない場合や測定動作に慣れない場合は，腰に紐をつけて垂直に跳び上がり，上方に移動した距離を測定することがある．

②背筋力（筋力）

背筋力は背筋力計を使用して測定する．背筋力計の台の上に立ち，上体を30度前傾した姿勢でハンドルを握る（図8-7）．準備ができたらハンドルをゆっくりと全力で引き上げる．引き上げるときに肘や膝を曲げない．反動をつけて急に引き上げると腰などを痛めることがあるため，事前に注意する．また背筋力計は力量計であるため，特に定期的にキャリブレーション（正しく測定できるよう計器を調整しておくこと）が必要である．

③伏臥上体そらし（柔軟能力）

専用の測定器具か1 m程度まで測れる定規が必要である．平らな場所で伏臥位

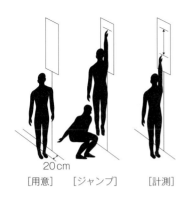
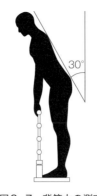
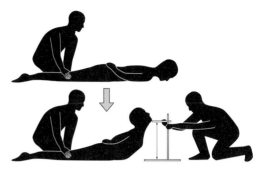

図8-6　垂直跳びの測定　　図8-7　背筋力の測定　　図8-8　伏臥上体そらしの測定

になり補助者が大腿部後面をしっかりと押さえる．ゆっくりと上体を起こし最大に上体を反らした（背屈した）地点での床や地面からあごまでの距離を測る（図8-8）．測定しやすいようゆっくりと上体を反らすように指示する．反動をつけて一気に反らすと背中を痛めることがあるので，事前に注意する．

④立位体前屈（柔軟能力）

専用の測定器具か30 cm程度まで測れる定規が必要である．台の上などに立ち，ゆっくりと上体を前屈し中指の先端が到達した地点と台などの基準となる位置からの距離を測る．基準となる台の高さを超えて前屈した場合には正の値になり，超えなかった場合には負の値になる．立位体前屈の測定は床より高い位置で測定を実施するため，高齢者にとっては転倒の危険性があり，安全性に十分な注意を払う必要がある．伏臥上体そらしと立位体前屈の測定では，脚長や腕長が測定値に影響する．柔軟能力の測定は角度法が適切であるが，簡便性の点から一般に距離法が利用されている（角度法と距離法の詳細は第Ⅳ部15章2.参照）．

⑤踏み台昇降運動（心肺持久力：全身持久力）

踏み台昇降運動の測定では，男子は40 cm，女子は35 cmの高さの台とストップウォッチが必要である．図8-9に示す順序で1分間に30回のペースで昇降運動を3分間継続する．

3分間の昇降運動後，椅子に座り運動後1分から1分30秒まで，2分から2分30秒まで，3分から3分30秒までの3回の脈拍数を測る．3回の脈拍数から下記の式を利用して判定指数を算出する（運動時間は3分＝180秒）．

$$判定指数 = \frac{運動時間（秒）}{（3回の脈拍数の合計）\times 2} \times 100 \quad \cdots\cdots（式1）$$

メトロノームなどを利用してペースを一定に保つようにし，脈拍は必ず補助者が測るようにする．気分が悪くなった場合にはただちに運動を中止する．児童や生徒どうしで測定を補助する場合に脈拍をうまく測れないことがある．脈拍を測る部位を事前に確認し信頼性の高い測定ができるように準備する．なお本テストは新体力

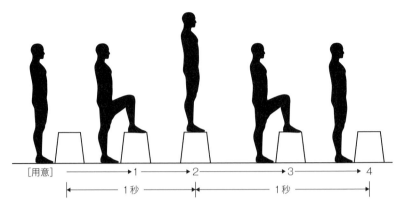

図8-9 踏み台昇降運動の測定における昇降順序

テストには含まれなかったが，運動強度を一定に保ち測定が可能なことから，現在でも中高年者や高齢者を対象とした健康づくりや肥満の予防・改善を目的とした運動実践の現場で利用されている．

(2) 運動能力テスト：12～29歳対象

12～29歳対象の運動能力テストは，50m走，走り幅跳び，ハンドボール投げ，懸垂腕屈伸または斜懸垂腕屈伸，持久走（1,500mまたは1,000m）の5項目から構成される．これらは走，跳，投などの運動成就能力を測定する項目であるが，これらのテストの成就にはそれぞれスピード，筋パワー（瞬発力），巧緻能力，筋持久力，心肺持久力（全身持久力）の体力要因も関与する．

運動能力テストは1項目20点満点で5項目の総合得点（5項目×20点＝100点満点）を求め，1級から5級で判定する．以下に走り幅跳びと懸垂腕屈伸（または斜懸垂腕屈伸）の測定方法の概要を示す（50m走，ハンドボール投げ，持久走（1,500mまたは1,000m）は前節参照）．

①走り幅跳び（筋パワー：瞬発力）

助走路のとれる砂場を利用して測定する．助走距離や空間フォームは自由であるが，助走して踏み切った足のつま先から砂場で身体の一部が触れた最も近い地点（踵など）間の距離を巻尺で測る．助走路を整地してできるだけ高低差のないように，また砂場の高さを踏切板と同じ高さになるように調整する．

走り幅跳びの測定は砂場や広いスペースを必要とし，また踏み切り技術の優劣が測定値に大いに関係するので，新体力テストでは瞬発力のテストとして立ち幅跳びが利用されている．

②懸垂腕屈伸または斜懸垂腕屈伸（筋持久力）

男子では懸垂腕屈伸，女子では斜懸垂腕屈伸の反復回数を測定する．懸垂腕屈伸は，足が地面に着かない高鉄棒を利用する．両腕をほぼ肩幅の広さにして鉄棒を順手で握り，鉄棒の直下からあごが鉄棒に達するまで懸垂し，静かに始めの位置に戻す．この動作を3～4秒に1回のペースで反復する．あごが鉄棒の高さに達しなかっ

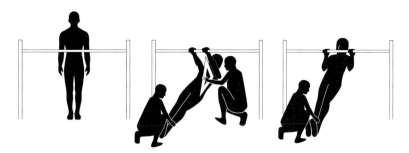
図8-10　斜懸垂腕屈伸の測定の様子

た場合には回数を数えない．決められたペースから著しく外れた場合は測定を終了する．懸垂中に身体が揺れる場合は補助者が揺れをとめる．ペースを一定に保つことや基準の位置まで到達したかの判定が困難な場合がある．また上肢筋力の低下や肥満により1回も懸垂腕屈伸ができない者もいる．現在では高鉄棒が設置されていない学校が多くなってきている．

　斜懸垂腕屈伸は低鉄棒を利用して測定する．鉄棒の高さが胸の高さと同じになるように台などで調節する．両腕をほぼ肩幅の広さにして鉄棒を順手で握り，腕と胴体の角度が90度になるように両足の位置を決める．補助者は足の位置が動かないように足首を押さえる．腕を伸ばした姿勢から鉄棒が身体に触れるまで十分に腕を曲げ，その後伸ばす（図8-10）．この動作を2秒に1回のペースで反復する．測定中に決められた斜懸垂姿勢を保ち反動をつけないように指示する．複数人同時に測定することも可能である．男子対象の懸垂腕屈伸と同様な注意点（決められた姿勢保持，ペース維持など）や問題（1回もできないなど）がある．

(3) 運動能力テスト：10〜11歳対象

　10〜11歳対象の運動能力テストは50m走，走り幅跳び，ソフトボール投げ，斜懸垂腕屈伸，ジグザグドリブル，連続逆上がりの6項目から構成される．これらのテストには走，跳，投，登などの運動成就能力に加え，それぞれスピード，筋パワー（瞬発力），協応能力，筋持久力，調整力の体力要因も関与する．ジグザグドリブルと連続逆上がりは各10点満点，その他の4項目は各20点満点で，運動能力テストの総合得点（100点満点）を求め1級から5級で判定する．以下にジグザグドリブルと連続逆上がりの測定方法の概要を示す（50m走とソフトボール投げは前節参照，走り幅跳びと斜懸垂腕屈伸は本節参照）．

①ジグザグドリブル（協応能力・調整力）（第Ⅳ部14章参照）

　ジグザグドリブルは図8-11のような配置で長さ約150cmのポールを12本置いて測定する．測定にはドッジボール2号球を利用する．時間の計測にストップウォッチが必要である．図8-11の矢印の経路に沿ってドッジボールを片手でドリブルしながら通過していき，スタート地点からゴールまでの時間を1/10秒単位で測る．ボールの硬さ（空気圧）は，150cmの高さから落としたときボールの最高

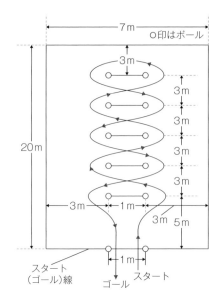

図8-11 ジグザグドリブルの測定におけるポールなどの配置位置

点が60～100 cmに達するように調節する．また身体やボールがポールに触れて，ポールが倒れた場合やボールが区域外に出た場合は再測定とする．測定には通過地点を示すポールなどの用具やコース設定に準備が必要である．ボール遊びが減ってドリブルが苦手な子どもが増えているため，何回か練習が必要な場合がある．

②連続逆上がり（協応能力）

連続逆上がりの測定では低鉄棒を利用する．胸の高さと同じ高さの低鉄棒を順手または逆手で握り，片足で踏み切って逆上がりし片足または両足をつく．この動作をなるべく速く反復し10秒間の回数を数える．実施上の注意点として，運動後めまいを起こしやすいため鉄棒から手を離さないように指示する．また逆上がり動作の途中で終わった場合には回数に加えない．逆上がり自体ができない場合は測定ができない．

2) 壮年体力テスト：30～59歳対象

壮年体力テストは，反復横跳び（ライン間隔100 cm），垂直跳び，握力，ジグザグドリブル，急歩（1,500 mまたは1,000 m）の5項目から構成される．敏捷能力，筋パワー（瞬発力），筋力，協応能力，全身持久力に関する体力要因を測定する．壮年体力テストは1項目20点で合計点（5項目×20点＝100点満点）を求め，体力年齢で評価する．反復横跳びのラインの間隔は，現在の新体力テストの間隔と同じ100 cmである（反復横跳び，握力，急歩の測定方法は前節参照，垂直跳びとジグザグドリブルは本節参照）．

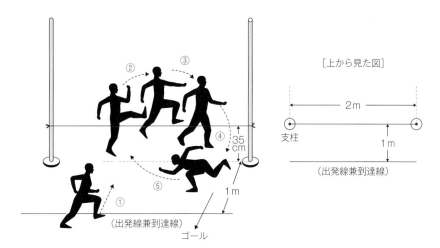

図8-12 跳び越しくぐりの測定の様子

3) 運動能力テスト：6～9歳対象

　この運動能力テストは，50m走，立ち幅跳び，ソフトボール投げ，跳び越しくぐり，持ち運び走の5項目から構成されている．スピード，筋パワー（瞬発力），協応能力，調整力，筋持久力に関する体力要因を測定する．運動能力テストは各種目1級から10級で判定する．

　以下に跳び越しくぐりと持ち運び走の測定方法の概要を示す（50m走，立ち幅跳び，ソフトボール投げは前節参照）．

(1) 跳び越しくぐり（協応能力・調整力）（第Ⅳ部14章参照）

　図8-12のように，2m間隔で置いたポールとポールの間にゴムテープを床から高さ35cmの位置に張り，テープから平行に1m離れた場所に出発線兼到達線を示す．時間の計測にはストップウォッチが必要である．スタートから5回目の「跳び越し」と「くぐり」を終え到達線まで戻る時間を1/10秒単位で記録する．1～2回練習してよい．平らな場所で測定を実施し，身体が触れたときにポールが倒れないように安全に留意する．

(2) 持ち運び走（協応能力・調整力）

　持ち運び走は図8-11に示したジグザグドリブルの測定と同じポールなどの配置と同じボールを利用して測定する．時間の計測にはストップウォッチが必要である．スタートからボールを両手で持って矢印の経路に沿って通過しスタート地点からゴールするまでの時間を1/10秒単位で記録する．平らな場所で測定を実施し，身体が触れたときにポールが倒れないように安全確保に注意する．またボールを落として区域外に出たときは再測定とする．課題を理解させるために事前に何回か練習が必要な場合がある．

文　献

出村慎一（1996）「年齢段階別体力組テスト」－体力組テスト作成上の検討事項－．日本体育学会第 47 回大会大会号，p102．

文部省体育局スポーツ課内社会体育研究会編（1978）スポーツテスト（児童生徒偏）－その実施と活用－．第一法規出版．

文部省（2000）新体力テスト－有意義な活用のために－．文部省．

文部科学省「新体力テスト実施要項」（http://www.mext.go.jp/a_menu/sports/stamina/03040901.htm，参照日：2017 年 9 月 7 日）

永田　晟編著（1983）新訂 体育の測定・評価．第一法規出版．

日本体育学会測定評価専門分科会編（1977）体力の診断と評価．大修館書店．

社会体育開発研究会編（1983）文部省運動能力テスト（小学校低・中学年）－その実施法と活用の仕方－．教育開発研究所．

首都大学東京体力標準値研究会編（2007）新・日本人の体力標準値Ⅱ．不昧堂出版．

9章 専門的体力と専門的運動技能

1．専門的体力

1）専門的体力と基礎的体力

　競技スポーツはそれぞれの競技に特有なスポーツ技術を必要とし，競技スポーツの成就には特有な身体的能力が必要である．専門的体力とは競技スポーツに特有な体力を指し，種目別体力や特殊体力といわれる．競技選手は基礎的体力を高めたうえで，各競技特性を考慮し競技スポーツに必要な専門的体力を高めるトレーニングを実施する．

　一方，体力は「人間の活動や生存の基礎となる身体的能力（第Ⅱ部4章参照）」と定義され，活動の基礎となる行動体力は労働や日常生活に必要な基礎的な身体的能力であり，いわば基礎的体力（基礎行動体力）である．基礎的体力は基本的な運動の成就に必要な能力であり，基礎運動能力や一般的運動能力と同義と考えられる．文部科学省新体力テスト（文部省，2000）により，競技スポーツ選手間の基礎的体力の比較，あるいは競技スポーツ選手と同年代の一般人の基礎的体力の比較が可能である．競技スポーツ選手は一般人より基礎的体力に優れ，競技に必要な専門的体力に優れると仮定される．

　競技選手は競技パフォーマンスの向上に関心がある．そのためには土台となる基礎的体力を全面的に高めるとともに，競技に必要な専門的体力を高める必要がある．競技選手の体力要因の発達バランスは競技スポーツにより異なる．運動能力の階層構造（図4-2, p55）でも，基礎的体力に相当する基礎運動要素の上位に基礎的運動技能およびスポーツ構成技能，最上位に各種競技スポーツに相当するスポーツ技能の領域を位置づけ，基礎（土台）となる基礎的体力（基礎運動要素）の発達が最上位のスポーツ技能の発達に貢献することが仮定されている．

2）競技スポーツと重要な専門的体力要因

　競技スポーツにおいて特に必要とされる体力要因は異なる．競技スポーツは競技を構成する人的観点や活動形態から，大きく個人競技，対人競技，集団競技スポーツに大別され，かつ対人競技と集団競技はさらに身体の非接触型と接触型に分けられる．表9-1は個人競技，対人競技，集団競技スポーツを代表する競技種目と各種目に重要な体力要因を示している．たとえば個人競技である陸上競技の短距離種

表9-1 各種競技種目と種目に重要な体力要因

体力要因	個人競技			対人競技		集団競技	
	陸上競技短距離	陸上競技長距離	水泳	テニス	柔道	サッカー	バレー
形態	○	○	○	○	○	○	○
筋力	△	×	○	△ or ×	○	○	○
瞬発力(パワー)	○	×	○	○	○	○	○
全身持久力	×	○	○	○	○	○	△
筋持久力	×	○	△	○	△	△	△
平衡能力	△	△	○	△ or ×	△ or ×	○	○
巧緻能力	×	×	△	△	△ or ×	△ or ×	△
協応能力	○	○	○	○	○	○	○
柔軟能力	○	○	○	○	○	○ or ×	○
敏捷能力	△	×	○	○	○	○	○

表中の○印はその体力要因を競技別種目の体力測定を行う際に必ず含めるべきという意味である．
△印は可能であればその体力要因を含めて体力測定を行うことが望ましく，×印は含めなくてもよい．

目では，形態，瞬発力，協応能力，柔軟能力が，一方，長距離種目では，形態，全身持久力，筋持久力，柔軟能力の体力要因が重要である．対人競技であるテニス（非接触型）では，形態，瞬発力，全身持久力，筋持久力，柔軟能力，協応能力，敏捷能力（祝原ら，2009），また集団競技であるサッカー（接触型）では，形態，筋力，瞬発力，全身持久力，平衡能力，協応能力，敏捷能力（日本サッカー協会，2005）がそれぞれ重要であることを示している．

競技により，また同じ競技でも種目により重要な体力要因が異なることも示している．また競技によってはポジションにより重要な体力要因が異なる場合もあり，特性に応じて整理することも重要であろう．

3）専門的体力テスト

既述したように専門的体力は基礎的体力とは区別される．また重要な体力要因が仮に基礎的体力要因と同じでも，異なる独自のテスト作成が必要な場合もある．握力は簡便で代表的な筋力テストであり，文部科学省新体力テストにも採用されている．テニス選手はラケット操作を頻繁に行うので握力の評価は重要であり，握力テストは筋力の測定項目として適切であろう．しかし水泳選手の筋力評価の場合，実際の水泳動作のプルやキックに近い形で発揮される筋力である腕筋力や脚筋力テストを利用することが望ましい．サッカー選手の敏捷能力であれば，その場でのステッピングテストよりも，実際の競技場面を想定した全身でのスピードテストやアジリティテスト（次項参照）が適切であろう．つまり専門的体力テストでは重要な体力要因の特定とともに，実際の競技場面で重要な部位や動作の種類などを考慮したうえで各体力要因を測定するためのテストの工夫が必要である．

専門的体力の測定項目を選択する場合，当該競技スポーツの基礎動作特性を考慮

することもある．たとえばサッカー競技の走に関する基礎動作は，スプリント・ストップ，方向転換（左右＋回転），ジャンプ・ランディング，コンタクトなどであり，それらの動作，距離，時間に近い体力測定項目を選択する．つまり各競技スポーツに特化したバッテリーテストを開発することが望ましい．今後，妥当性，信頼性などの検討を踏まえて各競技スポーツの専門的体力テストの作成が必要であろう．日本陸上競技連盟の跳躍ブロックでは，跳躍選手の体力を捉えるためにフィットネステストを作成している（伊藤，2005）．日本テニス協会はテニス選手の体力を捉えるために，テニスフィールドテストを作成している（祝原ら，2009）．日本サッカー協会（2005）はサッカー競技選手の体力（体格，筋機能，神経機能，心肺機能）を捉えるために，筋機能として 10 m×5 シャトルランなど8項目，神経機能としてスピードテストなど3項目，心肺機能として Yo-Yo 間欠性回復力テスト（第Ⅳ部13章参照）など3項目を利用している．

4）専門的体力テストの測定と評価の実際

専門的体力テストには既述したように重要な体力要因の特定とともに，各体力要因を測定するためのテストの工夫が必要である．ここでは個人競技，対人競技，集団競技をそれぞれ代表する陸上競技，テニス，サッカー競技の専門的体力テストを紹介する．シーズンやトレーニング前後にテストを実施し，競技スポーツ選手の専門的体力の変化を確認することが望ましい．また一流選手やレギュラー選手の外的基準値（第Ⅵ部21章）がある場合は，専門的体力の評価が可能であり，選手の適性評価やタレント発掘にも利用できるであろう．

（1）個人競技：陸上競技－跳躍ブロック－

陸上競技の跳躍種目の専門的体力テストとして，日本陸上競技連盟の跳躍ブロックで実施しているフィットネステストを紹介する（伊藤，2005）．3種の全身および脚パワーを測定する専門的体力テストとして，立ち五段跳び，リバウンドジャンプ，垂直跳びを選択している．垂直跳びの実施方法の詳細は第Ⅲ部8章を参照．

［立ち五段跳びのテスト方法］
・被験者は前方へのバウンディング〔両足スタート，右（または左）足，左（右）足，右（左）足，左（右）足，および両足着地の合計5歩〕を行う．
・1回練習後，1回測定する．
・検者はスタート地点から着地足の後端の距離を測る．
・準備物：コーン2個（スタート地点）とメジャー1個（15 m程度）．

［リバウンドジャンプ（RJ）のテスト方法］
・被験者は以下に示す①〜⑤の各ジャンプを2回実施する．
　①手を腰に固定したスクワットジャンプ（スクワットの姿勢から跳び上がる）．
　②手を腰に固定したカウンタームーブメントジャンプ（直立した姿勢から膝関節が90度になるまでしゃがみ込み，素早く切り返して跳び上がる）．

③手を自由にしたカウンタームーブメントジャンプ．
　④①のジャンプを連続15回ジャンプ．
　⑤③のジャンプを連続6回ジャンプ．
・検者は各ジャンプ時に「できる限り接地時間を短くし，かつ高く跳躍する」よう指示し，解析用パソコンとマットスイッチにより，ジャンプ時の接地時間と滞空時間を測定する．
・準備物：解析用パソコンと接地時間と滞空時間を測定するマットスイッチ（ディケイエイチ社製）．

①～⑤の各リバウンドジャンプ時の接地時間と滞空時間から，次式よりリバウンドジャンプ（RJ）指数を算出し，最も高いRJ指数から脚パワーを評価する．

$$\text{RJ 指数} = (1/8 \cdot g \cdot t_a^2)/t_c \quad \cdots\cdots\cdots\cdots\cdots\cdots\cdots\cdots\cdots\cdots (式1)$$
（g：重力加速度 9.81 m/s^2，t_a：滞空時間（s），t_c：接地時間）

RJ指数は競技種目の特性により高値あるいは低値を示すことがあるため，一様に解釈することは困難であるが，男子選手は 2.4～2.6 m/s，女子選手は 1.8～2.2 m/s 程度が標準値の範囲と考えられている．非常に優れた選手では，男子では 4.0～4.5 m/s，女子では 2.8～3.2 m/s を示すことがある．

（2）対人競技：テニス

テニス競技の専門的体力テストとして日本テニス協会が考案・推奨するテニスフィールドテストの内，シャトルスタミナ（全身持久力），往復走・10 m走（ダッシュ力，ストップ力，方向転換力），5方向走（ダッシュ力，ストップ力，方向転換力）を紹介する（祝原ら，2009）．立ち幅跳び，上体起こし，長座体前屈テストも含まれるが，これらの実施方法の詳細は第Ⅲ部8章を参照．

［シャトルスタミナのテスト方法］
・被験者はスタート地点を含む1 m間隔で11個のテニスボールが置かれた10 mのコースを3分間，反復走する．
・検者は反復回数とテニスボールの位置から，移動距離をメートル単位で測る．
・準備物：テニスボール11個，メジャー1個，およびストップウォッチ1個．

［往復走・10 m走のテスト方法］
・被験者は図9-1に示したスタートライン上に立ち，スタートの合図とともに反対側のベースラインに全力走し，ベースラインタッチ後，方向を変え（折り返し），スタートラインを走り抜ける．
・検者は被験者がスタートから10 m地点と，折り返し後スタートラインを通過する時間をそれぞれ計測する．
・1回測定する．
・準備物：メジャー1個とストップウォッチ1個．

［5方向走（スパイダーテスト）のテスト方法］
・被験者は図9-2に示したセンターマークの位置につま先をベースラインの外側

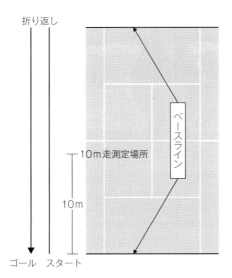
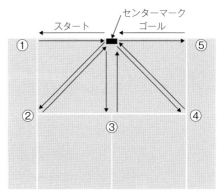

図9-1 往復走と10m走のコース

図9-2 5方向走のコース
①〜⑤にテニスボールを置く
①〜②：5.485m，②〜③：4.115m

(コート内に入らない)に合わせて立ち，スタートの合図で①に向かって全力走し，交点(内側のサイドラインとベースラインの交点)に置かれたテニスボールにタッチし，元の位置に素早く戻る．上記①と同様な動作を②〜⑤まで繰り返し，⑤の交点に置かれたボールにタッチ後，センターマークを走り抜ける．なお，走り抜けずボールをセンターマークにおく方法を用いる場合もある．

・検者は，スタートからセンターマークを走り抜けるまでの時間を測る．
・準備物：テニスボール5個とストップウォッチ1個．

(3) 集団競技：サッカー

日本サッカー協会がJFAフィジカル測定ガイドライン(2006年版)で紹介しているサッカー選手の専門的体力テストを紹介する．本テストのガイドラインは，日本のサッカー選手のフィジカル能力のベースを上げること，その能力を他国のサッカー選手と比較し評価すること，全国レベルで実施できる普及レベルの指標を確立することなどを目的に2006年に策定された．

テストはラボラトリーテスト3項目(ジャンプパワーテスト，スピードテスト，VMA(有酸素性最大スピード：45-15法))，フィールドテスト8項目(50m走，Yo-Yo間欠性回復力テスト，20mシャトルラン，垂直跳び，10m×5シャトルラン，バウンド・ホッピング，アジリティ1，アジリティ2)からなり，ラボラトリーテスト3項目については妥当性および信頼性が検証されている．なおラボラトリーテストおよびフィールドテストの用語に関してはJFAに準拠している．

表9-2，表9-3はジャンプパワーテストとスピードテスト，VMAと最大酸素摂取量の一流選手の平均値を示しており，各国および各世代の代表選手の平均値と比較し評価が可能である．なお50m走(ただし，20mの通過タイムも計測する，

表9-2 ジャンプパワーテストおよびスピードテスト〔10m通過タイム〕(平均値)

	ジャンプパワーテスト					スピードテスト	
	人数(人)	SJ (cm)	CMJ (cm)	CMJWA (cm)	6JUMP (cm)	人数(人)	SPEED (秒)
日本A代表	17	37.59	40.74	49.38	43.64	31	1.769
フランスA代表	68	45.50	46.20	56.80	−	68	1.785

SJ：スクワットジャンプ，CMJ：カウンタームーブメントジャンプ，CMJWA：手を自由にしたカウンタームーブメントジャンプ（垂直跳び），6JUMP：連続6回ジャンプ．

表9-3 VMAおよび最大酸素摂取量（平均値）

国名	区分	人数(人)	VMA(km/h)	最大酸素摂取量(mL/kg/min)
日本	オリンピックU-23	33	19.4	68.0
	A代表	22	19.6	68.8
フランス	オリンピックU-23	113	17.5	61.2
	A代表	68	17.6	61.6

VMA（Vitesse Maximale Aerbice）：有酸素性最大スピード

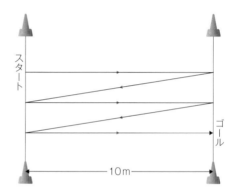

図9-3　10m×5シャトルラン

第Ⅲ部8章），Yo-Yo間欠性回復力テスト（第Ⅳ部13章），マルチステージ（20mシャトルランテスト，第Ⅳ部13章），垂直跳び（第Ⅲ部8章），ジャンプパワー（リバウンドジャンプ，本節p142）は，それぞれを参照．

［10m×5シャトルランのテスト方法］

- 被験者は図9-3に示したスタートライン上にスタンディング姿勢で構えて立ち（サッカー競技でのスタート姿勢に近づけるため），合図でゴールラインに全力走し，ゴールラインを足で踏みスタートラインに戻る．スタートラインを足で踏み再びゴールラインに向かって走り，ゴールラインを踏み戻りスタートラインを踏んだ後ゴールラインを走り抜ける（2往復半）．
- 検者はターンは左右両方に方向変換するように指示し（左，右，左，右ターンの順），2往復半の全力走のゴールラインを通過するまでの時間を測る．測定は1回とする．

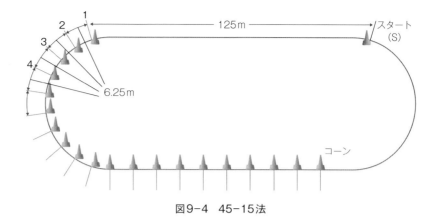

図9-4 45-15法

[45-15法（vitesse maximale aerbice：VMA，有酸素性最大スピード）のテスト方法]
- 被験者は検者の合図で，図9-4に示したスタートライン（S）から125 m離れたコーン1までを45秒で走り（時速10 km），コーン1から6.25 m離れたコーン2までを15秒かけて移動する．続けて，コーン2からSまでの131.25 m（125＋6.25）を45秒で走り（時速10.5 km），S付近で15秒間休息する．続けてSからコーン3までの137.5 m（125＋6.25＋6.25）を45秒で走り（時速11 km），コーン3から6.25 m離れたコーン4までを15秒かけて移動する．次いでコーン4からSまでの143.75 m（125＋6.25＋6.25＋6.25）を45秒で走る（時速11.5 km）．コーンの数を増やし150 m（時速12 km）以降，延長された距離を被験者が45秒以内に走り切れなくなるまで往復し続ける．
- 検者はそれぞれのスタート時とゴール時には「ピッ，ピッ」と2回，スタート時の15秒と30秒時に「ピッ」と1回笛を吹き，45秒で走ることのできた距離の最後の時速，テスト終了時の心拍数，テスト終了1分後および2分後の心拍数の変動を測る（ハートレートモニタを併用すれば，より詳細な測定が可能）．また検者は被験者が達成したコーンを倒す．
- 10名程度同時に実施することが可能である．

[スピードテストのテスト方法]
- 被験者はスタートマットに後足を乗せたスタンディング姿勢の状態からランプの色が赤から青に変わる，もしくはスピーカーの音が鳴ったらスタートし，20 mを全力で駆け抜ける．
- 検者は，①ランプがついてからスタートするまでの反応時間（反射神経），②10 m通過時（スタートの良さ），③20 m通過時（スプリントスピード）の時間を測定し，加速度および速度（時速：km/h）を算出する．なお30 mまで計測し，スピードの維持能力を測定する場合もある．

[バウンディング/ホッピングのテスト方法]
- 被験者は左右の足で片足ホッピング（右足立ちおよび左足立ち状態から3歩連続

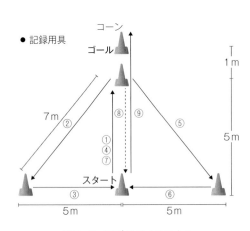

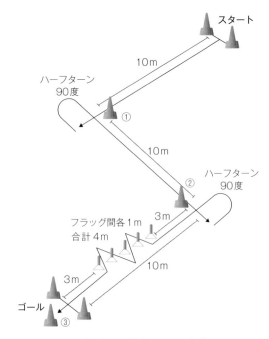

図9-5　アジリティテスト1　　　　　　図9-6　アジリティテスト2

ホッピング），および両足バウンディング〔両足立ちスタート，右足（または左足），左足（右足），および両足着地の合計3歩〕を行う．
・1回練習後，各動作を1回ずつ測定する．
・検者はスタート地点から着地足の後端の距離を測る．
〔アジリティテスト1（ステップ50：ディフェンスの対応をイメージした動き）のテスト方法〕
・被験者は図9-5に示したスタートライン上にスタンディングで構えて立ち，合図とともに次の順（①前進（5 m），②左バッククロスオーバー（7 m），③右サイドクロスオーバー（5 m），④前進（5 m），⑤右バッククロスオーバー（7 m），⑥左サイドクロスオーバー（5 m），⑦前進（5 m），⑧後進（5 m），⑨前進（6 m））で全力走し，合計50 mを走り抜ける．
・検者は，事前に被験者に常にゴール方向を向くこと，およびコーンを必ず回り込むことを指示し，スタートからゴールを走り抜けるまでの時間を測る．測定は1回とする．
・後方のコーンの代わりにラインを引いて目印としてもかまわない．
〔アジリティテスト2（オフェンスのステップワークをイメージした動き）のテスト方法〕
・被験者は図9-6に示した最初のコーンをタッチしてスタートし，コーン1（①）まで全力走し，コーン1を通過後ハーフターン（反転）し，コーン2（②）まで全力走し，コーン2を通過後ハーフターン（反転）し，コーン3（③）まで5本のフラッグを左からジグザグに走り抜け（スラロームし），そして，最後のコーン（ゴール横のコーン）をタッチしてゴールする．

・検者はスタート（最初のコーンタッチ）からゴール（最後のコーンタッチ）までの時間を測る．

2．スポーツ技能

1）スポーツ技能と基礎的運動技能

競技スポーツは走る，跳ぶ，投げるなどの基礎的運動技能と異なり，個人が特別にスポーツ技術を反復練習し，習得しなければ成就できない．たとえば水泳は反復練習により水をかく，水をけるなどの水泳技術を習得し，さらにその動作を反復練習することにより動作が段階的に洗練され，生得的な運動である歩行と同様に条件反射的（自動的）に成就可能になる．テニスやサッカーなどの他の競技スポーツの場合も同様である．スポーツ技能とは専門的運動技能のことで，各競技に特有な特殊技能である．つまりスポーツ技能は個々人がスポーツ技術を反復練習により習得し内面化した能力である．スポーツ技術は運動のやり方で誰でも共通に学習できる（客観的）方法であるが，個人により体格や体力は異なることから反復練習により個人が技術を身につけ能力化した技能には個人差がある．

一方，競技スポーツは歩く，跳ぶ，投げるなどのように，幼児期に動作を"みようみまね"で反復し，一定の年齢になれば誰もが成就可能になる生得的な運動とは異なる．つまり前述のとおり意図的な反復練習によりスポーツ技術を習得することにより成就可能となる後天的な運動である．前者の基礎的な運動の成就に必要な技能は，スポーツ技能に対し基礎的運動技能といえる（図4-2，p55参照）．

スポーツ技術を獲得し動作が反射パターン化（ダイナミックステレオタイプ）すると，動作の修正は困難になるので注意が必要である．運動技能（スキル）はオープンスキルとクローズドスキルに大別される（出村，2009）．オープンスキルはサッカーやバスケットボールなどの集団競技スポーツのように，絶えず変化する環境下で複数の競技者が互いに競い合うスポーツにおけるスキルである．一方クローズドスキルは水泳や陸上競技（走，競歩）などの個人競技スポーツのように，安定した変化の少ない環境下で同じ動作の反復，あるいは体操のように事前に決められた動作を行うスポーツにおけるスキルである．

2）スポーツ技能と構成技能

スポーツの構成技能とは，たとえばバレーボールでいえば，サーブ，レシーブ，アタック，トスなどのようにバレーボール競技を構成する技能のことである．構成技能は各競技スポーツにより異なる．個人競技スポーツである水泳の場合には，クロールや平泳ぎなどの泳法で速く泳ぐことが競技パフォーマンスの大部分を決定するので，各泳法の技能が重視される．飛び込み，ターン，タッチなども競技パフォーマンスに関与する．これらも水泳競技には不可欠であり構成技能に相当する．ただ

表9-4 主な競技スポーツと構成技能の例

分類	スポーツ種目	構成技能
個人競技	ゴルフ	ショット,パット,アプローチなど
	水泳	飛び込み,ターン,泳法,タッチなど
対人競技	柔道	組手,投げ技,抑え技,関節技,絞め技など
	テニス	サーブ,グラウンドストローク,ボレー,スマッシュなど
集団競技	サッカー	パス,ドリブル,シュート,ヘディングなど
	バスケットボール	パス,ドリブル,シュートなど
	バレーボール	サーブ,レシーブ,トス,アタックなど
	ラグビー	タックル,スクラム,キック,パスなど

し集団競技スポーツの構成技能は個人競技スポーツの場合と異なり,ほぼ同程度の重要度で競技パフォーマンスに関与する.また構成技能は走る,跳ぶ,投げるなどのような基礎的運動技能と区別される(図4-2, p55参照).水泳の場合には浮く,潜る,息継ぎなどが基礎的運動技能に相当するであろう.表9-4に個人競技,対人競技,集団競技スポーツ種目と構成技能の例を示した.

3) スポーツ技能テスト

個人競技スポーツである水泳の場合,潜る,浮く,飛び込むなどは基礎的運動技能のテストに,クロール,平泳ぎなどの泳法による全力泳はスポーツ技能テストに相当する.一方バレーボールやサッカーのような集団競技スポーツの場合には,ゲーム中の選手のスポーツ技能を直接評価することは困難である.たとえばバレーボールでいえばサーブ,レシーブ,アタック,トスなどのような構成技能のテストは可能であり,これらの構成技能に優れればゲーム中のスポーツ技能も優れると仮定される.対人競技や集団競技スポーツの場合,実際の競技ではこれらの構成技能の連携や選手間の連携技能などが加わることになる.村松ら(1996)はテニス競技選手のスポーツ技能を捉えるために,サービスのスピード,コントロールなどの要素を得点化する独自のテストを考案している.日本バスケットボール協会はバスケットボール競技選手のスポーツ技能を捉えるために,バスケットボールの基礎技術として要求されるシュート,パス,ドリブルなどを代表する独自のテストを考案している(児玉, 1982).

4) スポーツ技能の測定と評価の実際

スポーツ技能テストは既述したように重要な構成技能の特定とともに,各構成技能を測定するテストの工夫が必要である.ここでは対人競技および集団競技をそれぞれ代表するテニスおよびバスケットボール競技のスポーツ技能テストを紹介する.

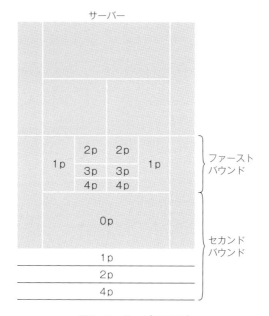

図9-7　サービスの配点
(祝原　豊，窪田辰政，森脇保彦 (2009) テニスにおける体力トレーニングの重要性に関する研究．体育・スポーツ科学研究，9：47-54)

(1) 対人競技：テニス

　村松ら (1996) が開発したテニス技能テストのうち，サービスの技能テストを紹介する (祝原ら，2009)．
　［サービスのテスト方法］
・被験者 (サーバー) は図9-7に示したサービスラインの位置から右側サーブ連続5本，左側サーブ連続5本，合計10本のサーブを打つ．
・検者は事前に被験者にセンター (2～4p (ポイント)) を狙ってサーブを打つことを指示し，1バウンド目 (ファーストバウンド) で正確性を，2バウンド目 (セカンドバウンド：0～4p) でスピード (強さ) を図9-7に示した得点区分に従い測る．セカンドバウンドが4pの位置に入ればスピードが速いと判断する．なおサーブがフォールト (失敗) の場合は，2バウンド目の得点にかかわらず0点とする．

(2) 集団競技：バスケットボール

　日本バスケットボール協会が1966年に紹介し，嶋田 (1980)，児玉 (1982) をはじめとする多くの研究で利用されている技能テストを紹介する．テストは3回連続ジャンプ (3回連続の垂直跳び：最大と最小を除いた中間値)，30秒ショット，ドリブルターン，スポットショット，リバウンド・パスからなり，いずれも妥当性および信頼性が高いことが報告されている．垂直跳びの実施方法の詳細は第Ⅲ部8章を参照．

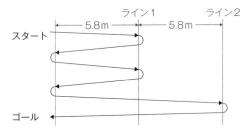

図9-8 ドリブルターン（児玉善廣（1982）大学生におけるバスケットボールのスキルテストの研究．仙台大学紀要，14：37-51より改変）

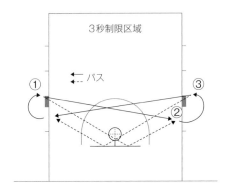

図9-10 リバウンド・パス（児玉善廣（1982）大学生におけるバスケットボールのスキルテストの研究．仙台大学紀要，14：37-51より改変）

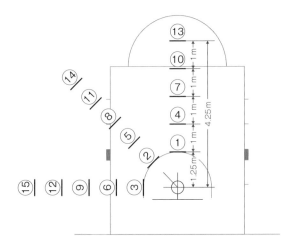

図9-9 スポットショット（児玉善廣（1982）大学生におけるバスケットボールのスキルテストの研究．仙台大学紀要，14：37-51より改変）
①～⑮までのポジションの設定は，ゴール中心の真下を基準に，0度，45度，90度の3本のラインと，ゴールの基準点からフリースローライン中央点4.25mに対して，1m間隔に手前3区間，後ろに1区間の同心円の交差する地点15カ所に，ゴールに近い正面より番号を決めていく．

［30秒ショットのテスト方法］

・被験者はゴール下の任意の位置にボールを保持して立ち，合図で30秒間にできるだけ数多くボールをゴールに入れる．

・検者はゴール成功ごとに1点を数え，30秒間の合計得点を測る．

［ドリブルターンのテスト方法］

・被験者は図9-8に示したスタートラインを右足で踏み，ボールを両手で胸部の前で保持して立ち，合図でライン1（5.8m）まで右手でドリブルしながら全力走し，ラインを足で踏み右回りターンをし，ターン後は左手でドリブルしスタートラインに戻る．スタートラインを足で踏み左回りターンをし，ターン後はライン2（11.6m）まで右手でドリブルしながら全力走し，ライン2に到達後は同様に右回りターンし，左手でドリブルしスタートラインに戻る．上記の一連の動作を2往復する．

・検者は事前にターンは左右両方に方向変換することを指示し（右，左，右，左，右，左，右ターンの順），2往復後，足の裏がゴールラインに触れるか，ゴールラインを通過する時間を測る．

［スポットショットのテスト方法］
- 被験者は図9-9に示した①の位置からショットをはじめ，ゴールに成功後②，③と順次ショット位置を⑮まで変えて連続でショットをする（最高15回）．
- 検者は被験者の連続ショットで，ショットが失敗した直前のポジション番号を記録する．たとえばポジション⑤で失敗すれば④とする．

［リバウンド・パスのテスト方法］
- 被験者は図9-10に示した3秒制限区域の外側にボールを保持して立ち（①），合図でバックボードにボールをパスし，反対側に移動し，リバウンドボールをキャッチして（②），反対側の3秒制限区域の外側から（③）またバックボードにボールをパスする．これを5往復，計10回繰り返す．
- 検者は最初のパスから最後のリバウンドボールをキャッチするまでの時間を測る．なおボールがバックボードに当たらなかった場合はやり直しを指示する．

文 献

出村慎一監修，島田　茂，池本幸雄編著（2009）健康・スポーツ科学の基礎．杏林書院．
出村慎一監修，佐藤　進，山次俊介，長澤吉則，吉村喜信編（2011）健康・スポーツ科学講義 第2版．杏林書院．
出村慎一（1985）大学競泳選手の体格，体力及び水泳技能の性差．体育学研究，31：151－161．
ディケイエイチ　http://www.jpnsport.go.jp/jiss/Portals/0/column/fcmanual/08_RJ.pdf#search＝　％27％E3％83％AA％E3％83％90％E3％82％A6％E3％83％B3％E3％83％89％E3％82％B8％E3％83％A3％E3％83％B3％E3％83％97％E6％8C％87％E6％95％B0％27（参照日：2017年9月7日）
伊藤信之（2005）陸上競技：跳躍．JISSスポーツ科学会議2005．（http://www.jpnsport.go.jp/jiss/Portals/0/jiss-conf-2005/pdf/jiss2005_p030-031_ito.pdf，参照日：2017年9月7日）
祝原　豊，窪田辰政，森脇保彦（2009）テニスにおける体力トレーニングの重要性に関する研究．体育・スポーツ科学研究，9：47-54．
児玉善廣（1982）大学生におけるバスケットボールのスキルテストの研究．仙台大学紀要，14：37-51．
松浦義行（1983）現代の体育・スポーツ科学，体力測定法．朝倉書店．
文部省（2000）新体力テスト－有意義な活用のために－．文部省．
村松　憲，吉成啓子，磨井祥夫ほか（1996）簡便で信頼度の高いテニスのスキルテストの開発．テニスの科学，4：46-52．
嶋田出雲（1980）スポーツ・トレーニング・コース，バスケットボールのトレーニング．大修館書店．
横浜市スポーツ医科学センター（2007）スポーツトレーニングの基礎理論．西東社．
公益財団法人日本サッカー協会（2005）JFAフィジカル測定ガイドライン2006年版．
公益財団法人日本バスケットボール協会（2018）2018〜バスケットボール競技規則．

10章 行動観察と動作分析

1. 行動観察と動作分析の実際

　健康・スポーツ科学領域における運動成就テストは，運動成就の結果を実際に器具を用いて測定する場合（実測）と検者の主観的判断により測定する場合に大別される（第Ⅱ部5章，6章）．後者の主観的判断による行動観察測定は，さらに関心が被験者の運動能力の測定にある場合（間接測定）と動作自体にある場合（直接測定）に分けられる（表10-1）．実測による運動成就テスト（間接測定）は被験者に最大能力発揮を要求するため，被験者が運動課題をよく理解できない場合，信頼できる測定値は得られない．また体力の劣る高齢者の場合は危険性もある．したがって行動観察による運動能力の測定は，幼児や高齢者において有効な測定法と考えられる．一方，幼児期は加齢に伴い走・跳・投などの基本的動作が，また高齢期は身体機能低下に伴い動作がそれぞれ大きく変容する．同様な現象はスポーツ技術の習得（スポーツ技能の発達）過程においても認められ，反復練習に伴い動作は次第に合理的な動きに改善される．

　時間や距離などにより測定する運動成就の測定値（実測値）は動作パターンに大きな影響を受けるので，動作パターンが大きく変容する場合は能力（技能）の発達を時間や距離により実測するよりも，行動観察による動作の質的変化（動作パターン変化）を測定するほうが有効なこともある．表10-1は行動観察にもとづく測定の特徴を整理している．次節では行動観察による運動能力の測定，3節では動作の測定について説明する．

　一方，検者の関心が運動中の体幹と四肢のキネマティクス的な動きの対応関係に

表10-1　行動観察にもとづく測定の分類と特徴

関心対象	主な特徴
運動能力	・測定器具を必要としない． ・対象者が運動課題を適切に理解できない場合でも有効である． ・必ずしも動機づけを高める必要はない（普段の自然な行動が評価対象）． ・段階評価や合否判定などにより定性的に測定できる．
動作	・基本的動作（走・跳・投など）の変化を評価できる． ・運動やスポーツに必要な技能の発達や習熟過程を評価できる． ・行動や動作を全体的・総合的に評価できる． ・各身体部位の動き（質的変化）を定性的に測定できる（図10-5）．

ある場合は，正確な測定値を得るために専用の特殊な機器を使い体幹や四肢の速度，角度あるいは位置などを実測し分析（動作分析）する必要がある．動作分析は実験室で個人の動作を対象に行われるが，近年では屋外での測定も可能になってきた．動作分析の実例は4節で説明する．

またサッカーやバレーボールなどの集団競技では，屋内や屋外のコートで複数の選手が同時にプレーする．ゲーム中の各選手の動きの分析は前述の実験室における動作分析とは異なる．ゲーム中の複数の選手の動きを主観的に観察し即座に分析することはきわめて困難である．ゲーム中の選手の動きをビデオに収録すれば何度も再生が可能であり非常に有効である．研究におけるビデオ利用は競技スポーツにおける判定確認のためのビデオ利用と異なり，正確な測定値を得るための手段として利用することを理解しておくべきである．5節ではビデオ・映像分析の実際について紹介する．

2．行動観察にもとづく運動能力の測定と評価の実際

行動観察にもとづく検者の主観的判断による運動能力の測定は，幼児や高齢者において有効であることは前節で説明したとおりである．ここでは幼児の運動能力を主観的判断により測定した研究事例として，園内の幼児の遊びあるいは生活活動の行動観察から運動能力（たとえば立ち幅跳びなら何cm跳べるか）を推定する事例，行動観察から集団内における個人の運動能力の順位（たとえば20m走の順位は10人中何番目か）を推定する事例，行動観察から各運動課題の可否（たとえば両足跳び越しができるか否か）を推定する事例を紹介する．

1）行動観察にもとづく幼児の運動能力の測定

幼稚園教諭や保育士が，走る，跳ぶあるいは投げるなどの運動能力の年齢別・性別平均値を把握していれば，たとえば鬼ごっこで素早く走り回る，物を投げるあるいは雲梯にぶら下がって遊ぶなど，園内における日頃の幼児の運動行動の観察から，幼児の立ち幅跳びを実測しなくても跳べる距離をある程度推定できる可能性がある．もし一定の精度で推定可能であれば，保育現場における幼児の運動能力の測定に活用できる．前述の主旨で実施した研究事例（村瀬ら，1995）の概要を以下に説明する．

［目的］園内における幼児の遊びや生活場面の行動観察にもとづき，幼稚園教諭が最大能力発揮による各運動能力のテスト結果（実測）をどの程度推定可能か検討する．

［方法］4～6歳の幼児男女137名を対象に，幼稚園教諭が運動能力テスト（立ち幅跳び，体支持持続時間，円周片足連続跳び，長座体前屈，上体反らし，テニスボール投げ，棒上片足立ち，握力，反復横跳び，20m走）実施前に，日頃の行動観察

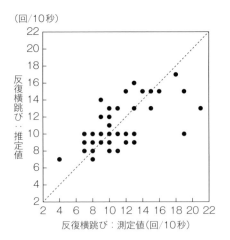

図10-1　反復横跳びの測定値と推定値の対応関係〔男児〕
(村瀬智彦, 出村慎一, 郷司文男ほか (1995) 幼児の運動能力測定における測定値と推定値との対応関係. 教育医学, 41：195-201)

にもとづき各幼児の運動能力(たとえば立ち幅跳びなら何cm跳べるか)の実測値を推定した. なお幼稚園教諭は事前に配布した運動能力テストの性別・年齢別標準値を確認した. 各運動能力テストの推定値と実測値の平均値の差および両者の関係(相関係数)を検討した.

［主な結果］反復横跳び, 握力, 立ち幅跳びに関しては, 男女児とも推定値と実測値の関係は比較的高かった. 特に男児の反復横跳びにおける両者の相関関係($r=0.659$)は比較的高く, また過大(過小)推定傾向も認められなかった(図10-1). 一方, 両者の関係は高いが実測値を過大(過小)に推定するテストも認められた. 柔軟能力を測定する長座体前屈や上体反らしのような大きな重心移動が伴わない体力要因のテストは, 行動観察による実測値の推定は難しいと判断された.

2) 行動観察にもとづく順位推定による評価

幼稚園教諭は日頃の観察から担当する3人の幼児の身長の大小関係は判断でき, 不明な場合でも意識して観察すれば判定可能であろう. 同様に走能力も集団でかけっこをしている場面を注意深く観察すれば, 3人の順位の推定はある程度可能と考えられる. このように実測しなくても, ある幼児は他の幼児に比べどの能力要因が優れどの要因が劣るのかをある程度把握できれば, 幼児の運動能力を評価でき幼稚園教諭への教育的フィードバックに有効であろう. 前項で説明した研究例の場合, 実測値を推定するために, 幼稚園教諭や保育士は事前に各運動成就テストの年齢別・性別平均値を把握している必要があったが, 順位評価の場合には必ずしもその必要はない. 以下, 前述の主旨で実施した研究事例(村瀬と馬場, 1998)の概要を説明する.

［目的］園内における幼児の遊びや生活面の行動観察にもとづき, 幼稚園教諭が

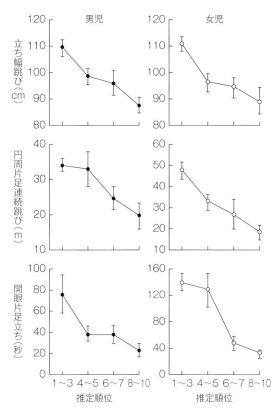

図10-2 測定値と推定順位の間に対応関係が確認された例（村瀬智彦，馬場耕一郎（1998）4～5歳児の運動行動の観察に基づく推定順位による運動能力評価の妥当性．教育医学，44：443-451）

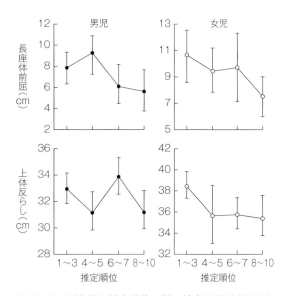

図10-3 測定値と推定順位の間に対応関係が確認されなかった例（村瀬智彦，馬場耕一郎（1998）4～5歳児の運動行動の観察に基づく推定順位による運動能力評価の妥当性．教育医学，44：443-451）

担当クラスの幼児の各運動能力の順位をどの程度推定可能か検討する．

［方法］4～5歳の幼児男女合計79名を対象に，幼稚園教諭が運動能力テスト（握力，背筋力，立ち幅跳び，20m走，円周片足連続跳び，テニスボール投げ，開眼片足立ち，反復横跳び，長座体前屈，上体反らし）実施前に，日頃の園内における行動観察にもとづき各幼児の運動能力テスト成績の順位（たとえば20m走の順位は10人中何番目か）を推定した．推定順位と実測値による順位の関係（相関係数）を検討した．

［主な結果］立ち幅跳び，円周片足連続跳び，開眼片足立ちは推定順位と実測順位との間に一定の対応関係が確認された（図10-2）．これらの動作の成就能力の順位は行動観察にもとづきある程度推定可能と判断された．しかし長座体前屈と上体反らしは推定順位と実測順位に関係は認められなかった（図10-3）．動きを伴わない柔軟能力の順位推定は難しいことが示唆された．

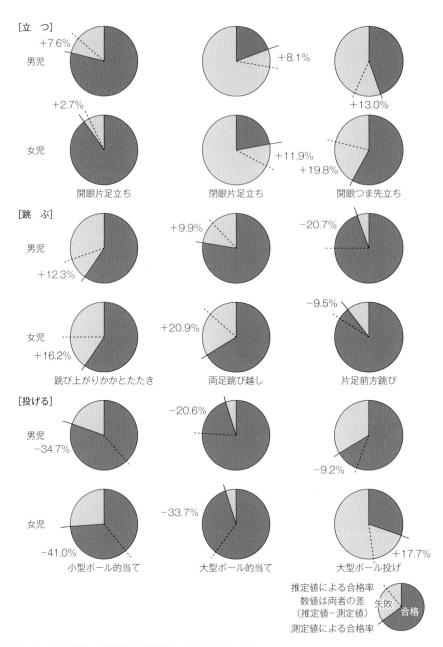

図10-4 合否判定の測定値と推定値による合格率の差（村瀬智彦，出村慎一，春日晃章ほか（1997）幼児の運動能力評価における合否判定テストの測定値と推定値との対応関係，教育医学，42：267-273）

3）行動観察にもとづく運動課題における合否判定評価

　　幼児の運動能力は運動課題が「できる／できない」，つまり合否判定にもとづく定性的測定のほうが定量的測定よりも適切な場合もある．前項の研究事例と同様に日常の幼児の遊びや生活面の観察から，各幼児の各運動課題の成就可否の判定は可能と考えられる．行動観察にもとづき運動課題の合否（可否）判定が可能であれば

実測の負担もなく有効であろう．前述の主旨で実施した研究事例（村瀬ら，1997）の概要を説明する．

［目的］園内における遊びや生活場面の行動観察にもとづき，幼稚園教諭が立つ，跳ぶ，投げるといった基本動作に関する運動課題の合否をどの程度推定可能か検討する．

［方法］4～6歳の幼児男女合計165名を対象に，教諭が担任するクラスの各幼児について，実際に運動課題（立つ，跳ぶ，投げるなどに関する9課題）を実施した際の合否を判定する前に，日頃の園内の行動観察にもとづき合否（たとえば両足跳び越しができるか否か）を推定した．推定および実測による合否の合格率の差を検討した．

［主な結果］女児の開眼片足立ちの合否を実測した結果と推定による結果の合格率の差（2.7％）は一番小さかったが，その他の運動課題は推定合否判定と実測合否判定の率に有意差が認められ，行動観察にもとづく実際の運動課題の合否を推定することは難しいことが示唆された．また過大（過少）評価の程度は，女児のほうが男児より多くの運動課題において大きく（図10-4），また年長児のほうが年中児よりも正確に合否判定できることがわかった．男児は女児より，年長児は年中児より活動的であり，より適切に合否判定しやすいことが示唆された．

3．行動観察にもとづく動作の測定と評価の実際

ここでは動作の発達過程に関心があり，行動観察によって動作パターンを測定する研究事例を紹介する．この研究では事前に動作の段階的発達パターンを規定しておき，検者が被験者の動作を観察しいずれのパターンに該当するか認定（得点化）する．中村ら（2011）は幼児の疾走動作，跳躍動作，投動作の段階的発達パターンを図示するとともに，腕，脚，体幹の動作あるいは重心の移動について詳細に発達特徴を記載（動作カテゴリー）している（図10-5～7）．検者は5段階の動作パターンの重要な特徴（カテゴリー番号参照）を考慮し動作パターンを得点化する．このような行動観察評価は主に幼児の基本的動作の分析に利用されているが，高齢者の動作変化や，児童や青年を対象としたスポーツ技術の習得過程における動作変容の評価にも非常に有効である．

行動観察評価の場合に重要なことは，図10-5～7のように検者が被験者の動作を規定した動作パターンのいずれに該当するか即座にかつ適切に判定できるように，動作パターンの定義と分類を明確にすることである．また検者自身も各動作パターンの定義を事前に熟知しておく必要がある．この点では体操や飛び込み競技などの演技評価と類似している．検者の主観的判断にもとづく評価は信頼性や客観性の検討が必要である．また判断ミスや見落としを避けるためにビデオを活用することも有効であろう．

動作カテゴリー	カテゴリー番号 ○: Key category	動作パターン	得点(点)
腕の動作 1. 両腕のスウィング動作がない． 2. 前方で腕をかくような動きや，左右の腕のバランスのとれていない消極的なスウィング動作がある． 3. 両肘の屈曲が十分に保持された，大きな振動での両腕のスウィング動作がある．	① 4 7 (10 or 11) 13	Pattern1	1
接地時の足の部位 4. 足の裏全体で接地する． 5. かかとから接地する． 6. 足の裏の外側から接地する．	②(4 or 5)(7 or 8) 11 (13 or 14)	Pattern2	2
離陸時のキック脚の動作 7. 膝が屈曲したままであり，主に垂直方向にキックされる． 8. 主に水平方向にキックされるが，十分な膝の伸展はない． 9. 膝が十分に伸展し，水平方向にキックされる．	2 (5 or 6) 8 ⑫ 14	Pattern3	3
滞空期前半の空中脚の動作 10. 足の蹴り上げはほとんどない． 11. 小さな足の蹴り上げがある． 12. 回復期後半の大腿の引き上げにつながる十分な足の蹴り上げがある．	③ (5 or 6) 8 12 14	Pattern4	4
滞空期後半の空中脚の動作 13. 大腿の引き上げはほとんどない． 14. わずかな大腿の引き上げがある． 15. ほぼ地面と水平にまでの大腿の引き上げがある．	3 6 ⑨ 12 15	Pattern5	5

図10-5　幼児の走動作パターン（中村和彦，武長理栄，川路昌寛ほか（2011）観察的評価法による幼児の基本的動作様式の発達．発育発達研究．51：1-18）

動作カテゴリー	カテゴリー番号 ○: Key category	動作パターン	得点(点)
腕の動作 1. 両腕はぶらさげた状態のままで，ほとんど動作がない． 2. 両腕を跳躍方向と反対に，後方へと振る． 3. 両腕を側方へ引き上げ，肩を緊張させてすくめる． 4. 肘が屈曲する程度に，両腕をわずかに前方へ振り出す． 5. 肘をほぼ伸展しながら，両腕を前方に振り出す． 6. バックスイングから，両腕を前上方へ大きな動作で振り出す．	(① or ②) 7 (10 or 11)	Pattern1	1
	③ (7 or 8) 11	Pattern2	2
脚の動作 7. 踏み切りおよび着地で片足が先行し，両足がそろわない． 8. 準備局面で膝関節と足関節が屈曲するが，踏み切り時には十分に伸展しない． 9. 準備局面で腰関節，膝関節，足関節が十分に屈曲し，踏み切り時に前上方に十分に伸展する．	④ 8 11	Pattern3	3
	⑤ (8 or 9) (11 or 12)	Pattern4	4
体幹の動作 10. 体幹はほとんど前傾しない． 11. 準備局面から踏み切り局面において，体幹はやや前傾する． 12. 準備局面から踏み切り局面で，体幹は深く前傾する．	⑥ 9 12	Pattern5	5

図10-6　幼児の跳動作パターン（中村和彦，武長理栄，川路昌寛ほか（2011）観察的評価法による幼児の基本的動作様式の発達．発育発達研究．51：1-18）

動作カテゴリー	カテゴリー番号 ○: Key category	動作パターン	得点(点)
腕の動作 1. 前腕の伸展のみによって放出する. 2. 腕のスイングが頭の上方へ引き上がる. 3. 投射する側の腕と肩を後方へ引き上げ, 反対側へひねる. 4. むちを打つような動きで腕を振る. 5. 腕の振りがフォロースルーを伴う. 6. 準備局面でワインドアップ動作を伴う.	(1 or 2) 7 ⑪ 14	Pattern1	1
	③ 7 12 14	Pattern2	2
脚の動作 7. 足は投射した場所に留まっている. 8. 投射する腕と同じ側の脚のステップがある. 9. 投射する腕と逆側の脚のステップがある. 10. 投射する腕と逆側の脚の引き上げがある.	3 4 ⑧ 12 (14 or 15)	Pattern3	3
体幹の動作 11. 上体は投射方向へ正体したままである. 12. 体幹を反対側へひねり, 腕の振りに伴った回転がある. 13. 腎部を反対側へひねり, 脚のステップによる回転がある.	3 4 5 ⑨ (12 or 13) 15	Pattern4	4
体重の移動 14. 体重の移動がない. 15. 体重が後ろ足から前足へ移動する.	3 4 5 ⑥ 9 10 13 15	Pattern5	5

図10-7 幼児の投動作パターン（中村和彦, 武長理栄, 川路昌寛ほか（2011）観察的評価法による幼児の基本的動作様式の発達. 発育発達研究. 51：1-18）

4. 動作分析の実際

　動作分析とは2次元あるいは3次元空間内の人の動作や物体の動きを計測し, 動きの各部分あるいは全体を数値化する技術であり, 計測対象とする各部の座標値の時系列データを正確に測定し, 動作を客観的に評価するために利用される. 近年ではスポーツ選手の運動技術の比較や, リハビリテーションにおける回復過程の診断や評価に利用されることも多い. 図10-8に日本体育学会のバイオメカニクス研究における競技種目・動作（上段）および研究視点（下段）別の研究数を示している. 陸上, スキー, スケート, 水泳など多くのスポーツ種目において, キネマティクスあるいはキネティクス分析をはじめとした動作分析に関する研究が, 数多く行われている.

1）走動作分析とは

　日本における動作分析を基盤としたキネマティクスおよびキネティクス分析は, 陸上競技において多く利用されている. ここでは走動作に焦点をあて動作分析の具体例を紹介する.「走」は歩行より速く移動する運動様式で, 両脚支持期のない（両足が地面から離れる瞬間がある）点で歩行と異なり, 幼児期に習得する基本的な運動動作の1つである（金子, 2006）. 走動作はジョギングから短距離スプリントの

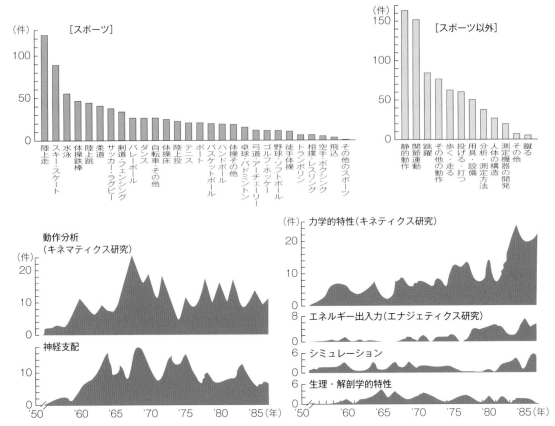

図10-8 日本体育学会(1950～1986年)におけるバイオメカニクス研究の研究対象（金子公宥，伊藤 章，淵本隆文ほか（1993）日本と世界におけるバイオメカニクス研究の動向．Jpn J Sports Sci, 12：398-408より改変）

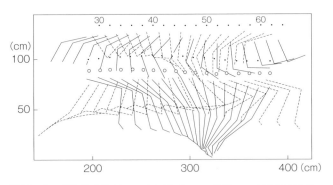

図10-9 走動作のスティックピクチャー（Elftman H（1940）The work done by muscles in running. Am J Physiol, 129：672-684）

ように，同じ走動作でもフォームやスピードが大きく異なる（深代ら，2000）．走スピードはストライド（1歩の距離）とピッチ（1秒間の歩数）の積により決定される．ストライドとピッチの特徴は動作分析により定量化され，一般的に図10-9のスティックピクチャーと呼ばれる図で示される（Elftman，1940）．

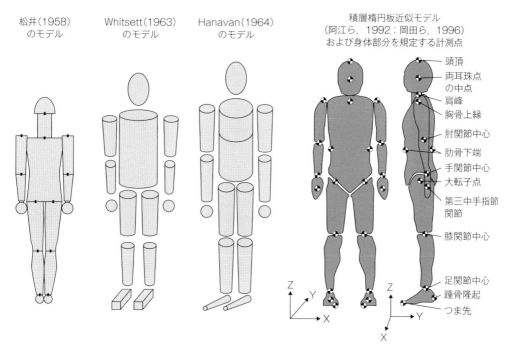

図10-10 身体モデル（松井秀治（1958）運動と身体の重心-各種姿勢の重心位置に関する研究-．杏林書院；Whitsett CE Jr（1963）Some dynamic response characteristics of weightless man. AMRL-TDR-63-18, Wright-Patterson Air Force Base；Hanavan EP Jr（1964）A mathematical model of the human body. AMRL-TR-64-102, Wright-Patterson Air Force Base；阿江通良，湯 海鵬，横井孝志（1992）日本人アスリートの身体部分慣性特性の推定．バイオメカニズム，11：23-33；岡田英孝，阿江通良，藤井範久ほか（1996）日本人高齢者の身体部分慣性特性．バイオメカニズム，13：125-139）

2）スティックピクチャーの作成および利用方法

　スティックピクチャーは動作分析により定量化された身体各部位の座標位置やそれにもとづく関節角度から描かれ，その時系列変化から動きの変化が視覚的に示される．

　スティックピクチャーを描画する情報を得るための具体的手順を以下に示す．2次元あるいは3次元座標上の身体各部位の座標位置を定量化するために，まず対象の身体各部位に身体マーカーを貼付する必要がある．身体マーカーは主に関節（足，膝，股，手，肘，肩など）や特徴的な解剖学的位置（肩峰，腸骨稜，頭頂など）に貼付される．身体マーカーの貼付位置は分析に利用される身体モデルによって異なる．代表的な身体モデルとして，図10-10に示す松井（1958），Whitsett（1963），Hanavan（1964），阿江ら（1992），岡田ら（1996）のものがある．モデルは主に身体各部位あるいは全身の重心位置を決定するうえで重要な役割を示す．その決定のためにも身体部分を規定する身体マーカーの貼付位置は重要であり，マーカーを被験者に貼付した後，被験者に測定・評価する動作を行うよう指示する．

　図10-11は各種走速度で定速疾走した際の走動作のスティックピクチャーを（阿江，2004），図10-12は各種走速度における大転子を中心とした下肢動作を

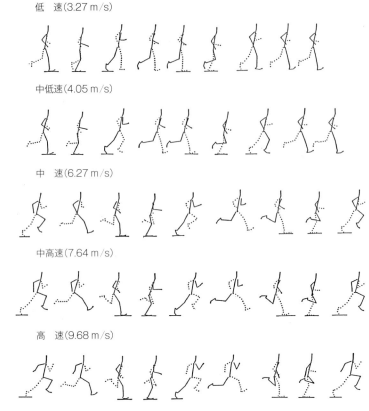

図10-11　各種走速度における走動作のスティックピクチャー（阿江通良（2004）走動作のメカニズム，p169．金子公宥，福永哲夫編，バイオメカニクス―身体運動の科学的基礎―．杏林書院）

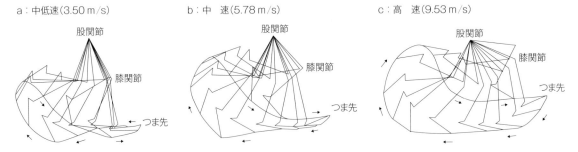

図10-12　各種走速度における大転子を中心とした下肢動作（阿江通良，宮下　憲，渋川侃二ほか（1983）走速度の増大による下肢の動きの変化―走速度と足先及び膝の速度，加速度との関係に着目して―．日本体育学会第34回大会）

示している（阿江ら，1983）．これら各種走速度の変化に伴う走動作特性の変化から，走スピードの改善・向上のための方略が導出される．つまり，走スピードの上昇に伴い，水平方向では前後に大きな動きとなり，鉛直方向では回復期に足先が高く上がり，振り戻しの距離が長くなることがわかる．これらは大きな走スピードを得るための動きや意識のポイントを考えるための基礎資料となり，学習者や指導者あるいは選手に強調させるべきポイントとなる．

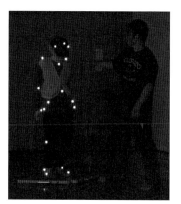

図10-13　反射マーカー

3）スティックピクチャー作成用の動画撮影方法

　上述したスティックピクチャーは，動作を平面上で捉えることができると仮定したうえで人の動きを研究する手法である．したがって動きの面に対して光軸が垂直となるように置かれたカメラが1台あれば分析が可能である．しかし投球動作のように身体を捻ったり，体操の鞍馬のように回転したりする動作が含まれると1台の固定カメラでは捉えきれない．このような動作の場合，複数台のカメラを用いて3次元動作分析を行うことが適切である．

　3次元動作分析を行うためには，対象に貼付される身体マーカーが動作過程に身体セグメントによって隠れたり，カメラの視野から外れたりすることを避けるためにも，動作開始から完了まですべての過程で少なくとも2台のカメラが身体マーカーを捉え続けるように撮影する必要がある．

　また撮影したビデオ映像にもとづき，動作分析ソフトを利用し動作分析が行われる際の各身体マーカーの認識作業に膨大な時間と労力を費やすことがしばしばある．近年，赤外線やカラーマーカーの開発によりそれら作業が軽減された．計測レベルでもこれらの作業の軽減および自動化を図る工夫もされている．

　図10-13は反射マーカーを利用し，身体マーカーと周辺景色との差別化を図った例を示している．このように対象者が着用する衣服が身体にフィットし，なおかつその色が身体マーカーを強調できるようなコントラストなものであると，動作分析ソフト上でのマーカー認識作業の効率が格段に向上する．ほかにも対象者の動作の背景を黒色に統一すると，身体マーカーをより強調できる．

　なお2次元分析と3次元分析では両者の概念に共通する部分が多く，分析の次元が高くなっても複雑な分析と考える必要はない．ただし矢状面，前額面，横断面における2次元角度が3次元分析において算出される角度と一致しない可能性もあることは留意すべきである．このことは2次元座標上の角度を複数の面から捉えたとしても，必ずしも3次元座標上の角度が得られるわけではないことを意味する．

4）動作分析の注意事項

　動作分析において得られるデータは膨大な情報量を有し自由度が非常に高い．そのため動作分析が可能な環境が整ったとしても，データ分析ならびに分析結果に対する明確な見通しをもってデータ分析を行わなければ，動作分析により得られたデータの価値を著しく損なうことになる．つまり動作の何を捉えたいのか，また各動作には何が関与するのかを理解したうえで測定し分析すべきである．たとえば前項の例に取りあげた走動作は，主に下肢の筋力や筋パワーの発揮による関節運動により成就される．より速い走動作を目的とした場合には，下肢の筋力や筋パワーの強化は必須である．それらの強化を多関節の協働を必要とする円滑な運動連鎖に結

びつけることができるかが重要であり，これらの対応関係を考慮し分析変数の選出および分析をすべきであろう．

またスポーツで行われる動作は通常の動きよりも早い．よって，一般的なカメラのフレームレート（30 fps）では，スポーツ場面の動作を適切に撮影することができない．素早い動作を適切に撮影するためには，高いフレームレート（100〜1,000 fps）で撮影可能な高速カメラが必要になる．たとえばバドミントン競技におけるラケットのガット部分とシャトルの接触時間は 0.002 秒前後といわれ，両者の接触前後の動きを含めて詳細に捉えようとすると，少なくとも 500 fps 以上の高いフレームレートの高速カメラが必要となる．つまり動作分析に用いるカメラは測定しようとする動作の速さを考慮し，適切なフレームレートのカメラを利用することが重要である．

5．ビデオ分析の実際

ビデオを利用する動作分析は，実験室ではなく主に屋外や屋内のコート内あるいはプールなどで行われる競技中の動作や行動を対象とする場合に多く用いられる．また分析の対象は個人の細かな動作だけでなく，複数の被験者の動作や行動，プレーの種類や出現回数も分析するという点において，既述した動作分析とは根本的に異なる．また野球のポール際の打球判定や相撲の土俵際の攻防時の勝敗判定などのような競技スポーツにおける判定のためのビデオ利用と異なり，研究においては正確な測定値を得るための手段としてビデオを利用する．これらのビデオ分析にもとづく分析では，研究者（検者）は研究目的や仮説にもとづき，事前に内容妥当性を踏まえて評価（分析）基準（ものさし）を作成し，関心ある動作を主観的判断で測定する．主観的判断による測定は判断ミスや見落としの可能性が高い．判断ミスや見落としをなくし，正確な測定値（判定値）を得るためにビデオを利用する．ビデオの利用は既述した主観的判断にもとづく行動観察の場合ももちろん可能であり，信頼できる測定値を得るためにそのほうが有効な場合も多い．

ここではビデオ分析を利用した研究事例（バレーボールのゲーム分析，競泳中の選手のストローク分析）を紹介する．同様な分析はサッカーやラグビーのような集団スポーツ，テニスや卓球のような対人スポーツにも利用可能である．ビデオは多面的方向から設置可能であるが，事前に適切な設置場所を確認しておく必要がある．

1）バレーボールのゲーム分析

出村と中（1990）は信頼性および客観性の保証された合理的評価尺度を作成し，その評価基準を用いてバレーボールのゲーム中に発揮される集団技能の構造を明らかにしている．6 人制のバレーボールゲームではゲーム中に発揮されるチームパフォーマンスとその構成技能（サーブ，サーブレシーブ，トス，スパイク，ブロッ

表10-2 技能評価基準 (出村慎一,中比呂志 (1990) バレーボールゲームにおける評価尺度の作成と集団技能の構造-大学トップレベルを対象として-. 体育学研究, 34：329-344)

サーブ	サーブレシーブ	トス	スパイク	ブロック	レシーブ	相手チームによる攻撃
・相手チームのサーブレシーブ 1. サービスエース(レシーブできなかった) 2. 直接相手コートに返った 3. セッターの定位置[※1]に返球されず的確[※2]でなかった 4. セッターの定位置に返球されたが的確でなかった 5. セッターの定位置に返球されなかったが的確であった(2段トスからの攻撃可能なレシーブを含む) 6. セッターの定位置に的確に返球された 7. サーブミス 8. サーブ側の反則 9. サーブレシーブ側の反則	・自チームのサーブレシーブ 1. セッターの定位置に的確に返球された 2. セッターの定位置に返球されなかったが的確であった(2段トスからの攻撃可能なレシーブを含む) 3. セッターの定位置に返球されたが的確でなかった 4. セッターの定位置に的確に返球されず的確でなかった 5. 直接相手コートに返った 6. レシーブできなかった 7. レシーブ側の反則 8. サーブミス 9. サーブ側の反則	・トスの良否 1. 強打攻撃可能な良いトス 2. 強打攻撃可能であるがあまり良くないトス 3. 強打攻撃の難しいトス 4. 直接相手コートに入ってしまったトス 5. トスミス 6. トス側の反則 ・相手チームのブロック枚数[※3] 1) 0枚 2) 0.5枚 3) 1枚 4) 1.5枚 5) 2枚 6) 2.5枚 7) 3枚	・攻撃の種類 1. コンビネーション攻撃 2. オープン攻撃 3. 2段トスからの攻撃[※4] 4. パスによる返球[※5] 5. 2段攻撃(ツー攻撃) 6. トスフェイント 7. ダイレクト攻撃 ・スパイクの種類 1) 強打 2) フェイント 3) プッシュ 4) 判別可能(パスによる返球,スパイク時の反則)	・ブロック枚数 1. 0枚 2. 0.5枚 3. 1枚 4. 1.5枚 5. 2枚 6. 2.5枚 7. 3枚 ・ブロックの良否 1. ブロックで相手側コートに返球 2. ブロックにワンタッチ後守備側へ行く 3. ブロックにワンタッチせずに守備側へ行く 4. ブロックに跳べなかった 5. ブロックアウト 6. ブロッカーの反則 7. ブロック側の反則	・レシーブの良否 1. コンビネーション攻撃の使用可能なトスが上げられるレシーブ 2. コンビネーション攻撃は無理だがオープン攻撃の使用可能なトスが上げられるレシーブ 3. コンビネーション攻撃およびオープン攻撃は使用できないが,2段トスからの攻撃の使用可能なトスが上げられるレシーブ 4. いずれのトスにもできないレシーブ 5. レシーブできなかった 6. レシーブ側の反則	・相手チームによる攻撃 1. コンビネーション攻撃 2. オープン攻撃 3. 2段トスからの攻撃 4. パスによる返球 5. 2段攻撃(ツー攻撃) 6. トスフェイント 7. ダイレクト攻撃 8. ブロック

※1) セッターの定位置：相手チームのサーブと同時にセッターが移動し,サーブレシーブボールを待っている位置を指す(一般にネットの中央よりややライト側の位置とする).
※2) 的確：ボールの高さおよび速さによって規定する.高さはセッターがジャンプトスできる高さから,少しかがんでトスできる高さの範囲とする.速さはボールコントロールが可能な速さとする.
※3) ブロック攻撃：0.5枚は片手あるいは不完全なブロック体勢の場合を指す.
※4) 2段トスからの攻撃：アタックライン後方(ライン上は含まない)から比較的高いトスが行われ,スパイクに結びついたもの.
※5) パスによる返球：パス,パンチングおよびジャンプしていない状態でのスパイクフォームによる返球等を指す.

クなど)の流れをサーブの移動などにより整理し,チームパフォーマンスを捉えるために,表10-2のようなゲーム中に発揮される個人技能(サーブ,サーブレシーブ,トス,スパイク,ブロック,レシーブ)に加え,相手チームによる攻撃を含め技能評価基準を作成している.

資料の正確性を保証するために観察対象とする試合をいったんビデオに録画し,後日ビデオを再生し前述の技能評価基準に従い観察を行う.全評価値の一貫性を保証するために,バレーボール経験9年,指導歴2年の観察者1名がすべての技能を評価基準(表10-2)に従い評価し,信頼性を検討するために同一観察者が一定期

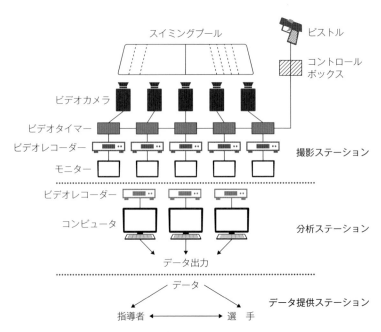

図10-14 レース分析のイメージ図 (若吉浩二（1992）競泳のレース分析－レース分析とその現場への応用－. バイオメカニズム学会誌, 16（2）：93-100より改変)

間後に再評価した．また客観性の検討のために別のバレーボール経験7年の1名が前述の技能評価基準に従い観察を行っている．同一観察者による技能評価の2回の観察値の一致度，また異なる観察者間の観察値の一致度も高いことを報告している．

2) 水泳のストローク分析

　水泳競技のレースはスタート，ストローク，ターン，フィニッシュの4動作局面に分類される．ここでは水泳の基本運動であるストローク分析（若吉，1997）の研究例を紹介する．

　水泳競技中の選手のストロークを分析するために，ビデオカメラ5〜6台を観客席最上段に設置し撮影する．ビデオタイマーは公式計時と同期し，録画された映像からスタート合図後の時間を正確に読み取る．画像をパソコンに取り込み，各選手における各ストローク局面の通過時間を計時し，各通過時間から各局面（スタート，ストローク，ターン，フィニッシュの4動作局面）に要する時間と速度，泳速度を構成するストローク頻度（stroke rate：SR）とストローク長（stroke length：SL）をそれぞれ算出する（図10-14）．水泳技能に優れる選手はそうでない選手に比べて長いSLを保持することで高い泳速度を維持していること，SLが水泳の競技力向上に寄与すること，またレース中の泳速度低下を防ぐために，レース後半にSRの著しい増加がみられる，つまりSRが泳速度の変化パターンに影響を与える要因であることを明らかにしている（若吉，1997）．

文　献

阿江通良，宮下　憲，渋川侃二ほか（1983）走速度の増大による下肢の動きの変化－走速度と足先及び膝の速度，加速度との関係に着目して－．日本体育学会第34回大会．

阿江通良，湯　海鵬，横井孝志（1992）日本人アスリートの身体部分慣性特性の推定．バイオメカニズム，11：23-33．

阿江通良，藤井範久（2002）スポーツバイオメカニクス20講．朝倉書店．

阿江通良（2004）走動作のメカニズム，pp166-178．金子公宥，福永哲夫編，バイオメカニクス－身体運動の科学的基礎－．杏林書院．

出村慎一，中比呂志（1990）バレーボールゲームにおける評価尺度の作成と集団技能の構造－大学トップレベルを対象として－．体育学研究，34：329-344．

Elftman H（1940）The work done by muscles in running. Am J Physiol, 129：672-684.

深代千之，桜井伸二，平野裕一ほか編著（2000）スポーツバイオメカニクス．朝倉書店．

Gallahue DL著，杉原　隆監訳（1999）幼少年期の体育－発達的視点からのアプローチ－．大修館書店．

Hanavan EP Jr（1964）A mathematical model of the human body. AMRL-TR-64-102, Wright-Patterson Air Force Base.

金子公宥，伊藤　章，淵本隆文ほか（1993）日本と世界におけるバイオメカニクス研究の動向．Jpn J Sports Sci，12：398-408．

金子公宥，福永哲夫編（2004）バイオメカニクス－身体運動の科学的基礎－．杏林書院．

金子公宥（2006）スポーツ・バイオメカニクス入門 第3版．杏林書院．

松井秀治（1958）運動と身体の重心－各種姿勢の重心位置に関する研究－．杏林書院．

村瀬智彦，出村慎一（1990）幼児の運動能力評価法の検討－いわゆる「運動能力テスト」と「合否判定テスト」との関係について－．体育学研究，35：207-217．

村瀬智彦，出村慎一，郷司文男ほか（1995）幼児の運動能力測定における測定値と推定値との対応関係．教育医学，41：195-201．

村瀬智彦，出村慎一，春日晃章ほか（1997）幼児の運動能力評価における合否判定テストの測定値と推定値との対応関係．教育医学，42：267-273．

村瀬智彦，馬場耕一郎（1998）4～5歳児の運動行動の観察に基づく推定順位による運動能力評価の妥当性．教育医学，44：443-451．

宮西智久（2016）はじめて学ぶ健康・スポーツ科学シリーズ4，スポーツバイオメカニクス．化学同人．

中村和彦，武長理栄，川路昌寛ほか（2011）観察的評価法による幼児の基本的動作様式の発達．発育発達研究．51：1-18．

岡田英孝，阿江通良，藤井範久ほか（1996）日本人高齢者の身体部分慣性特性．バイオメカニズム，13：125-139．

若吉浩二（1992）競泳のレース分析－レース分析とその現場への応用－．バイオメカニズム学会誌，16（2）：93-100．

若吉浩二（1997）水泳の競技力の評価とその指導への応用．東京大学博士学位論文要旨．

Whitsett CE Jr（1963）Some dynamic response characteristics of weightless man. AMRL-TDR-63-18, Wright-Patterson Air Force Base.

11章 歩行テストと転倒関連体力テスト

　歩行テストは臨床では有疾患者特有の異常歩行の発見で用いられる．健康・スポーツ科学領域では歩行機能が発達段階にある幼児，逆に衰え始める高齢者を対象に歩行テストを実施する．テスト内容は歩行能力，手段としての歩行，歩容の測定に大別される．歩行能力は既定の距離を歩く時間やその速度により評価する．手段としての歩行とは，たとえば幼児の線上歩行や平均台歩行テストのように，対象者の動的平衡能力を評価するために手段として歩行を利用する場合を意味する（第Ⅳ部14章参照）．高齢者を対象とした10 m障害物歩行テストやTimed Up & Goテストも高齢者の歩行能力に加えて，転倒関連体力を評価するために歩行を手段として利用することもある．歩容は行動観察，歩容分析，動作分析により評価されるが，本章では歩容分析について紹介する（行動観察と動作分析は第Ⅲ部10章を参照）．
　高齢期は加齢による身体機能の低下に伴う下肢筋力や平衡能力の低下により歩行が不安定になり，つまずきによる転倒の危険性が高くなる．高齢者の場合，歩行能力とともに転倒関連体力を評価する適切なテストが必要である．転倒誘発に関係するテストとして，規定テンポステップテストと最大1歩幅テストを，そして転倒回避に関係するテストとして，ステップ反応テスト，クロスステッピングテスト，選択10 m歩行テストを紹介する．

1．歩行関連テスト

1）歩行能力とは

　歩行能力測定は歩行動作を習得する過程にある幼児，加齢により歩行能力が低下する高齢者，疾病などにより運動器に障害を有する者など，主に歩行能力に個人差が認められる者を対象に行われる．成人期では新体力テストにおいて全身持久力を捉えるために急歩が利用されるが，歩行動作（歩容）を測定したり分析することはほとんどない．
　幼児期の歩行は不安定ではあるが4歳頃までに自立歩行が可能になり，速歩（時間）や持続歩行（距離）といった定量的な測定が可能となる．また物を持っての歩行やまたぎ越し歩行，平均台などの制限された通路の歩行も可能になる．幼児では調整力を捉える歩行テストが利用されることが多い（第Ⅳ部14章参照）．
　高齢期は加齢に伴う身体諸機能の低下により，日常生活自立に不可欠な歩行能力

も低下する．歩行が困難になると活動範囲が著しく縮小する．歩行の不安定は転倒を誘発し，要介護・寝たきり状態となる可能性も高くなるため，高齢者の歩行能力の測定は重要である．一方，成人で運動器に障害を有する者は自立歩行が困難である．歩行の困難性や不安定性は歩幅の短縮や歩隔の拡大のような歩容に反映する．歩行動作から病態の推定や，歩行動作の改善からリハビリ効果の検証のために歩行測定は有効である．

2）歩行関連テストの実際
（1）歩行能力に関するテスト：10 m 歩行テスト
［テスト概要］

　歩行能力を評価するため 10 m 歩行テスト（歩行速度など）が考案された．通常歩行（日常生活での歩行速度）あるいは最速歩行（速歩きでの歩行速度）で，水平な歩行面を 10 m 歩く時間を測定する．中枢神経系や骨関節疾患者などの有疾患者，幼児から高齢者まで幅広い体力水準を有する者を主な測定対象とする．なお高齢者を対象とする場合は最速歩行のほうが歩行能力の個人差を評価できる（大熊ら，2012）．

［テスト方法］
- 途中でスピードを減速させないために，スタートライン前とゴールライン後に 3 m の予備路を加えた計 16 m の歩行路を設定する．
- スタートとゴールには視認性の高い色のラインテープを床に貼り，スタート合図後，被験者がスタートのラインを踏んでからゴールラインを越えるまでの時間を測定する．
- 測定中の転倒予防を工夫する（虚弱な被験者の場合，検者が並行し不意の転倒に備える）必要があるが，声掛けしたりすることは避ける．

10 m 歩行テストの年齢別および性別の標準値を表 11−1 に示した．ただし評価は被験者の容体（慢性的な下肢疾患や腰痛など）を考慮して行う必要がある．

（2）歩行を手段として利用するテスト：TUG テスト

　手段として歩行を利用するテストとして，TUG（timed up & go）テスト，線上歩行，平均台歩行テスト，ジグザグ歩行テスト（第Ⅳ部 14 章），10 m 障害物歩行（第Ⅲ部 8 章）などがあげられる．ここでは TUG テストについて紹介する．

［テスト概要］

　TUG テストは在宅の虚弱高齢者を対象とした移動能力評価テストとして提案された（Podsiadlo と Richardson，1991）．TUG テストでは高齢者の歩行能力に加え，椅子からの起立や着座，歩行中の方向転換など日常生活で頻繁に用いられている種々の基本的移動動作の成就能力，つまり functional mobility（機能的移動能力）を評価する．自立起居および歩行可能な高齢者を主な測定対象とする．

表11-1 10m歩行テスト（最速歩行）の評価表（日本財団（2002）スポーツ・文化・福祉等の実情調査及び研究等．日本財団図書館，https://nippon.zaidan.info/seikabutsu/2002/00178/contents/016.htm，参照日：2018年12月13日）

男 性	速い＝5	やや速い＝4	ふつう＝3	やや遅い＝2	遅い＝1
60～64歳	～4.0	4.1～4.5	4.6～5.6	5.7～6.1	6.2～
65～69歳	～4.2	4.3～4.7	4.8～5.8	5.9～6.3	6.4～
70～74歳	～4.4	4.5～5.1	5.2～6.5	6.6～7.1	7.2～
75～79歳	～5.0	5.1～5.6	5.7～6.9	7.0～7.5	7.6～
80～84歳	～5.4	5.5～6.5	6.6～8.8	8.9～9.9	10.0～
85～89歳	～7.0	7.1～8.7	8.8～12.2	12.3～13.9	14.0～
女 性	速い＝5	やや速い＝4	ふつう＝3	やや遅い＝2	遅い＝1
60～64歳	～4.6	4.7～5.0	5.1～5.9	6.0～6.3	6.4～
65～69歳	～4.6	4.7～5.1	5.2～6.1	6.2～6.5	6.6～
70～74歳	～4.7	4.8～5.5	5.6～7.2	7.3～8.0	8.1～
75～79歳	～5.3	5.4～6.6	6.7～9.3	9.4～10.6	10.7～
80～84歳	～6.3	6.4～8.3	8.4～12.4	12.5～14.4	14.5～
85～89歳	～8.1	8.2～10.3	10.4～14.7	14.8～16.8	16.9～

単位：秒

［テスト方法］
・椅子には肘掛けがなく，シート高は44～47cmの範囲が望ましい．ポールがなければコーンを準備する．歩行路は平坦な場所とする．
・開始肢位は椅子の背もたれに軽くもたれかけ，手は大腿部の上に置く．その際，両足が床に着くよう配慮する．
・スタート合図後，椅子上の座位姿勢から起立し3m先のポールまで快適かつ安全な速度で歩行し，180度方向転換し（回る方向は左右いずれでもよい），再び椅子まで戻り着座するまでの時間を測定する．
・走行した場合は再測定とする．
・測定中の転倒予防を工夫する（検者が並行し不意の転倒に備えるなど）必要がある．

TUGテストの年齢別および性別の標準値を表11-2に示した．ただし評価は被験者の容体（慢性的な下肢疾患や腰痛など）を考慮して行う必要がある．

(3) 歩容分析

［テスト概要］

本来歩容は「歩く様子」と定義され，歩行動作の円滑さ，安定性を定性的に評価する．しかし熟練した検者が評価しなければ評価値の客観性は低い．10m歩行テストでは歩行時の細かな動作の変化などを捉えられないが，歩容分析では歩行動作時の足部着床位置情報と接地時間を測定し，歩容を定量的に評価する．中枢神経系や骨関節疾患者などの有疾患者や，幼児から高齢者まで幅広い体力水準を有する者を主な測定対象とする．

表11-2 TUGテストの性別および年齢階級別5段階評価表（中谷敏昭，芳賀脩光，岡本　希ほか（2008）一般在宅健常高齢者を対象としたアップアンドゴーテストの有用性．日本運動生理学雑誌，15：1-10）

年齢群		TUGのタイム				
		5 優れている	4 やや優れている	3 ふつう	2 やや劣っている	1 劣っている
男性	60～64歳	≦4.25	4.26～4.96	4.97～5.67	5.68～6.38	≧6.39
	65～69歳	≦4.53	4.54～5.02	5.03～5.86	5.87～6.80	≧6.81
	70～74歳	≦4.51	4.52～5.43	5.44～6.35	6.36～7.27	≧7.28
	75～79歳	≦5.10	5.11～5.68	5.69～6.70	6.71～7.90	≧7.91
	80歳以上	≦5.22	5.23～5.97	5.98～7.13	7.14～9.00	≧9.01
女性	60～64歳	≦4.78	4.79～5.30	5.31～5.89	5.90～6.79	≧6.80
	65～69歳	≦4.91	4.92～5.36	5.37～6.03	6.04～6.90	≧6.91
	70～74歳	≦4.88	4.89～5.80	5.81～6.72	6.73～7.64	≧7.65
	75～79歳	≦5.41	5.42～6.04	6.05～7.08	7.09～7.97	≧7.98
	80歳以上	≦5.12	5.13～5.98	5.99～7.33	7.34～8.54	≧8.55

単位：秒

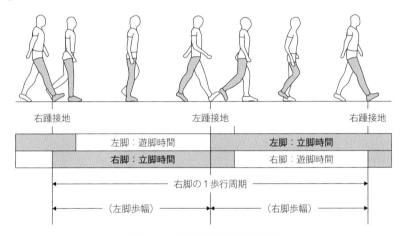

図11-1　時間に関する歩容変数

（Murray MP, Kory RC, Clarkson BH（1969）Walking patterns in healthy old men. J Gerontol, 24: 169-178）

［テスト方法］
- ウォーク way MW-1000（アニマ社製）のような足蹠接地位置および接地時間情報を測定しうる機器を使用する．この測定器は床にプレートセンサを設置し，センサー面を踏むとその接点情報（足の形状，時間，距離情報）が，接地／非接地情報としてコンピュータ内に保存される．また歩行補助具を使用している場合，補助具と足部の接地を区別して解析することができる．しかし足蹠接地位置の2次元測定であるため，遊脚局面の挙上位や軌道などは測定できない．
- 被験者は平坦な歩行路上に設置されたプレートの上を指示された条件（普通，速歩，大股など）で歩行する．

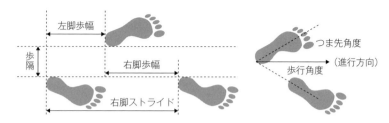

図11-2 距離に関する歩容変数

[評価変数]
①時間に関する歩容変数（図11-1）
　立脚時間：脚が身体を支持している時間（片足が地面に接地している時間）．
　遊脚時間：脚が身体を支持していない時間（片足が地面から離れている時間）．
②距離に関する歩容変数（図11-2）
　歩幅：片足の踵が接地しもう一方の足の踵が接地するまでの距離（1歩幅の距離）．一般的に脚を前方に出した際の歩幅をその脚の歩幅とする．
　ストライド：左右2歩幅の距離［ストライド長(m)＝歩行した距離(m)×2／要した歩数］．
　歩隔：片方の足の踵ともう一方の足の踵との左右の幅．
　つま先角度：進行直線と踵点から足先点までの直線との角度．
　歩行角度：進行方向と左右踵との角度
③時間および距離から算出された歩容変数
　歩行速度：単位時間に移動する距離．
　ケイデンス：単位時間あたりの歩数［ケイデンス(歩／分)＝数えた歩数×60／歩数の数え始めから数え終えるまでの時間(秒)］

歩容は個人差が大きく，特に高齢者の場合，転倒しないために歩幅を短くあるいは歩隔を広げて歩く傾向がみられる．

2．転倒関連体力

1）転倒関連体力とは

歩行能力が一定レベル以下に低下すると転倒を誘発しやすくなり，またつまずいた際に転倒回避が困難になる．高齢者の転倒は多くの場合骨折などの障害受傷を伴うため，要介護化や寝たきり予防の点から転倒誘発や転倒回避に関する転倒関連体力を維持・向上させることが重要である．転倒誘発は主に脚筋力や平衡能力の低下が起因となるため，これらの能力を評価するテストが開発されてきた．たとえば規定テンポに合わせたステップテスト，あるいは大きく1歩踏み出した脚をもとに戻す（最大1歩幅踏み出し）テストである．

転倒は不意に生じ，転倒誘発に関係する体力要因に優れる者でも転倒する．したがって予期せぬ転倒発生時に転倒を回避するために，とっさに1歩踏み出す，手をつくなど，通常の日常生活では求められない緊急の対応動作が不可欠である．この転倒回避動作には足関節背屈力（つまづき防止），股関節外転・内転筋力（よろめき時の側方へのステップ），握力（よろめき時のつかまり），動的平衡能力（よろめき時の姿勢回復），敏捷能力（よろめき時の反応や素早い一歩）などが関与する．転倒回避能力を適切に評価するためには予測不可能な刺激呈示が不可欠であり，朝倉ら（2016）はランダムに刺激提示するステップ反応テストの作成を試みている．代償的ステップ課題を利用するクロスステッピング（Yamaji と Demura，2013）や選択10m歩行テスト（山次ら，2015）なども転倒に関連する体力が関与し，またこれらのテスト自体が転倒回避能力の維持・向上のための運動課題として有効と考えられる．

転倒関連体力は新しい概念であり，その測定・評価法も開発段階にある．ここでは転倒誘発や回避の場面を想定して考案されたいくつかのテストを紹介する．

2）転倒関連体力テストの実際
（1）転倒誘発リスクに関するテスト：規定テンポステップテスト
［テスト概要］

高齢者の歩行の特徴として，歩幅は加齢に伴い減少するが歩行時のテンポは大きく変化しない．換言すれば高齢者にとって合わせにくいテンポを意図的に条件として課すことにより，転倒しやすいか否か，つまり転倒が誘発される状況への適応力を検査できると考えられる．具体的には規定テンポに合わせたその場ステップ（足踏み）を一定時間行い，各ステップにおける音刺激から着床までの時間差を測定する（Shin と Demura，2010）．通常歩行時の周期（60 bpm）よりも遅い周期（40 bpm）について，脚筋力や平衡能力に劣る者は安定した片脚支持局面を長く保持することが困難であるため，音刺激から着床までの時間差が大きいと仮定される．

［テスト方法］
・ステップ測定システム（竹井機器工業社製）を準備し，テープなどでシートを床に固定する．
・規定テンポは 40 bpm（40回/分），60 bpm（60回/分），120 bpm（120回/分）の3種類とし，各テンポに合わせてその場ステップするよう指示する．
・ステップ動作は規定テンポに合わせる足がシートに接地したら反対側の足はなるべく速くシートから離してバランスをとるように指示する．
・測定中に転倒しないように配慮する（被験者の後ろで不意の転倒に備えるなど）．

（2）転倒誘発リスクに関するテスト：最大1歩幅テスト
［テスト概要］

最大に脚を前方に1歩踏み出す最大距離を測定する．このテストでは大きく1歩

表11-3 最大1歩幅テストの標準値（日本財団（2002）スポーツ・文化・福祉等の実情調査及び研究等．日本財団図書館，https://nippon.zaidan.info/seikabutsu/2002/00178/contents/016.htm，参照日：2018年12月13日）

男性	広い=5	やや広い=4	ふつう=3	やや狭い=2	狭い=1
60～64歳	～128.1	128.0～120.6	120.5～105.6	105.5～98.1	98.0～
65～69歳	～127.3	127.2～119.5	119.4～104.0	103.9～96.2	96.1～
70～74歳	～119.9	119.8～113.8	113.7～101.6	101.5～95.5	95.4～
75～79歳	～115.6	115.5～107.6	107.5～91.6	91.5～83.7	83.6～
80～84歳	～106.9	106.8～98.2	98.1～80.8	80.7～72.1	72.0～
85歳以上	～99.0	98.9～88.5	88.4～67.4	67.3～56.9	56.8～

女性	広い=5	やや広い=4	ふつう=3	やや狭い=2	狭い=1
60～64歳	～111.1	111.0～105.1	105.0～93.1	93.0～87.1	87.0～
65～69歳	～109.1	109.0～103.2	103.1～91.3	91.2～85.4	85.3～
70～74歳	～105.2	105.1～99.2	99.1～87.1	87.0～81.0	80.9～
75～79歳	～98.6	98.5～91.3	91.2～76.7	76.6～69.4	69.3～
80～84歳	～90.8	90.7～83.6	83.5～69.2	69.1～62.0	61.9～
85歳以上	～82.9	82.8～75.1	75.0～59.6	59.5～51.9	51.8～

単位：cm

踏み出した後，踏み脚をもとの位置に戻す動作が要求されるため，この動作の成就には転倒誘発に関係する脚筋力や平衡能力の関与が仮定される．踏み出し距離が長いほど体幹・脚筋力や平衡能力が優れ，転倒しにくいと判断される．

［テスト方法］

・メジャーを床にひき0cmの箇所にテープを貼る．この際テープを踏むと被験者の爪先が0cmになるようにする．
・立位姿勢から左右いずれかの脚を最大限に前方へ1歩踏み出した距離を測定する．ただし踏み出した脚を元の位置に戻せることを条件とする．
・測定中に転倒しないように配慮する（マットを敷く，被験者の近くで不意の転倒に備えるなど）．踏み出し距離は脚長も関係するので，脚長や身長で補正が望ましい．最大1歩幅テストの性別の標準値を表11-3に示した．

(3) 転倒リスク回避に関するテスト：ステップ反応テスト

［テスト概要］

既述したように転倒は不意に生じ，転倒誘発に関係する体力要因に優れる者でも転倒する．予期せぬ転倒発生時にとっさに1歩踏み出す，手をつくなどにより転倒を回避する能力に優れることも重要である．このテストはステップの幅，刺激提示のテンポ，ステップの踏み出し先の方向などを工夫し，高齢者の転倒回避能力を評価するために開発された．第Ⅳ部14章で紹介するオープンスキル系競技選手の敏捷能力を評価する「連続選択反応テスト」を応用したものである．以下に示す一連のテスト内容は，不意な外乱に対して機敏に反応する能力を必要とする．成就時間が短いほど転倒回避能力が優れると仮定する．

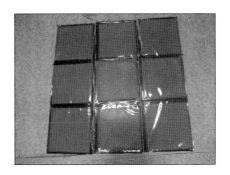

図11-3　ステップ反応テストにおけるシート

［テスト方法］

- ステップ回数は計8回（パターン：前，後，左，右，各種斜めが1回ずつ）とし，40 bpm（40回/分）のテンポで次に移動するシート（シートは隣接）が前方の画面に呈示するように設定する．なお各シート幅は連続選択反応テスト（第Ⅳ部14章参照）よりも狭くする．
- 被験者は図11-3のシートの中央に立ち，画面上に1枚目のシートが呈示されてから8枚目のシートに移動するまでの時間を測定する．なお着床から次のシートの呈示までの時間は測定から除外される．
- 測定中に転倒しないように配慮する（被験者の近くで不意の転倒に備えるなど）．
- 類似したテストとして，中央のシートから周囲の8つのいずれかに片脚でステップし，その脚を中央のシートに戻す「指標追従ステップテスト」がある（出村ら，2009）．このテストも40 bpmのテンポで次に移動するシートが前方の画面に呈示される．画面呈示から着床までの誤差総和の平均値を測定する．誤差が小さいほど，転倒回避動作能力が優れると仮定される．

(4) クロスステッピングテスト

［テスト概要］

　クロスステップは日常生活場面で行われることはほとんどないが，転倒回避のために重要となる代償ステップ動作である．このテストは脚を交差しながら指定のシートにステップする時間を測定する．高齢者は脚筋力や平衡能力の低下により脚を交差する動作の困難度は高く感じる．成就時間が遅い者ほど転倒回避動作（代償的ステップ）が困難と判断する．

［テスト方法］

- 30 cm四方のシートを横3列縦3列に並べ，テープなどで床に固定する．
- 被験者は真中後方のシートで両足立ちをし，スタート合図後，右足，左足と順番に足を交差しながら右周りに5ステップ，その後，左足から順番に左周りに5ステップさせる（図11-4）．
- スタート合図から最大努力で2周（右回りと左回り）し終えるまでの時間を測定

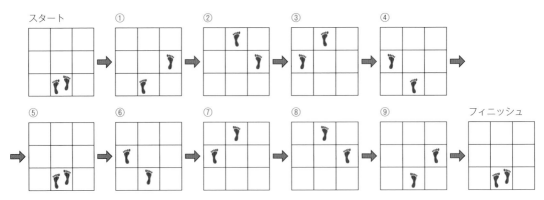

図11-4 クロスステッピングテストのステップ順

表11-4 クロスステッピングテストの転倒経験別・性別の平均値（Yamaji S, Demura S (2013) Reliability and fall experience discrimination of cross step moving on four spots test in the elderly. Arch Phys Med Rehabil, 94: 1312-1319）

	転倒経験者	転倒非経験者
男性（76.2±7.3歳）	7.97±4.13（n= 17）	6.43±1.28（n= 45）
女性（76.2±5.8歳）	7.85±4.80（n=103）	6.20±1.80（n=368）

単位：秒

する．
- 実施前に下肢関節における疼痛や障害の有無を確認する．疼痛や障害を有する場合，測定中に無理をしないように注意をうながす．
- 測定中に転倒しないように配慮する（被験者の近くで不意の転倒に備えるなど）．

表11-4にクロスステッピングテストの転倒経験別・性別の参考値を示した．

(5) 選択10m歩行テスト

［テスト概要］

このテストは前述の転倒回避において重要な代償的ステップ（脚の交差動作）に，色彩認識といった二重課題を組み込んだ歩行テストである．移動能力に加え認知機能との関連も検証されている（山次ら，2015）．

［テスト方法］
- 28cm四方のマットを横4列縦36列に並べ，横列に赤，青，緑，黄の各色を不規則に1枚ずつ配置する（図11-5）．
- スタート合図後，被験者が1列目のマットを踏んでから35列目のマットを踏む（途中で歩行を減速させないため）までの時間を測定する．
- 右足からスタートし，右，左，右と交互に「赤色」のマットのみを踏み，できるだけ速くゴールまで進むことを指示する．ステップ間は1歩で進むように指示するが，困難な場合は複数ステップも可能とする．
- 実施前に下肢関節や腰部における疼痛や障害の有無を確認する．

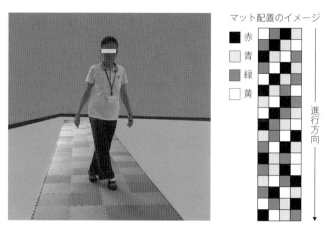

図11-5　選択10m歩行テスト風景(左)とマット配置のイメージ(右)(赤(■)のみ踏む)

・測定中の転倒予防を工夫する(虚弱な被験者の場合，検者が並行し不意の転倒に備える)必要がある．

文　献

朝倉優子，出村慎一，藤谷かほるほか(2016)女性高齢者における年齢とステップ反応テストによる動作時間の関係-運動習慣の有る群と無い群との比較-．教育医学，62：36．

出村慎一，佐藤進，山次俊介ほか(2009)テンポに合わせたステップによる高齢者の転倒予防エクササイズの開発．2008年度財団法人ミズノスポーツ振興会助成金報告書．

Murray MP, Kory RC, Clarkson BH (1969) Walking patterns in healthy old men. J Gerontol, 24: 169-178.

中谷敏昭，芳賀脩光，岡本　希ほか(2008)一般在宅健常高齢者を対象としたアップアンドゴーテストの有用性．日本運動生理学雑誌，15：1-10．

日本財団(2002)スポーツ・文化・福祉等の実情調査及び研究等．日本財団図書館．(https://nippon.zaidan.info/seikabutsu/2002/00178/contents/016.htm，参照日：2018年12月13日)

大熊美穂，西　起成，村田　伸ほか(2012)要介護高齢者の歩行テストは最適歩行と最速歩行のどちらで評価すべきか-再現性と妥当性の検討-．ヘルスプロモーション理学療法研究，2：1-4．

Podsiadlo D, Richardson S (1991) The timed "Up & Go": a test of basic functional mobility for frail elderly persons. J Am Geriatr Soc, 39: 142-148.

Shin S, Demura S (2010) The relationship between the stipulated tempo step test, daily activity ability and gait time in elderly. Arch Gerontol Geriatr, 51: 333-337.

Yamaji S, Demura S (2013) Reliability and fall experience discrimination of cross step moving on four spots test in the elderly. Arch Phys Med Rehabil, 94: 1312-1319.

山次俊介，出村慎一，石原一成ほか(2015)介護一次予防教室に参加する地域女性高齢者の認知機能水準の低下と社会的活動状況との関係．第66回日本体育学会予稿集，p262．

第IV部 身体機能に関する測定の実際

　体力の構成要因は身体機能の各側面から捉えることができる．体力の各構成要因（筋，呼吸循環，神経，関節）の測定方法は，測定技術の進歩に伴い多種多様となってきている．一方，医学的検査として利用されてきた生理機能検査も体力測定の一部として利用されることが多くなってきた．12章では筋機能の概念や構成に加え，測定や評価の実際について説明する．13章では呼吸・循環機能の概念や種類に加え，測定や評価の実際について説明する．

　神経機能，特に調整力の測定については，その意義や捉え方に混乱がみられるため今一度整理して説明する．14章では神経機能の概念，また神経機能を構成する平衡能力，敏捷能力，協応能力，巧緻能力，筋力発揮調整能力の概念や種類に加え，これまで実施されている測定の実際について説明する．15章では関節機能の概念や種類に加え，関節機能の異常を検出するための姿勢や足蹠（浮き趾）の測定や評価の実際について説明する．16章では健康・スポーツ科学領域における代表的な生理機能検査を取り上げ，各検査やテストの実際について説明する．

12章 筋機能の測定と評価

1. 筋機能とは

　人の身体運動はそのほとんどが動的な筋収縮の反復であり，筋が短縮あるいは伸張しながら発揮する力を運動発現の基盤としている．筋収縮による出力量やその持続力は身体運動の力強さ，速さ，粘り強さに反映するだけではなく，日常生活動作や作業をどのくらい余裕をもって成就できるかということにも関係する．筋機能は人の日常生活にとって重要な体力要因であるため，欠かすことのできない体力の測定要因である．

　筋機能は人が行動を起こすために必要な筋力（力を出す）や筋パワー（爆発的な力の発揮），行動を持続するために必要な筋持久力（力を出しつづける）に分けられる．競技スポーツ選手にとって，筋機能（筋力，筋パワー，筋持久力）はより高いパフォーマンスを発揮するための重要な体力要因であるため，筋機能を高めることが体力トレーニングの主な目的となることが多い．

　筋機能の測定は，主にトレーニング開始前の筋機能水準を把握したり，トレーニング効果を確認するために実施される．前者の場合，各水準に応じた適切なトレーニングを選択する際に役立つ．後者の場合，筋機能テストの結果を既知の基準値と比較することで，どの筋群の筋力が劣るのか，またどの筋力間の発達バランスが悪いのかが明らかになり，トレーニングプログラムの作成に役立つ．

　一方，中高齢期においてはウォーキングや筋力トレーニングなどの効果を判定するため，筋力を測定することが多い．特に高齢期では筋力は日常生活を円滑に遂行するために必要な体力要因であり，介護予防・転倒予防の観点からも注目されることが多い．特に加齢に伴う下肢筋力の低下は顕著であり（図12-1），高齢期には自身の体重を支えることにも支障をきたし，転倒にも関係する．また体幹部の筋力や下肢筋力の低下は腰痛や膝痛等の原因にもなる．

　したがって筋力は対象や目的に応じて測定すべき身体部位の筋力を選択すべきであるが，文部科学省新体力テストでは握力のみが採用されている（第Ⅲ部8章参照）．これは握力が妥当性，信頼性，実用性の高い測定項目であることに加え，全身の筋力をある程度反映しており，膝伸展力や背筋力を除けば加齢による低下傾向も類似していることによる（図12-1）．

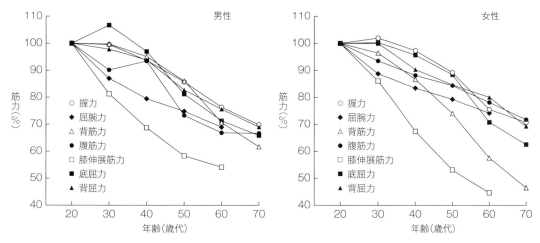

図12-1　加齢に伴う筋機能変化（20歳代に対する相対値）（藤原勝夫，碓井外幸，立野勝彦編（1996）身体機能の老化と運動訓練－リハビリテーションから健康増進まで－．p65，日本出版サービスより改変）

2．筋機能の構成

　筋機能は前述したように競技パフォーマンスに大きな影響を与え，障害予防や老化進行にも深く関係する．筋機能を評価する場合，筋の収縮様式や筋の力発揮メカニズムを把握し，どのような要因の影響を受けるかを理解しておくことが大切である．

1）筋の収縮様式の種類と特徴

　筋収縮にはさまざまな種類があり，その特徴に合わせて分類される（図12-2）．特定の収縮様式で行ったトレーニングはその収縮様式の筋力しか発達しない（特異性の原理）ため，筋力強化を行う場合，筋の収縮様式を考慮することが重要になる．たとえば粘性抵抗の大きな媒質（水）中で行われる水泳運動時の筋収縮様式は等速性収縮に近いとされており，筋力トレーニングの際は特殊なマシン（バイオキネティックスイムベンチなど）を用いてトレーニングすることもある．ここでは筋の収縮様式の種類や特徴について説明する．

（1）関節運動の有無による分類

①静的収縮（static contraction）

　静的収縮とは関節の動きを伴わない筋収縮であり，等尺性収縮が該当する．たとえばダンベルを持って肘関節を一定の角度に保っている場合，上腕二頭筋の収縮様式は静的収縮である．

②動的収縮（dynamic contraction）

　動的収縮とは関節の動きを伴う筋収縮であり，等張性収縮や等速性収縮が含まれる．たとえばダンベルを持って肘関節を完全伸展位から90°屈曲させた場合の上腕二頭筋の収縮様式は動的収縮である．

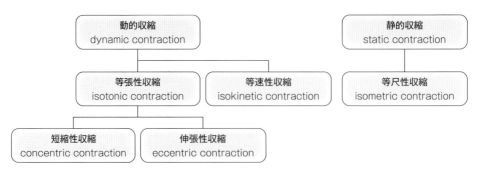

図12-2 筋の収縮様式の種類

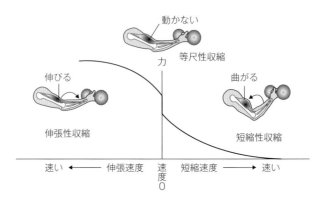

図12-3 各筋収縮における動作様式

(2) 筋長の変化による分類

①等尺性収縮(isometric contraction)

筋が出力する張力は筋の長さにより異なる．筋の両端を固定して筋収縮を行う場合，筋の長さが変化しない等尺性収縮となる．関節の動きも生じないため静的収縮に分類される．日常生活において重い荷物を胸の前で抱えて運ぶ際の上腕二頭筋の収縮などが等尺性収縮に該当する．

②等張性収縮(isotonic contraction)

等張性収縮とは筋の張力を一定に保つ筋収縮であり，関節の動きを伴うので動的収縮に分類される．ただし関節角度により多少筋の張力は変化するので，厳密な意味での等張性収縮は起こらない．一般的な筋力増強は等張性収縮の反復によって生じる．等張性収縮は以下のように2つの収縮様式に細分類できる(図12-3)．

　a．短縮性収縮(concentric contraction)

筋が短縮しながら張力を発揮する収縮様式のことで求心性収縮とも呼ばれる．与えられた抵抗に打ち勝つだけの張力を発揮し，結果として筋は短縮する．たとえばテーブルの上に乗っているコップを口へ運ぶときの上腕二頭筋はこの収縮をする(肘は屈曲)．日常生活においては，階段を昇る際や椅子から立ち上がるときの大腿四頭筋の収縮が該当する．

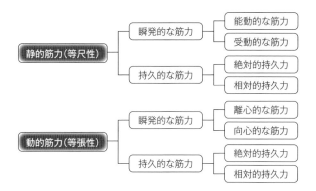

図12-4 筋力発揮の様式による分類

b．伸張性収縮（eccentric contraction）

筋が伸張しながら張力を発揮する収縮様式のことで遠心性収縮とも呼ばれる．与えられた抵抗が筋張力よりも大きい場合，筋は収縮状態を保ちながら伸展する．これは最大抵抗と最大張力の場合だけでなく，種々の張力発揮レベルでも起こる．たとえば口へ運んだコップをテーブルへ戻す際，肘をゆっくりと伸ばすときの上腕二頭筋の張力は，前腕やコップの重みによる抵抗よりもやや弱い．日常生活でも重力方向との関係によりさまざまな機会に筋は伸張性収縮を行っている．階段を降りる際や椅子に座るときの大腿四頭筋の収縮が該当する．なお伸張性収縮は短縮性収縮や等尺性収縮に比べて大きな張力発揮が可能であるが，張力発揮に関与する筋線維の数（運動単位）が少ないため1本の筋線維あたりに対する負荷が大きく，筋損傷が生じやすい．

③等速性収縮（isokinetic contraction）

等速性収縮は関節の動きが一定の速度で生じる筋収縮である．関節の動きを伴うので動的収縮に分類される．通常，関節の動きを伴う筋収縮では加速度が発生するので，一定の運動速度を維持することは困難である．そのため等速性収縮を行うためには特殊な機器が必要になる．筋群に過剰の負荷を与えないため，筋損傷を少なくして筋力増強を図れる利点があるため，障害からのリハビリテーションにも利用される．日常生活のなかでこの筋収縮を使うことはほとんどないが，水泳やボート競技など粘性抵抗の大きな媒質（水など）に抗して筋力発揮を行うような運動時における筋収縮は，等速性収縮に近い状態であるといわれている．

2）筋力発揮様式からみた分類

筋機能を筋力発揮の様式から分類すると，外形的な動きを伴わないで力を発揮する静的筋力と，筋の長さが変化し動きを伴いながら力を発揮する動的筋力に分けられる（図12-4）．静的筋力は瞬発的な筋力と持久的な筋力に分かれ，さらに前者は能動的（筋が短縮）および受動的（外力に対して最大収縮状態を保つ）筋力に分け

られ，後者は絶対的および相対的持久力に分けられる．静的に発揮する最大瞬発筋力を一般に最大筋力という．

瞬発的な静的筋力は外部への仕事量が0であるが，筋力発揮時に筋が短縮する経時的変化（力-時間関係）から，静的瞬発力（筋パワー）の評価が可能である．一方，動的筋力も瞬発的な筋力と持久的な筋力に分かれ，また前者は離心的（負荷が最大筋力より大きいとき筋はそれに抗し切れず伸展する）および向心的（負荷が最大筋力より小さいとき筋は負荷に抗して短縮する）に，後者は絶対的および相対的持久力に分けられる．なお絶対的持久力は個人の最大筋力を考慮せず同一負荷で，また相対的持久力は個人の最大筋力を考慮し，たとえば最大筋力の50％の負荷で筋力発揮を持続しうる能力である．

3）筋機能測定の種類
(1) 筋収縮様式と測定項目
①等尺性筋収縮

ハンドヘルドダイナモメータや握力計，背筋力計，等速性筋力装置の等尺性モードで測定する．筋力評価では最も多く利用される筋収縮様式である．

②等張性筋収縮

外的負荷は一定でも関節の回転軸と筋の骨への付着点で生じる"てこ"の長さが関節の動きで変化するため，筋に発生する張力は変化する．筋力評価は，1回の収縮が可能な1RM（repetition maximum）の負荷量を指標として行われる．代表的なものとしてベンチプレス1RMテストがある．

③等速性筋収縮

測定には大がかりで高額な等速性筋力評価装置（Cybex, BIODEXなど）を必要とする．筋力は関節軸を中心とした回転運動の力のモーメントであるトルクを測定し，通常ピークトルク値で評価する．運動中の筋力の定量的評価が可能であり，臨床研究で広く利用されている．

(2) 身体部位別の測定項目

身体部位別の測定項目としては上肢，下肢，体幹に分けられる．健康関連体力の観点から，以下のように分類することが多い．

①上肢の筋力測定

上肢の筋力は物をしっかりつかむ，固く閉じているふたを開ける，投げる，打つなどの動作に関係する．測定項目として握力，連続上腕屈伸力などがあげられる．

②下肢の筋力測定

下肢の筋力は歩く，走る，跳ぶ，椅子から立ち上がるなどの身体の移動や移乗に関係する．測定項目としては脚伸展筋力，連続立ち上がり，垂直跳び，立ち幅跳びなどがあげられる．

③体幹の筋力測定

　体幹の筋力は胴体の曲げ伸ばしのほか，姿勢保持，身体全体のバランスの維持に関係する．測定項目として背筋力，上体起こしなどがあげられる．

3．筋機能の測定と評価の実際

1）筋力の測定法

　筋力は「力を発揮する筋の能力」と定義される．筋力は体力要因のなかでも身体運動を生み出す源として関節を固定する，体重を支持する，外力に対抗する，動きを調節するなどさまざまな場面で重要な役割を果たす．筋力テストは，各種筋力計を用いて評価される．

　代表的な筋力テストとして，等尺性収縮の状態で静的最大筋力を測定する握力や背筋力があげられる（第Ⅲ部8章参照）．なお背筋力は測定時に腰痛を引き起こす問題が指摘され，新体力テストのテスト項目から外されている．

　正木（2003）は背筋力を体重で除した値を背筋力指数（＝背筋力（kg）／体重）と呼び，重力に抗して直立姿勢を保持する際の筋力指標として提唱している．背筋力指数「1.5」で自身の体重の半分の子どもを抱ける（育児ができる）最低ライン，「2.0」で自身と同じ体重の者を介護できる最低ラインとしている．近年，その基準に満たない大学生が多数いることが報告されている（飯干ら，2006）．背筋力は新体力テストのテスト項目から外れたこともあり，一般の人が背筋力測定を行うことはほとんどなくなっている．しかし学校現場では姿勢不良の子どもが増えていることを考えると，安全な方法での背筋力測定の復帰が望まれる．

（1）固定式筋力測定装置による測定

［テスト概要］

　膝関節伸展筋力は大腿四頭筋を中心とする大腿前部の筋群のトルクと定義することができる．加齢に伴う筋力低下に対する対策は，高いADL能力の保持に伴うQOLの保持・増進，筋力低下に伴う転倒予防や転倒後症候群に伴う要介護化・寝たきり化の防止のために欠かせない．特に下肢筋力は移動能力に密接に関係するため，適切な筋力レベルの保持・増進は前述の目的達成のために必要不可欠である．

［テスト方法］

　図12-5のように，被験者は椅子にもたれないで体幹が床と垂直に，股関節と膝関節がそれぞれ90°となる座位姿勢をとる．荷重パッドの下端が下腿両果の近位端にくるように配置し，検査側の膝が屈曲60°となるように荷重センサ部をセットする．収縮時に股関節を屈曲80°に保ち，膝関節伸展筋群を強く収縮させる．筋張力は筋長の影響を受けるため，測定開始時の関節角度により筋長が変わると正しい比較ができなくなる．静的筋力測定では関節角度をできるだけ厳密に統制することは重要である．なお膝関節の伸展筋力の保持・向上は，歩行能力の改善に加えて，

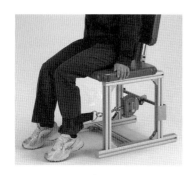
図12-5 ケーブルテンションメータを用いた膝伸展筋力測定

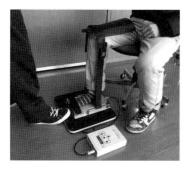
図12-6 足関節底屈・背屈筋力の測定器

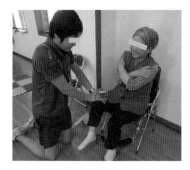
図12-7 徒手筋力検査装置（HHD）による徒手筋力検査

つまずきの原因となる足関節の底屈・背屈筋力の保持・向上のためにも重要である．最近では図12-6のような足関節の底屈・背屈筋力を座位にて簡便に測定できる測定器もある．

（2）徒手筋力検査装置による測定

［テスト概要］

ストレインゲージ計（ひずみ計）によって歪み量を電気的に変量として捉え，筋力を数値化できる徒手筋力検査装置（hand held dynamometer：HHD）を利用する（図12-7）．検者がストレインゲージ計の圧力センサ部を手で保持し，測定部位にあてがう．被験者の最大筋力発揮に対して検者は拮抗させ，圧力センサが計測した圧力値を筋力発揮値として測定する．

［テスト方法］

筋力測定は関心のある筋収縮による単関節運動にしたほうが測定値の妥当性や信頼性は高くなる．検者は測定対象とする関節運動以外の運動が加わらないように被験者を固定し，測定開始後，徐々に筋力を発揮させ2~3秒で最大筋力に達するよう指示する．HHD利用の測定は被験者の筋力発揮に拮抗させる技術が必要であるため，検者の測定技量が重要となる．測定練習を重ね測定値の信頼性や客観性を確認しておく必要がある．

（3）1RMテスト（最大挙上テスト）

［テスト概要］

1回のみ持ち挙げられる最大重量を測るテストである．ウエイトトレーニングとして行っているベンチプレス（図12-8）やスクワットなどの種目を用い，体力測定やコントロールテスト（パフォーマンスに関係する自分の体力要因を確認するため，定期的に行うテスト）の一環として行われている例が多い．

［テスト方法］

・最大下負荷での運動を数回繰り返し，準備運動を行う．

・各試行間に3~5分間の休息を挟み，4試行以内で1RM（または複数回RM）を決定する．

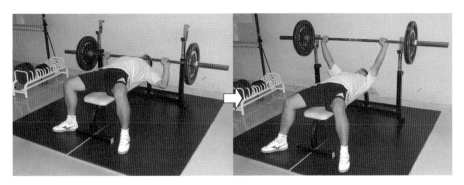

図12-8 ベンチプレス1RMテスト

- 被験者が実施できる範囲内の負荷量(最大負荷量の50～70％程度)を選択する.
- 選択した反復回数を完遂できなくなるまで負荷量を2.5 kgずつ20 kgまで徐々に増加する.すべての反復挙上運動は各試行同じスピード,同じ可動範囲で行う.
- 挙上した最終重量は1 RMもしくは複数回RMの絶対値として記録する.

1 RM換算表(トレーニング関連の専門書参照)を利用して1 RMを推定することもできるが,次式より求めることも可能である.

◎ベンチプレス

1 RM＝使用重量÷40×回数＋使用重量

例1)ベンチプレス100 kgを10回の場合

1 RM＝100÷40×10＋100＝125 kg

◎スクワット,デッドリフト

1 RM＝使用重量÷33.3×回数＋使用重量

例2)スクワット,デッドリフト150 kgを5回の場合

1 RM＝150÷33.3×5＋150＝約172.5 kg

2) 筋パワーの測定法

筋パワーは「最大努力のもとで筋活動により爆発的に発揮される力学的パワーないし短時間内に多くの力学的パワーを発揮する能力」と定義される.筋パワーは一定時間になされた筋出力により評価する.つまり筋力の大きさだけではなく,その発揮に要した時間を加味する.筋パワーは多くの競技スポーツ選手にとって重要な体力要因であるが,単発的な発揮か間欠的な反復発揮による筋パワーかによって測定方法が異なる.筋パワーテストとして,1回あるいは短時間における力発揮が主となる垂直跳び,立ち幅跳び,走り幅跳び,30 mダッシュなどのテストが利用される.

(1) カウンタームーブメントジャンプテスト(リバウンドドロップジャンプ指数)

[テスト概要]

スポーツ現場では「よく弾む」とか「バネがある」といった表現が使われる.こ

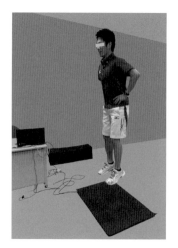

図12-9　カウンタームーブメントジャンプテストの測定風景

の"バネ"を定量化するために開発された指数がリバウンドドロップジャンプ指数（RDJindex）である（図子ら，1995）．マットスイッチ等を用いて5～6回の連続ジャンプを行い（図12-9），その踏切時間および跳躍高（滞空時間）を測定し，算出式よりRDJindexを求める．短時間の踏切で高く跳べるほど，よいバネといえる．

跳躍する直前に下方にしゃがみ，その後，上方への跳躍動作へと移行する（反動動作）．この際，上体を素早くしゃがみ込むときには脚筋群の筋線維はいったん引き伸ばされ（筋線維の伸張），その後の跳躍動作においては急激に短くなる（筋線維の短縮）．きわめて短時間で筋線維の長さを変化させることにより，伸張反射や筋線維の伸張時に蓄えられた弾性エネルギーを利用することができ，より大きなパワーが発揮される．このような筋線維の一連の長さの変化は伸張－短縮サイクル（stretch shortening cycle：SSC）と呼ばれる．

［テスト方法］第Ⅲ部9章（pp141-142）参照．

（2）等速性筋力測定装置による測定

［テスト概要］

運動速度を一定に制御することが可能な筋力測定装置を用いた筋力と筋パワーの測定である．この装置では筋力と筋パワーを低速から高速までさまざまな速度で測定が可能である．勢いよく力を発揮しても慣性がほとんど働かない装置のため，どの関節角度でも常に最大の力を発揮する必要がある．そのため可動範囲全体にわたって筋力と筋パワーを測定できる．ただし力の発揮をやめると抵抗も消失し，負荷はかからなくなる．したがって筋損傷などのけが発生の危険性は少ないことから，術後のリハビリテーションから競技選手の体力測定まで，幅広く利用されている．

［テスト方法］

・測定する部位に応じたアタッチメントをレバーアームに設置する．

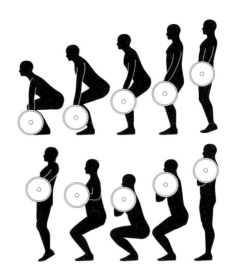

図12-10 パワークリーン動作

・ベルトで被験者をシートに固定し,測定する関節の運動中心をダイナモメータの中心軸に合わせる.
・アタッチメントのパッドを測定部位に装着する.アタッチメントの重量がトルクに及ぼす影響を補正するため重力補正を行う.
・軽い収縮にて練習を行い,測定環境に慣れさせる.
・回数を決めて測定を行う.
・専用の解析ソフトを用いて最大トルク,角加速度,主動筋/拮抗筋比率などを解析する.

使用機種によって数値が異なることがあるので注意が必要である.

(3) パワークリーン1RMテスト

［テスト概要］

本テストは全身を使い一気に大きな筋力発揮をする能力を評価する.前述の爆発的な筋力発揮には,身体各部位の協応や反動動作の利用が不可欠である.反動動作の利用により動作を素早く力強く行えることは,運動やスポーツ動作でしばしば経験する.競技選手にとって筋力強化の最終的な目標は競技成績の向上であり,筋力トレーニングは競技中の主動作に関与する筋群の強化が主体となる.したがって筋力トレーニングの効果を適切に評価するのであれば,実際の競技動作に関連する筋出力を測定・評価する工夫が必要である.多くのスポーツ動作では,徐々に力を発揮するよりも,ダッシュやジャンプ動作のように瞬間的に大きな力を発揮する能力が必要とされる.このような筋力発揮能力を高めるためには,身体各部位を巧みに効率よく使い,一気にウエイト挙上するクイックリフトが効果的である.ここでは一気に大きな筋力発揮能力を必要とする代表的なパワークリーン1RMテストを紹介する.

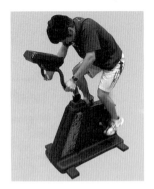

図12-11 最大無酸素性パワー測定

［テスト方法］
・手首に負担がかからないように，できればプレートの取り付け部が独立して回転するオリンピックシャフト（20 kg）を使用し，床にバーベルを置いた状態から胸まで一気に挙上する（図12-10）．
・胸まで挙上する間に，動作がいったん止まる，あるいはフォームが崩れた場合は失敗とする．
・1RM または最大下の重量による複数回 RM を測定し，1RM 換算表（トレーニング関連の専門書参照）から1RM を推定する．

(4) 最大無酸素性パワー

［テスト概要］
　最大無酸素性パワーは，複数の負荷条件で短時間の全力運動中に発揮される機械的パワーの最大値である．計測された負荷−速度関係（トルク−速度関係）からパワー−速度関係を求め，その最大値を最大無酸素性パワーとしている．最大無酸素性パワーの大きさや負荷条件ごとのパワー発揮特性を明らかにすることにより，選手がどのような体力特性を有しているかわかる．

［テスト方法］
　測定機器として POWERMAX V3（コナミスポーツライフ社，以下 POWERMAX）を用いる（図12-11）．
・サドルに腰を掛け，ペダルを最下点まで回したときに膝が軽く曲がっている状態になるようにサドルの高さを調整する．
・POWERMAX の操作パネルで「無酸素パワーテスト」を選択し，続いて性別，体重を入力する．
・「スタート」キーを押すと，運動開始の5秒前から操作パネルでカウントダウンの表示が始まる．
・測定開始の電子音に合わせて被験者はペダルを全力で回転させる．
・休憩時間は2分間で，第2セット負荷条件は第1セットの最大回転速度に応じて決定する．

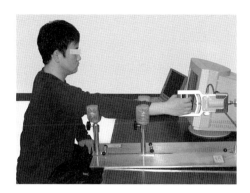

図12-12　把握動作による間欠的筋持久力測定

- 第2セットの測定開始5秒前から操作パネルのカウントダウンが開始する．
- 2分の休憩の後，第3セットの測定が開始される．第2セットよりもさらに負荷が重くなることを説明する．
- 測定終了後は，①最大無酸素性パワー，②最大無酸素性パワー/体重，③各セットの負荷，回転数，最大パワーを記録用紙に記入する．
- 最大無酸素性パワーは体重が大きいほどパワー値が大きくなる傾向があるので，体重差がある選手を比較する場合は体重あたりの測定値を用いる．

3）筋持久力の測定法

筋持久力は「ある一定の筋力を発揮しつづける能力」として定義され，局所的な筋力発揮運動を反復，もしくは持続することにより測定される．筋を構成する遅筋線維と速筋線維の比率や，筋中の毛細血管の発達状況がこれに大きく関係する．一般的に遅筋線維の比率が大きいほど，また毛細血管がよく発達している人ほど筋持久力が優れている．

筋持久力テストには静的収縮と動的収縮によるテストがある．前者は一定の筋運動を負荷を変えないでどれだけ長い時間にわたり維持できるかという能力で，後者は一定のリズムや時間内に筋運動をどれだけ反復できるかという能力である．後者の代表例として体幹筋屈曲群の筋持久力を評価する上体起こしがあげられる（第Ⅲ部8章2.-1)-(3)を参照）．

活動する筋や筋群に遅筋線維やタイプⅡa線維を多く含んでいる人や，高強度の運動で産生される乳酸を除去する能力（乳酸耐性）に優れる人は筋持久力に優れる．

（1）各種測定機器を用いた筋持久力測定

［テスト概要］

動的筋持久力は各種測定機器を用いて，リズムを規定し最大反復回数により（図12-12），またリズムを規定しないで一定時間内に実施しうる最大反復回数になどによって測定される．静的筋持久力は一般に静的収縮状態での最大持続時間により測定される．

表12-1 YMCAベンチプレステストにおける相対的筋力の基準

パーセン タイル値	18～25歳		26～35歳		36～45歳		46～55歳		56～65歳		65歳以上	
	男性	女性	男性	女性	男性	女性	男性	女性	男性	女性	男性	女性
90	44	42	41	40	36	33	28	29	24	24	20	18
80	37	34	33	32	29	28	22	22	20	20	14	14
70	33	28	29	28	25	24	20	18	14	14	10	10
60	29	25	26	24	22	21	16	14	12	12	10	8
50	26	21	22	21	20	17	13	12	10	9	8	6
40	22	18	20	17	17	14	11	9	8	6	6	4
30	20	16	17	14	14	12	9	7	5	5	4	3
20	16	12	13	12	10	8	6	5	3	3	2	1
10	10	6	9	6	6	4	2	1	1	1	1	0

得点は36.3kg（男性）または15.9kg（女性）のバーベルを用いて1分間に行った回数

[テスト方法]

各種測定機器を用いて筋持久力を測定する場合，あらかじめ，①負荷量，②運動範囲と荷重の移動距離，③反復リズムなどを決定する必要がある．ただし静的筋持久力測定の場合は②と③は必要としないが，静的運動保持のための関節角度を規定する必要がある．

図12-12のような装置を用いるほかに，前述した等速性筋力測定装置を用いて30～50回の連続的な最大筋力発揮を行わせるテストもある．このときの筋力低下度が筋線維組成を反映することが報告されており，筋の持久力や質的特性を評価するのに適している．

角速度180度/秒で2秒に1回（1往復：たとえば膝の伸展，屈曲）の最大筋力を連続50回行う方法が一般的である．最初の1～5回（平均値）に対して，5～10回，10～15回…45～50回の低下率や低下傾向，50回の総平均ピークトルクなどが評価指標として利用される．

(2) YMCAベンチプレステスト

[テスト概要]

YMCAベンチプレステストは上半身の筋持久力を評価するテストである．これは絶対的な筋持久力のテストであり，同性のすべての被験者に用いられる負荷は同じである．

[テスト方法]

・男性の被験者には36.3 kg（80 lbs），女性の被験者には15.9 kg（30 lbs）の負荷を設定する．

・1分間あたりの挙上回数が30回になるように，メトロノームを60拍/分に設定する．

・肩幅のグリップで腕を伸ばした状態からウエイトを胸まで下ろす．そして休止せずにバーを挙上し腕を完全に伸展させる．動作は滑らかで統制するために，メト

ロノームの音に合わせて最高点と最低点にバーを移動させる．
・被験者がメトロノームの音に合わせバーベルを挙上できなくなったとき，テストを終了する．
・被験者の得点を表12-1と比較する．

文　献

飯干　明，福満博隆，末吉靖宏ほか（2006）鹿児島大学学生の背筋力と握力の現状体力について．鹿児島大学教育センター年報，3：25-28．

藤原勝夫，碓井外幸，立野勝彦編（1996）身体機能の老化と運動訓練−リハビリテーションから健康増進まで−．p65，日本出版サービス．

Komi PV（1984）Physiological and biomechanical correlates of muscle function: Effects of muscle structure and stretch-shortening cycle on force and speed. Exerc Sports Sci Rev, 12: 81-117.

正木建雄（2003）新・いきいき体調トレーニング．岩波ジュニア新書，岩波書店．

清水みどり，野井真吾，正木健雄（2004）子どもの背筋力低下に関する研究−過年度との比較から−．日本体育大学紀要，33：119-128．

図子浩二，高松　薫，古藤高良（1995）各種スポーツ選手における下肢の筋力およびパワー発揮に関する特性．体育学研究，38：265-278．

13章 呼吸・循環機能の測定と評価

1. 呼吸・循環機能とは

　人の身体運動はすべて筋の収縮によってもたらされる．呼吸・循環機能は筋の収縮のために必要なエネルギーの補給路として，また異化産物の排出路としての働きを担っている．呼吸機能の主な働きは，運動時のATP（アデノシン三リン酸）再合成に必要な酸素を体外から摂取するために空気を吸い込み，この空気から酸素を吸収して体内で発生した二酸化炭素等の不必要なガスを排出することである．酸素が不足するとピルビン酸の酸化ができなくなり，乳酸が増加（筋の酸性化）する．それに伴いTCA回路，電子伝達系もストップし，ATP再合成が間に合わなくなり筋収縮が不可能になる．結果として運動は継続できなくなる．

　一方，循環機能は心臓のポンプ機能により全身の血管網に血液を循環させ，酸素，栄養素，ホルモン，電解質，熱，免疫関連物質などを各組織に送り，組織で発生した二酸化炭素を排出し酸素を取り込むことを主な働きとする．また同時に運動時の血流増加や体温上昇などの変化に対応するための循環調節を円滑にする働きももつ．

　呼吸作用により吸収された酸素は循環器官の働きによって身体各部に運ばれ，不必要な二酸化炭素は排出され，水も循環作用によって腎臓などの排泄器官に運ばれる．呼吸機能は常に循環機能とともに作用し，一方の機能の状態が他方の機能を制限する関係にある．したがって両者は別々に測定するのではなく，呼吸・循環機能として測定するほうが運動に関与する能力測定の立場からは有効といえる．

　呼吸・循環機能は有酸素的作業能力の指標である最大酸素摂取量（$\dot{V}O_2max$）の主要な構成因子であり，主に長時間の運動に関与する．運動の強度が高まるに従って呼吸が促進され，心臓の活動が亢進する．具体的には運動を実施すると，呼吸数，1回換気量が増加する．また1回拍出量（心臓1回の拍動で送りだされる血液量）が増加（110～120 mL）し，心拍数（1分間あたりの心臓の拍動数）が運動強度に比例し直線的に増大する．したがってトレーニングにより$\dot{V}O_2max$が増加した場合，$\dot{V}O_2max$に関連する因子に変化がみられる．なお酸素の供給量を示すのが$\dot{V}O_2max$（1分間に取り込める酸素の最大量）であり，肺活量（最大吸気量・呼出量）とは異なる．肺活量が大きくても効率よく酸素摂取できなければ最大酸素摂取量は小さくなる．最大酸素摂取量を規定する因子は心拍出量と動静脈酸素較差である．また毛細血管密度が高く，一度の循環で酸素をたくさん組織に受け渡しできることが全身

持久力規定因子の1つでもある．

　全身運動を継続するためにはエネルギー（ATP）を産生し続ける必要があり，そのエネルギー産生過程において最初に不足するのは酸素である．換言すると十分に酸素を取り込むことができれば，理論的には体内の脂肪が枯渇しない限り何時間も運動を継続できる．したがって$\dot{V}O_2$max が全身持久力を決定するといえる．ただし実際の競技では酸素摂取能力の限界レベルで運動を行っているわけではなく，たとえばマラソンではレース展開に応じた最大下の走速度で大部分の距離を走っている．そのため有酸素的エネルギーを確保するなかで，どれだけペース（速度）を落とさずに走れるかがポイントとなる．この評価には，乳酸性作業閾値（lactate threshold：LT）が用いられる．

　同じ持久力でも全身持久力と筋持久力は異なる．全身持久力は多くの筋が同時に働き，全身運動をどれだけ長時間持続できる能力（有酸素性エネルギー供給機構が重要な役割を果たす）であるのに対して，筋持久力は一定時間のなかで，一部の筋力発揮をできる能力である．筋持久力は反復また継続した収縮を行う筋のST線維比，筋毛細血管密度，筋内のミトコンドリア数などにより規定される．

　$\dot{V}O_2$max は加齢に伴い増大し，二次性徴期に著しく増大する．20歳代以降は，ゆるやかに低下することが明らかにされている（表13-2参照）．これまで，全身持久力の指標である$\dot{V}O_2$max と病気の罹病率や総死亡率との関係が研究され，特に代謝性疾患（糖尿病や高血圧症，脂質異常症など）や冠動脈疾患との関係が指摘されている．優れた全身持久力を維持している者は血圧が低く，内分泌機能などの代謝機能が優れているのに対して，全身持久力が劣る者は代謝性疾患への罹病率や死亡率が高いことが報告されている．鈴木ら（2009）はBMIが25以上で，メタボリックシンドローム危険因子を2個以上保持している者の$\dot{V}O_2$max 値と非保持者の値を用いて感度，特異度を求め，ROC曲線を描くことでカットオフ値を算出し，それを健康のために維持すべき$\dot{V}O_2$max 値としている（表13-1）．

2．呼吸・循環機能の測定と種類

　呼吸・循環機能に関するテストは直接法と間接法に大別される．直接法は$\dot{V}O_2$max やLTを酸素飽和度や肺換気量等の呼気ガス分析から直接測定する方法である．また呼気分析により酸素摂取量，動脈血採血で得られた動脈血を分析することにより動脈血酸素含有率を調べ，心拍出量を測定する方法もある．しかし直接法は対象者（被験者）に最大努力を求め疲労困憊まで追い込むため，身体あるいは精神的な負担が非常に大きい．また測定作業の煩雑さに加え，装置自体が高額で実用性や簡便性に欠ける面がある．したがってオールアウトに至らない最大下運動を実施し，運動中の心拍数や酸素摂取量と負荷量などとの関係から$\dot{V}O_2$max を間接的に推定する間接法が各種考案されている．

表13-1 日本人の健康関連体力指標最大酸素摂取量の基準値（鈴木政登，田中喜代次，須藤美智子ほか（2009）日本人の健康関連体力指標最大酸素摂取量の基準値．デサントスポーツ科学，30：3-14）

[自転車エルゴメータ(mL/kg/min)]

	年齢 （歳：以上～未満）	20～25	25～30	30～35	35～40	40～45	45～50	50～55	55～60	60～65	65～70	70～
男性 (n=1,062)	基準域上限値 M+1.96*SD	58.5	56.0	53.5	51.0	48.5	46.1	43.6	41.1	38.6	36.1	33.6
	基準域平均値	43.8	42.0	40.1	38.2	36.4	34.5	32.6	30.8	28.9	27.1	25.2
	基準域下限値 M−1.96*SD	29.8	28.5	27.3	26.0	24.7	23.5	22.2	20.9	19.7	18.4	17.1
女性 (n=2,012)	基準域上限値 M+1.96*SD	44.8	43.2	41.5	39.8	38.2	36.5	34.8	33.2	31.5	29.8	28.2
	基準域平均値	34.3	33.0	31.8	30.5	29.2	27.9	26.6	25.4	24.1	22.8	21.5
	基準域下限値 M−1.96*SD	24.1	23.2	22.3	21.4	20.5	19.6	18.7	17.8	16.9	16.0	15.0

[トレッドミル(mL/kg/min)]

	年齢 （歳：以上～未満）	20～25	25～30	30～35	35～40	40～45	45～50	50～55	55～60	60～65	65～70	70～
男性 (n=265)	基準域上限値 M+1.96*SD	76.3	72.4	68.6	64.8	61.0	57.2	53.3	49.5	45.7	41.9	38.0
	基準域平均値	57.9	55.0	52.1	49.2	46.3	43.4	40.5	37.6	34.7	31.8	28.9
	基準域下限値 M−1.96*SD	39.4	37.4	35.4	33.5	31.5	29.5	27.5	25.6	23.6	21.6	19.6
女性 (n=344)	基準域上限値 M+1.96*SD	63.2	60.1	57.0	53.8	50.7	47.6	44.5	41.3	38.2	35.1	32.0
	基準域平均値	46.3	44.0	41.7	39.4	37.1	34.9	32.6	30.3	28.0	25.7	23.4
	基準域下限値 M−1.96*SD	29.4	28.0	26.5	25.1	23.6	22.2	20.7	19.3	17.8	16.3	15.0

M：平均値，SD：標準偏差

$\dot{V}O_2$max を推定する簡便なフィールド測定としては12分間走行した距離を評価するクーパーテスト，20m区間の移動回数を評価する20mシャトルランテスト，20mの間隔をスピードに合わせて往復し走行距離を評価するYo-Yoテストなどがある．測定の準備が短時間で済み，多数の被験者を短時間に測定できる利点があり，実用性に優れる．

3．呼吸・循環機能の測定と評価の実際

呼吸・循環機能に関する測定は，一般に実験室で直接測定するもの（直接法）と，フィールド（屋外）や室内におけるパフォーマンステストの結果から間接的に推定するもの（間接法）に分けられる．

直接法としてはスパイロメータを用いた呼吸機能テスト，自転車エルゴメータやトレッドミルを用いた $\dot{V}O_2max$ 測定などがあげられる．$\dot{V}O_2max$ 測定は温度・湿度の調節可能な実験室（人工気象室）などの特殊環境下で，熟練した検者が精密な機器を用いて個人を対象に実施するため測定値の妥当性や信頼性が高く，有酸素性能力の正確な測定が可能である．ただし被験者が疲労困憊に至るまで運動負荷を課すため，被験者の精神的・肉体的負担が大きく，中高年者の場合は危険性もある．したがって主にエリート競技選手を対象に利用される．一般人が健康づくりのための運動処方を意図して $\dot{V}O_2max$ を測定する場合，最大下運動時の HR から $\dot{V}O_2max$ を推定するエアロバイクを用いた簡便法を利用する．

一般的には間接法である 1,500 m 走，12 分間走，20 m シャトルランなどのパフォーマンステストが利用される．これらのテストは屋外や室内で多人数を対象に安価な器具を用いて行われる．1,500 m 走や 20 m シャトルランは文部科学省新体力テストの項目でもある．その他，サッカーをはじめとするさまざまな競技選手の有酸素性能力を測定する Yo-Yo テストや，高齢者の 6 分間歩行テスト（第Ⅲ部 8 章参照）も間接法に該当する．

近年，測定機器の開発によりフィールドでも携帯機器で酸素摂取量や乳酸性作業閾値が簡便に測定（推定）できるようになり，直接法と間接法は明確に区分できなくなっている．しかし有酸素性能力をより厳密に捉えようする場合，現在でも実験室において直接法が採用されていることから，本章では便宜的に両者を区分し紹介する．

1）直接的測定法（直接法）
（1）1 秒率テスト
［テスト概要］

呼吸機能テストでは肺活量（第Ⅳ部 16 章の生理的機能検査を参照），努力性肺活量，1 秒率等が測定される．ここでは肺の疾病を評価する際に利用され，また競技選手の呼吸筋の検査としても利用される 1 秒率を紹介する．

「1 秒率とは呼出開始より 1 秒の間に呼出される肺気量，すなわち 1 秒量（$FEV_{1.0}$）を努力性肺活量で補正した値をいう．1 秒率の減少は気道閉塞，気道壁のつぶれやすさ，肺胞壁の破壊などで起こり閉塞性換気障害の指標となる」ため（白井，1999），1 秒率テストは呼吸機能検査（診断）を目的として広く医療機関や健康増進施設等で利用されている．また 1 秒率は呼吸筋の強さと関連があるため，スポーツ選手の呼吸筋評価の際に利用されることもある．

［テスト方法］

1 秒率を求めるにはまず努力性肺活量を測定する必要がある．測定には ERS（European respiratory society）や ATS（American thoracic society）など，国際基準に準拠したスパイロメータを利用する（図 13-1）．被験者は背筋を伸ばし，肩に

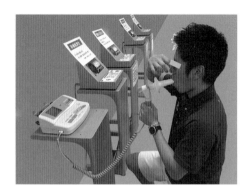

図13-1 肺機能テストの様子

力が入らないようにリラックスした姿勢で座る.「マウスピースをくわえさせ,ノーズクリップをつける.マウスピースからの空気漏れがないことを確認した後」,測定を開始する.「安静呼吸が安定した後,安静呼気位から最大呼気位まで吸気させる.次いで最大限の力で一気に努力呼気をさせて,最大呼気位まで呼出させたら最低6秒以上呼気努力を続けるよう声をかけ,最低2秒以上呼気量が変化しないことを確認して測定を終了とする」(日本呼吸器学会肺生理専門委員会,2004).モニター上のグラフに表れる呼吸量から最初の1秒間の呼吸量を測り1秒量を測定する.1秒率は1秒量と肺活量から算出する.以下の2通りの算出式がある.一般には前者が用いられるが,じん肺症例においては後者が利用される(滝島ら,1991).

　　　1秒率＝(1秒量／実測肺活量)×100 ……………………………………(式1)
　　　1秒率＝(1秒量／努力性肺活量)×100 …………………………………(式2)

肺活量80％以上,1秒率70％以上の値で肺の換気能が正常と判定される(滝島ら,1991).

(2)最大酸素摂取量($\dot{V}O_2max$)の測定

［テスト概要］

1分間に体内に取り込み,利用可能な酸素の最大量を測定する.$\dot{V}O_2max$は個人の体力レベルの把握,トレーニング効果の判定,さらにその相対的な指標(％$\dot{V}O_2max$)にもとづく運動処方の強度決定などに利用されている.最大酸素摂取量が大きいほど有酸素系のエネルギーを多く産生することができ,長時間の運動が可能となる.したがって最大酸素摂取量は全身の持久力を評価することを目的として測定される.

［テスト方法］

トレッドミルあるいは自転車エルゴメータが主に利用される(図13-2,図13-3).被験者は採気用マスクを装着し,トレッドミルでは走運動,自転車エルゴメータではペダリング運動を実施する.自動呼気ガス分析装置により,運動実施中に連続的に呼気を採取し分析する.呼気ガス分析のために1回換気量,分時換気量,呼

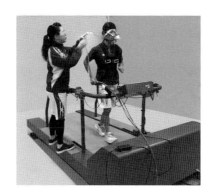

図13-2　最大酸素摂取量テスト

気酸素濃度,二酸化炭素濃度,心拍数などが安静時から測定終了時まで測定される．なお呼気ガスの分析法としてはブレス・バイ・ブレス法やミキシングチャンバー法などがあるが，前者が主流となっている．また運動負荷方法としては，一定の時間（2〜3分）ごとに運動負荷を上げていく漸増負荷法，1段階の負荷をかけた後，一定時間の休息をはさみ，1段階上げた負荷をかけていく間欠負荷法などがある．測定は被験者が疲労困憊に至ってから数分後まで行われる．

　最大酸素摂取量の測定は被験者が最大努力にて疲労困憊まで追い込む運動をしたときの呼気ガスを採取するため，被験者の最大努力が必要条件である．最大酸素摂取量の判定基準として，①酸素摂取量のプラトー現象の発現，②年齢から推定される最高心拍数（HRmax＝220－年齢）にほぼ達していること（±10拍/分），③呼吸交換比（RQ）＞1.0〜1.5，④血中乳酸濃度が10 mmol/L以上に達すること，⑤主観的運動強度（RPE）が19あるいは20，があげられている．これら5つの指標がすべて満たされることが理想であるが，現実には難しい．そこで一般には5つのうち2つ以上を満たすものを最大酸素摂取量と定義することが多い．なかでも①のプラトー現象を第一条件とする場合が多い．最大酸素摂取量は絶対値（L/min）で評価する場合と，体重1 kgあたりの相対値（mL/kg/min）で評価する場合がある．表13-2に最大酸素摂取量の性別および年代別基準値を示す．

　なお有酸素性能力の代表的な指標としては$\dot{V}O_2max$の他に，有酸素運動から無酸素性運動に切り替わる転換点である無酸素性作業閾値（anaerobic threshold：AT）や換気性閾値（ventilatory threshold：VT），また乳酸性作業閾値（LT）といった酸素の利用効率や骨格筋の代謝状態を重視した評価指標もある．上記のトレッドミルあるいは自転車エルゴメータの運動強度を徐々に増していく（漸増負荷）と酸素の供給が追いつかなくなり，筋に蓄えられたグリコーゲンを乳酸に分解することでエネルギーを作り出すようになる．これを乳酸性機構というが，生成された乳酸を取り除くためにより多くの酸素を取り込もうとして換気量が多くなる．またこのとき副産物として二酸化炭素が作り出される．そこで呼気ガス分析を行い，二酸化

表13-2 最大酸素摂取量(mL/kg/min)の性別および年代別基準値(厚生労働省(2006)健康づくりのための運動基準2006)

	20歳代	30歳代	40歳代	50歳代	60歳代
男性	40	38	37	34	33
女性	33	32	31	29	28

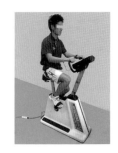

図13-3 測定に用いるエアロバイク

炭素量または換気量の増加からATを決定したものがVTである.同様に血液中の乳酸の増加からATを決定するのがLTである.正確にLTを計測するには運動中の血液採取が必要である.詳細は第Ⅳ部16章を参照されたい.

2) 間接的測定法(間接法)
(1) エアロバイクを用いた簡便法
[テスト概要]

最大酸素摂取量を実測する場合,上述した高価なガス分析器や専門的な知識が必要となる.スポーツ施設では一般に多段階負荷テストのシステムが内蔵された自転車エルゴメータ(エアロバイク)による簡便法を利用している(図13-3).運動時の心拍数(HR)を媒介変数として最大酸素摂取量を推定している.

[テスト方法]
- 腰の高さを確認し適当な位置で一度サドルに座る.サドルとハンドルの位置が不適当な場合,降りて位置を微調整する.
- イヤーセンサーを耳たぶにつける.
- 検者は測定の内容を説明する.「今から12分間自転車を漕いでもらいます.そのうち4分おきに負荷を上げていきます.この負荷は自転車で坂道を昇るような感じです.頑張って50回転/分のスピードを保ってください.それでは運動負荷テストを始めます.音に合わせてペダルを50回転のスピードを保っていきましょう.」
- 被験者の記録用紙に記入されてある体重,年齢,性別,日常生活の運動量を入力する.
- 測定手順の説明後,測定をスタートする.
- 12分後に測定が終了したら記録用紙に最大酸素摂取量を記入し,判定表(表13-3)で自分の体力レベルを確認する.

(2) 20mシャトルランテスト

文部科学省新体力テストでは全身持久力の評価テストとして,20～64歳を対象とした場合急歩もしくは20mシャトルランテストが,65～79歳を対象とした場合

表13-3 最大酸素摂取量（mL/kg/min）の性・年齢別目標値（厚生省公衆衛生局栄養課（1980）肥満者の栄養指導）

	20歳代	30歳代	40歳代	50歳代	60歳代
男性	41	40	39	38	37
女性	35	34	33	32	31

6分間歩行テストが実施される．急歩および6分間歩行テストともに対象者の体力レベルを考慮し，安全性が配慮されたテストである．

［テスト概要］

20 m シャトルランテストは20 m 区間の折り返し回数により評価するテストで，1,500 m 走や12分間走などの到達時間や到達距離を評価した全身持久力テストと異なり，漸増的に負荷が増加するため心拍数も徐々に上昇し，被験者自身が疲労困憊まで追い込むことができる（河野，1997）．また20 m シャトルランテストは全身持久力を評価する最大酸素摂取量（$\dot{V}O_2$max）と関係が高いことから，$\dot{V}O_2$max を推定するテストとして評価され，学校現場で広く活用されている．

［テスト方法］

・テスト用 CD またはテープおよび再生用プレーヤーを用意する．
・20 m 間隔で平行に引かれた2本の線の一方に立ち，合図音に合わせて他方の線へ向けて走り出し，足で線を越えるかタッチし向きを変える．次の合図音で反対方向へ向けて走り出し，スタートの線を足で越えるかタッチし向きを変える．合図音に合わせてこの走行を繰り返す．
・合図音より先に線に到達したときには次の合図音が鳴るまで線上で待機する．
・開始当初は折り返し時間の間隔が長いが，約1分ごとに短くなっていく．
・合図音についていけなくなり，2回連続で時間内に線を踏むか超えるかできなくなったときを終了とし，最後に踏むか超えるかできた回数が記録となる．

文部科学省新体力テストの換算表から算出した値と比べて評価することが可能である．

(3) 12分間走テスト

［テスト概要］

ランニングパフォーマンスと最大酸素摂取量との間に，正の相関が認められることから考案された持久走テストの1つである．アメリカ空軍の軍医であった Kenneth H. Cooper 博士が心肺機能トレーニングの一環として開発したエアロビクス・プログラムのなかで用いられた体力テストで，クーパーテストとも呼ばれる．

［テスト方法］

ストップウォッチおよび屋外あるいは屋内の歩走路を用意しておく．1周400 m のトラックで行うのが望ましいが，コースには10 m 間隔にコーンなど印となるものを設置しておく．

表13-4 12分間走（クーパーテスト：一般レベル）の評価

年齢	性	非常に良い	良い	普通	悪い	非常に悪い
13～14歳	男性	2,700m以上	2,400～2,700m	2,400～2,700m	2,100～2,199m	2,100m以下
	女性	2,000m以上	2,400～2,700m	1,900～2,000m	1,500～1,599m	1,500m以下
15～16歳	男性	2,800m以上	2,400～2,700m	2,500～2,800m	2,200～2,299m	2,200m以下
	女性	2,100m以上	2,400～2,700m	2,000～2,100m	1,600～1,699m	1,600m以下
17～20歳	男性	3,000m以上	2,400～2,700m	2,700～3,000m	2,300～2,499m	2,300m以下
	女性	2,300m以上	2,400～2,700m	2,100～2,300m	1,700～1,799m	1,700m以下
20～29歳	男性	2,800m以上	2,400～2,700m	2,400～2,800m	1,600～2,199m	1,600m
	女性	2,700m以上	2,400～2,700m	2,200～2,700m	1,500～1,799m	1,500m以下
30～39歳	男性	2,700m以上	2,400～2,700m	2,300～2,700m	1,500～1,899m	1,500m以下
	女性	2,500m以上	2,400～2,700m	2,000～2,500m	1,400～1,699m	1,400m以下
40～49歳	男性	2,500m以上	2,400～2,700m	2,100～2,500m	1,400～1,699m	1,400m以下
	女性	2,300m以上	2,400～2,700m	1,900～2,300m	1,200～1,499m	1,200m以下
50歳以上	男性	2,400m以上	2,400～2,700m	2,000～2,400m	1,300～1,599m	1,300m以下
	女性	2,200m以上	2,400～2,700m	1,700～2,200m	1,100～1,399m	1,100m以下

・スタートはスタンディングスタートの要領で行う．
・ゴールは音または声による合図により，12分間経過時点での被験者の足の位置とする．
・距離は10m単位で計測し，10m未満は四捨五入する．
・距離によって5つの体力区分に分けられる（表13-4）．また次式により最大酸素摂取量を推定することが可能である．

$$推定\dot{V}O_2max(mL/kg/min) = [12分間の走行距離(m)] \times 0.021 - 7.233 \cdots\cdots (式3)$$

(4) Yo-Yoテスト

［テスト概要］

Yo-Yoテストは，サッカーのデンマークナショナルチームのコンディショニングアドバイザーであるJens Bangsboが開発したテストで，持久力や回復力を測定するものである（図13-4）．片道20mの直線を徐々に速くなる音に合わせて往復走を繰り返し，音に合わせて走れる限界距離を測定する．前述の20mシャトルランとは，往復した後に一定の休息（5～10秒）が入る点が異なる．球技種目の試合ではダッシュやジャンプなど全力もしくはそれに近い状態での運動が間欠的に実施される場面が多い．そのような間欠的運動における持久力を評価するために考案されたテストである．

［テスト方法］

このテストは「持久力テスト」「間欠性持久力テスト」「間欠性回復力テスト」の3種類のテストから構成され，それぞれ2段階のテストレベルに分かれている．ここでは最もよく利用されているYo-Yo間欠性回復力テスト（intermittent recovery test）について説明する（Yo-Yo tests, By Jens Bangsbo, 日本語ガイド＜ ver.1.20 ＞）．

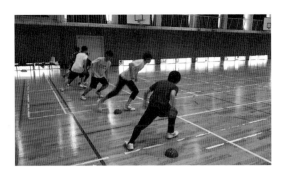

図13-4　Yo-Yoテストの様子

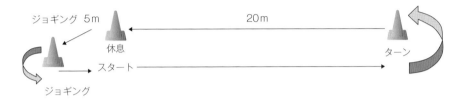

図13-5　Yo-Yo間欠性回復力テストの測定

・最初のシグナル音で走りだす．
・次のシグナル音で20m先のマーカーに到達できるように走るスピードを調節する．
・20m地点でターンして，次のシグナル音までにスタート地点のマーカーに戻る．
・スタートラインに戻ったら5m先のマーカーまでジョギングで移動し，ジョギングでスタートラインまで戻る（図13-5）．
・ここで次のシグナル音を待つ．
・ジョギングの時間は10秒である．
・レベルが上がるごとにシグナル音の間隔が短くなる．
・シグナル音に遅れることなく通過できた回数・距離で評価する．
・2回シグナル音に遅れた時点で終了となる．

(5) ドロップオフテスト

［テスト概要］

　ドロップオフテストは一定区間ごとのラップタイムを計測し，その落ち幅の総和（ドロップオフ指数）を算出し，全身持久力あるいは耐乳酸性能力を評価するテストである（野口ら，2007）．これまで水泳競技や陸上競技などで利用されている．ドロップオフ指数と1,500m走タイムおよび最大酸素摂取量との間に関係があることが報告されている（田中ら，1985）．ドロップオフテストは，有酸素性運動から無酸素性運動に切り替わる運動強度である無酸素性作業閾値（AT）レベルといった複雑なスピードを考慮する必要がなく，単純に全力で実施するだけでよく，テストに要する時間も短く，選手あるいは指導者の労力も少ないなどの利点がある．

［テスト方法］

ここでは水泳選手を対象としたドロップオフテストを紹介する（野口ら，2007）．ドロップオフテストは200 mクロール泳により実施する．被験者がペース配分を考えずに，スタート直後から全力で泳いだ際の50 mごとのラップタイムの落ち幅を測定する．測定は，200 mを4区間（第1区間：0-50 m，第2区間：50-100 m，第3区間：100-150 m，第4区間：150-200 m）に分類し，50 m，100 m，150 m，200 mの通過タイムを計測し，その記録をもとに各区間のラップタイムを算出する．50 mごとの通過タイムはターン時の足が壁面に接地した際を基準に測定する．なお事前に水中より壁を蹴ってスタートした50 mクロールの全力泳タイムを計測し，スタート直後の第1区間の通過タイムが50 m全力泳タイムの±1.0秒以内に泳げなかった場合は測定を中止し，測定日をあらためて再度測定する（速すぎる場合は50 m全力泳から測定をし直す）（野口ら，2007）．

ドロップオフ指数は，次式により算出する．

　　ドロップオフ指数(秒) = (第2区間のタイム − 第1区間のタイム) + (第3区間のタイム − 第2区間のタイム) + (第4区間のタイム − 第3区間のタイム) ……(式4)

あわせて持久性指数による評価も可能である（出村，1986）．持久性指数（%）は次式より算出される．

　　持久性指数(%) = (第1区間のタイム − 第4区間のタイム) / 第1区間のタイム ……(式5)

文　献

出村慎一（1986）大学競泳選手の体格，体力及び水泳技能の性差．体育学研究，31：151-161．

河野一郎（1997）マルチステージ・20 mシャトルラン・テスト．体育の科学，47：879-883．

日本呼吸器学会肺生理専門委員会編（2004）呼吸機能検査ガイドライン−スパイロメトリー，フローボリューム曲線，肺拡散能力−．pp8-15，メディカルレビュー社．

野口雄慶，出村慎一，佐藤　進ほか（2007）Drop-off指数を利用した泳パフォーマンス評価方法の検討．水泳水中運動科学，10：16-22．

白井信郎（1999）耳鼻咽喉科診療に役立つ換気機能検査．耳鼻咽喉科臨床，92：452-453．

鈴木政登，田中喜代次，須藤美智子ほか（2009）日本人の健康関連体力指標最大酸素摂取量の基準値．デサントスポーツ科学，30：3-14．

滝島　任，中村雅夫，千代谷慶三（1991）IIスパイログラフィー，pp12-13．滝島　任，中村雅夫，千代谷慶三，呼吸機能検査の測定方法 第2版．真興交易医書出版部．

田中喜代次，金　基学，松浦義行（1985）全身持久性指標としてのドロップオフ・持久比の妥当性．体育の科学，35：615-619．

14章 神経機能の測定と評価

1. 神経機能

　運動にかかわる神経機能は，大脳などの運動の企画・設計のよさにかかわる中枢神経系とインパルスの運動神経への配分や運動指令の促進と抑制のよさにかかわる末梢神経系の機能から構成される．神経機能は神経系の働きによる人の体力的な能力の1つと定義される（山本，1983）．

　行動体力は生理学的観点から，エネルギー系の体力とサイバネティックス（自動制御機構）系の体力に大別される．猪飼（1976）は後者のサイバネティックス系の体力は神経系の統合作用であり，目的とする運動に対して調整がうまく働くための生理的条件として，(1) 大脳における運動の企画・設計のよいこと，(2) 大脳からの運動のインパルスが運動神経にうまく配分されること，(3) フィードバックがうまく利くこと，(4) 促進と抑制がよく利くことの4点をあげている．神経機能はサイバネティックス系の体力である調整力（神経系）と密接な関係にあり，エネルギー系の体力（運動器官系）を効率的に使いスポーツ技術を効率的に習得する能力（身体運動系）と深く関係するが，その場合これら3つの各系間の協調が総合的に要求される．

　競技スポーツではスポーツ技術を取り込んだ反復練習やトレーニングにより，スポーツ技能を高めることが必要である．また競技スポーツだけでなく，日常生活を営むうえでも体内のエネルギーを効率的に使用する神経系の能力は重要である．神経系に関する能力は，身体運動系や運動器官系に対する神経系の時間的・空間的配分の違いにより，また競技種目や動作課題により異なる．したがって神経機能の測定は，神経系の働きや神経系を中心とした各系間の協調の程度を把握する点で重要である．本節では神経機能と調整力，調整力の構成要因，調整力の性差・年代差について説明する．

1）神経機能と調整力

　サイバネティックス系の体力は体内のエネルギーを効率的に使用する神経系の能力であり，スポーツ技術を効率的に習得する能力である．出村（2011）は，サイバネティックス系の体力に優れる者はエネルギー系の体力を効率的に使い，またスポーツ技術を効率的に習得する能力に優れると説明している（図14-1）．前述の

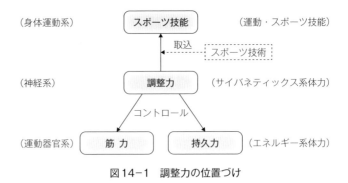

図14-1 調整力の位置づけ

サイバネティックス系の体力は，体育・スポーツ科学の領域では調整力と呼ばれている．スポーツ技術は各競技スポーツにより異なる．図14-1から各競技スポーツにかかわる調整力は種目により異なると考えられる．行動体力は行動を起こす能力，行動を持続する能力，行動を調節する能力に分けられ（図4-1，p54），調整力は行動を調節する能力に該当する．石河（1968）は，調整力とは「身体活動をするにあたって時間的・空間的に正しく動作をする能力である」と述べている．大築（2003a）は，調整力は運動制御能力の「正確さ」に分類され，広義には「スキル」「協働性」などと呼ばれていると述べている．

以上より，調整力は神経系が筋を介して運動の速さ，持続性および正確性を決定する働きであり（HenatschとLanger，1985），人の身体的な能力（体力）を指し，神経系の筋に対するコントロールの能力と定義される（山本，1983）．

2）調整力の構成要因

石河（1968）は，調整力を神経系に関する能力が自己の姿勢を維持するために発揮されれば平衡能力，時間的要因を前面に出し，短時間に動作を行うために発揮されれば敏捷能力，さらに，時間的・空間的に動作の正確さを要求し発揮されれば巧緻能力として捉えている．永田（1988）は，調整力の構成要因として，平衡能力，敏捷能力，巧緻能力，協応能力，緩衝能力および予測能力をあげている．緩衝能力は「自己発生した力や外乱状態を自分で和らげる能力」であり，平衡能力や協応能力と密接な関係がある．予測能力は「対象物（目的）の急激な変化が予測され，見越されて，身体運動と対象物の動きを一致させる能力」である．これらの能力を適切に評価するテストは開発されていない．NagasawaとDemura（2002）は，特に中高齢者の場合，最大筋力の発揮よりも最大下の筋力を効率的に発揮する筋調整的発揮能力（筋力発揮調整能力）が重要と考え，テストを開発している．

調整力に関するテストは身体全体（全身の調整力）と，手の調整力（手指の調整力）に大別される．前者には平衡能力，敏捷能力，協応能力が，後者には巧緻能力と筋力発揮調整能力に関するテストが該当する．調整力の構成要因は多岐にわたりかつ

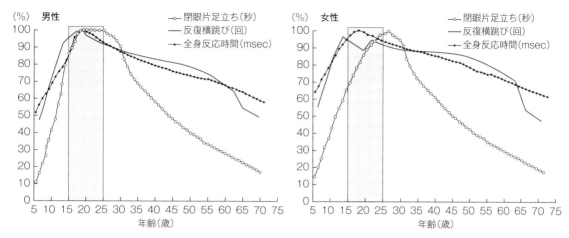

図14-2 閉眼片足立ち，反復横跳び，全身反応時間テストにおける加齢変化
各項目の最高値を100％とした場合における各年齢の値を百分率（％）で表示．

構成要因の独立性も高い．つまり巧緻能力が優れていても筋調整的発揮能力に優れるとは限らない．特に手の調整力に関してはテスト課題の選択は注意が必要である．

本章ではテストの重要な条件である妥当性や信頼性を検討のうえ作成された平衡能力，敏捷能力，協応能力，巧緻能力および筋力発揮調整能力（筋調整的発揮能力とグレーディング能力）を代表するテストを次節以降においてそれぞれ説明する．

3）調整力の性差と年代差

ここでは調整力の構成要因である平衡能力と敏捷能力の性差・年代差について，代表的な閉眼片足立ち，反復横跳び，全身反応時間テストの結果にもとづき概説する．

図14-2は閉眼片足立ち，反復横跳び，全身反応時間テストにおける加齢変化の特徴を，ピーク値を100とした場合の各年代における標準値の割合として男女別に示している．いずれの場合も15～25歳頃に発達のピークを迎え，その後加齢に伴い徐々に低下する．30歳以降はトレーニングの有無に関係なく，調整力のレベルは加齢に伴い低下する（第Ⅱ部4章参照）．また60歳代以降は閉眼片足立ち，全身反応時間の低下量は大きい（出村，2011）．閉眼片足立ちに代表される平衡能力は，調整力のなかでも高齢期における加齢に伴う低下が著しい．このように調整力のうち平衡能力，敏捷能力は70歳代後半から著しく低下する傾向にある．60歳代以降，全身反応時間に代表される敏捷能力に性差はなく，閉眼片足立ちに代表される平衡能力は男性が優れる（Cooperら，2011）．また調整力の構成要因である性差や年代差は，筋力や柔軟性（握力や長座体前屈）のものとかなり異なることを示している．

2．平衡能力

1）平衡能力とは

　二足で立つ人の立位姿勢は四足歩行を行う動物に比べて支持基底面が狭く重心位置が高いので非常に不安定であり，安定した姿勢を保持するために絶えず姿勢調整が必要となる（樋口と建内，2015）．人は姿勢の状態に関する視覚系，体性感覚系および前庭系からの感覚入力情報を脊髄や脳などの中枢レベルにおいて統合し，姿勢の安定化のため作成された適切な指令が末梢神経を通して各種骨格筋へ伝えられ姿勢の安定性が保たれる．人は重心が支持基底面を逸脱すると転倒するため，姿勢保持機能により姿勢の安定性を保つ能力を発揮する．その能力を平衡能力といい，平衡能力には重力を含めた外力に対する反射的・反応的・予測的な神経機構に加え，姿勢制御のための身体アライメント，関節機能，筋力，緩衝能力などの要因が密接に関与する．

　平衡能力はさまざまな随意運動や動作を円滑に行うために重要な能力である．幼児期には平衡能力の発達がさまざまな運動パターンを獲得するうえで大きな役割を果たしている．一方，高齢期における平衡能力の低下は姿勢の保持や立ち上がり，歩行などの日常生活活動を制限し，転倒誘発や転倒に伴う骨折の危険因子となる．平衡能力の代表的なテストである閉眼片足立ちテストの結果にもとづくと，平衡能力のピークは20歳代であり高齢期には他の体力要因と比べて顕著な低下を示す（本章前節参照）．

2）平衡能力測定の種類

　平衡能力は一般に静的平衡能力と動的平衡能力に大別される．両者を区別する観点として，多くの研究者が共通して身体位置移動の有無（支持基底面固定・移動）をあげている．一方，姿勢安定状態や動作の有無，外力の有無なども考慮して区別することもある．したがって，静的と動的平衡能力テストの分類は研究者によって必ずしも一致しない．

　たとえば各種姿勢保持テスト（片足立ちや片足爪先立ちテストなど）とファンクショナルリーチテスト（functional reach test，以下FRテスト）は，両者とも支持基底面内での姿勢保持を求めるテストであるが，姿勢保持テストではできるだけ被験者に重心位置を動かさずに中心位置に留める（重心位置保持）ことを求めるのに対し，FRテストでは支持基底面のぎりぎりまで重心位置を積極的に動かすこと（重心位置移動）を求める．FRテストは動きを伴うため，動的平衡能力のテストとして利用されることも多い．

　また支持基底面を固定し姿勢保持を求める同様なテストとして，バランスボード上での姿勢保持テストや外力負荷を課す姿勢保持テストがある．これらは自ら不安定姿勢を作り出すFRテストと異なり，外力により受動的に不安定姿勢が誘発され

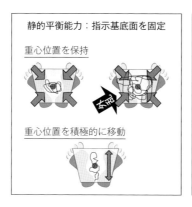
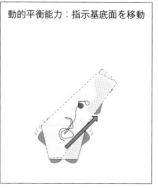

図14-3　平衡能力の分類

るテストである．これらのテストも安定姿勢を保持するために動きが伴うため，動的平衡能力のテストとしても利用される（SugiuraとDemura，2015）．

さらに静的平衡能力や動的平衡能力と区別して，外乱応答に関する平衡能力テストと解釈される場合もある（Urushihataら，2010）．本節では一般的な測定かつ明確な区別が可能な身体位置の移動の有無で動的と静的の平衡能力を区別し，静的平衡能力は支持基底面を固定し姿勢の安定性を保つ能力，動的平衡能力は支持基底面移動中の姿勢の安定性を保つ能力と定義する（図14-3）．

静的平衡能力に関するテストは，同じ支持基底面固定でもテスト課題が重心位置の保持を求めるのか積極的な移動を求めるのかで大別される．前者は重心位置をできるだけ動かさずに姿勢の安定性を保つことを求め，従来から利用されている片足立ち（第Ⅲ部8章参照）や片足爪先立ちが代表的なテストとしてあげられる．これらのテストでは閉眼や支持基底面変化などの負荷を対象者の年齢や体力レベルなどの特性を考慮して付加し，テスト難易度が調整される．また外力（受動的刺激）を加えた状態で重心位置の保持を課す場合もある．たとえばバランスボードテストは不安定板（外力）上に立位するため支持基底面は固定しているが，受動的に重心位置が乱されることによって生じる重心変動を最小限に押さえ，姿勢の安定性を保つ能力が評価される．重心位置の積極的な移動を求めるテストとしてはFRテストがあげられる．FRテストは被験者に前方への上肢の最大伸展を要求し，最大重心移動時の姿勢の安定性を保つ能力を測定する．

動的平衡能力に関するテストは，被験者に支持基底面移動中の姿勢の安定性を保つことを要求する．支持基底面を移動させる動作として，さまざまな条件（負荷）を課した歩行やステップ動作が用いられる．歩行を主な課題とするテストは一般に成就時間を測定する．たとえばジグザグ歩行テストや平均台歩行テストでは，不安定な床面上や床より高く狭い歩行路での一定距離の歩行を要求し，その成就時間を記録する．ステップを課題とするテストでは，その場で規定テンポに合わせる，前後または左右方向へ素早く，あるいは階段昇降などのステップ課題を利用する．ス

テップテストは規定テンポとの誤差，規定時間内のステップ数あるいは決められた動作遂行時間などにより動的平衡能力を測定する．動的平衡能力に関連するステップテスト（規定テンポステップテスト，クロスステッピングテスト，ステップ反応テスト）実施方法の詳細は第Ⅲ部11章を参照．なお上述のテストのほかにも，Berg balance scale のように質問紙によって平衡能力を総合的に測定する試みもなされている．

本節では静的平衡能力に関するテストとして足圧中心動揺検査，バランスボードテスト，FRテストを，動的平衡能力テストとして線上歩行，平均台歩行テストを説明する．

3）平衡能力の測定と評価の実際
（1）静的平衡能力に関するテスト
①足圧中心動揺検査
［テスト概要］

立位時の細かい身体動揺を足底面における2次元座標として定量的に捉えたものが足圧中心動揺である．足圧中心動揺検査では，両足内側を接して直立する閉脚立位姿勢中（図14-4）の足圧中心動揺を測定する（平衡機能検査法診断基準化委員会，2006）．ただしこの検査が開発された背景には，平衡機能障害の発見や治療・訓練効果の評価といった目的があり，平衡能力のテストとして利用するには注意が必要である．たとえば閉脚立位姿勢は一定の年齢レベルになると誰でも安定した姿勢保持が可能である．そのため片足立ちなどの不安定姿勢を利用したり，何らかの感覚負荷や外力などを課さなければ健常な成人の平衡能力の個人差を捉えるテストとしては適さない．一方，幼児や高齢者あるいは平衡機能障害を有する者などは立位姿勢が不安定であり，健常成人とは異なる身体動揺を示すため平衡能力のテストとしても利用可能であろう．

足圧中心動揺を利用したテストは limit of stability test（Clark ら，1997）や body tracking test（吉田ら，2003）などがあり，さまざまな応用が可能である．ただし足圧中心動揺の測定は静的立位条件下での使用を前提としていることに注意が必要である．足圧中心位置と身体重心位置は静的立位条件下ではほぼ一致するが，動的立位条件下では一致しない．つまり足圧中心動揺検査では，静的立位条件下でのみ重心位置の変動を正しく測定することができると考えられる．

［テスト方法］

以下の手順で測定を実施する．

・被験者は両足先，踵を接して重心動揺計上の所定の位置（通常，足型などがペイントされており，足のサイズに合わせ前後位置を調節して足を乗せる）に直立させる（図14-4）．
・両腕は体側に垂らし楽な姿勢を維持するように指示する．

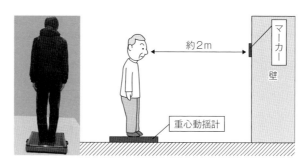

図14-4　重心動揺の測定風景

- 被験者には被験者正面の目の高さに置かれた印を注視させる．
- 検者は被験者の重心動揺が安定したことを確認しデータの記録を開始する．
- 測定時間は30～60秒とされ，開眼および閉眼で実施する．

記録された足圧中心軌跡をもとに以下のような変数が算出される．

- 距離，形，大きさに関する変数（距離変数：単位軌跡長，実効値，X実効値，Y実効値，面積変数：単位面積軌跡長（外周面積），矩形面積，実効値面積）
- 中心位置に関する変数（X中心位置，Y中心位置），速さに関する変数（X速度の平均，Y速度の平均，速度の実効値）
- 散らばりに関する変数（X標準偏差，Y標準偏差，X速度の標準偏差，Y速度の標準偏差）
- 動揺規則性に関する変数（位置・速度の各方向におけるA面積比とC面積比）
- 方向性に関する変数（位置・速度のA・E方向（前後）とC・G方向（左右））

②バランスボードテスト

［テスト概要］

　不安定板上における姿勢の安定度を測定する．不安定板にはさまざまな形や材質の物があるが，バランスボードテストでは図14-5のように平らな板の裏面の中央に舟底状のボスを1つ装着し，前後に最大12度，左右に7度まで傾斜させることができる装置を用いる．板に内蔵されたセンサが板の上で立位姿勢を保持した際の前後，左右それぞれの傾斜角度を感知し測定データを算出する．ボスによりきわめて不安定な状態を作り出すことが可能であり，自身の意図とは無関係な床面の持続的な変動に対応し安定姿勢を保つことが求められる．ボスの位置は対象者の体力水準や測定の目的に合わせて調整が可能である．

［テスト方法］（小栢ら（2009）の方法を参考に改変）

　バランスボード（Dyjoc Board，酒井医療社）を用いて以下の手順により実施する．

- バランスボードの底面中央にボスを1つ装着する．
- 対象者は足幅・足長の中心がバランスボードの中央にくるように足を乗せる．
- 視線は前方へ向けた状態でボードの縁が床に着かないようにボードを水平に保持すること，膝・股関節が屈曲しないように指示する．

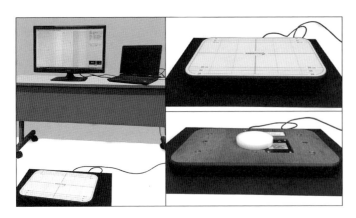
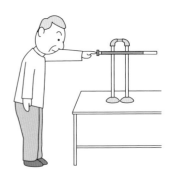

図14-5 バランスボード（Dyjoc Board, 酒井医療社）　　図14-6 FRテスト

・合図とともに30秒間の片足立ちを実施する．

評価には，バランスボードの傾斜角度の総変動量である総角度変動指数が用いられることが多い．総角度変動指数は計測中に変動した角度の総量であり，値が大きいほど動的平衡能力に劣ると解釈されるが，データの蓄積が十分ではなく評価基準値は確立していない．

③FRテスト（ファンクショナルリーチテスト）

［テスト概要］

安定性限界（limit of stability：支持基底面を変化させずに身体を保持できる範囲）に関する代表的なフィールドテストであり，前方へのリーチ到達距離を前方への重心最大移動距離とみなして測定する（図14-6）．高齢者の平衡能力測定によく用いられ転倒との関連が指摘されている．片側上肢を伸ばす動作であるため，リーチ動作の最終局面では伸ばしている上肢と同側の足への荷重が必要となる．そのため片側下肢の関節に障害を有している高齢者の場合，左右でリーチ距離が異なる可能性がある．また前方だけでなく，側方や後方へのリーチ距離測定も提案されている．

［テスト方法］

FR測定器もしくは方眼紙，またはホワイトボードとメジャーを用意し，以下の手順で測定する．

・測定器に横向き（壁に平行）に立ち，両足を軽く開き，両腕を肩の高さ（90度）に上げ，その状態のまま測定器のプレートに指先を合わせる（その際，目盛りがゼロの位置にあるのを確認）．

・測定器側の反対側の手を下ろし，プレート側の手は同じ高さを維持したまま足も動かさずにできるだけ前方へ手を伸ばし，最長到達地点の距離を記録する（ただし姿勢が元の位置に戻せることを条件とする）．

前方への最大到達距離を評価する．高齢者における判定基準値は表14-1に示したとおりである．

表14-1　FRテストの判定基準（中央労働災害防止協会「転倒等災害リスク評価セルフチェック実施マニュアル」より改変）

評価1	評価2	評価3	評価4	評価5
～19cm	20～29cm	30～35cm	36～39cm	40cm～
転倒する確率が大きい 転倒予防運動の必要あり	転倒予備群 転倒予防運動で筋力向上を	転倒の心配はない 現状維持を		

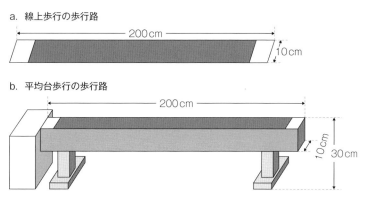

図14-7　線上歩行および平均台歩行における歩行路の例

（2）動的平衡能力に関するテスト：線上歩行および平均台歩行テスト

［テスト概要］

　線上や平均台上を往復歩行する時間を測定する．主に幼児を対象として測定が実施される．幅の狭い歩行路を歩くため，通常歩行よりも左右方向に不安定な状態での歩行を要求する．平均台歩行は線上歩行よりも高い位置で歩行するため，動的バランス能力がより関与する．障害物跨ぎこし歩行はさらに難度が高くなる．また類似したテストとして，平坦な場所に設置した幅の異なる（徐々に狭くなる）5種類のバランスバー上を歩行するジグザグ歩行テスト（宮口ら，2011）もある．このテストは高さがないため恐怖心は小さいが，歩行路が狭くバランスバーが柔らかい素材でできていることなどから，平均台以上に難しさを感じる可能性がある．

［テスト方法］

・歩行路の両端の内側に長さ・幅10cmのラインを引き（図14-7a），平均台についてはスタートとゴール地点に同じ高さの台を設置（図14-7b）する．線上歩行と平均台歩行を同時に実施する場合，線の長さ・幅を平均台に合わせる．

・スタート合図後，被験者がラインを踏んで歩行を開始し，もう一方のラインを踏んで方向転換し，スタート位置のラインを踏むまでの時間を計測する．

・歩行中に足が歩行路外に接地あるいは落下した場合は再測定とし，3回連続して再測定の場合，成就不可能と判断する．

・見本をみせ実施内容を理解させる（可能な限り速くゴールするよう指示する）．

表14-2 線上歩行および平均台歩行の参考値（女児）(徐 寧，出村慎一，青木宏樹ほか（2014）女児における障害物を設置した枠内歩行及び平均台歩行時間の年齢差の検討．体育測定評価研究，14：53-58)

	線上歩行			平均台歩行		
	障害物なし	障害物あり（高5cm）	障害物あり（高10cm）	障害物なし	障害物あり（高5cm）	障害物あり（高10cm）
4歳前半	5.9±2.0	6.8±2.7	7.1±2.4	17.7±10.2	19.0±9.2	19.9±8.3
4歳後半	5.8±1.5	6.1±1.7	6.9±2.5	14.2± 6.8	15.2±6.3	17.8±5.5
5歳前半	4.9±1.4	5.3±1.4	5.5±1.3	9.1± 4.1	10.1±4.7	11.8±7.5
5歳後半	4.2±0.8	4.8±1.0	4.9±1.0	8.5± 4.5	9.7±3.9	10.1±3.0
6歳前半	4.3±1.1	4.4±0.8	4.8±0.9	6.4± 2.4	7.0±2.7	7.7±2.6
6歳後半	4.2±1.2	4.3±1.0	4.4±1.0	6.5± 1.9	7.2±2.2	7.9±2.9

単位：秒

表14-3 線上歩行および平均台歩行の参考値（男児）(Kasuga K, Demura S, Aoki H, et al. (2012) The effects of obstacles and age on walking time within a course and on a balance beam in preschool boys. Advances in Physical Education, 2（2）：49-53)

	線上歩行			平均台歩行		
	障害物なし	障害物あり（高5cm）	障害物あり（高10cm）	障害物なし	障害物あり（高5cm）	障害物あり（高10cm）
4歳前半	5.9±2.0	6.4±2.5	7.6±4.3	17.8±5.8	17.0±7.5	21.9±8.8
4歳後半	5.4±1.3	5.9±1.2	6.7±1.9	11.8±5.8	13.3±4.9	15.0±7.0
5歳前半	4.7±1.5	5.3±2.0	5.3±0.9	8.3±2.7	9.2±2.5	9.8±2.1
5歳後半	4.2±0.9	4.6±1.3	4.9±1.1	7.9±3.9	9.3±4.9	10.0±4.5
6歳前半	4.3±0.8	4.5±1.0	4.8±1.1	5.6±1.7	6.9±2.9	7.0±3.1
6歳後半	3.7±0.6	3.9±0.9	4.2±1.1	5.8±1.7	5.7±1.5	6.4±2.8

単位：秒

・疲労を考慮し試行間は十分な休息時間を設ける．
・測定中の落下予防を工夫する（検者が不意の落下に備える，マットを敷くなど）必要がある．

　線上歩行および平均台歩行（200cmの歩行路の往復）における幼児の年齢別の参考値を表14-2，表14-3に示す．なお障害物は歩行路の中間地点に設置している．

3．敏捷能力

1）敏捷能力とは

　敏捷能力は一般に「身体の一部あるいは全部をすばやく動かす能力」と定義され，動作そのもののスピードである「動作の速さ（speed）：水平方向への重心移動の速さ」，動作の実行中に与えられた刺激に対して別の動作を開始する「動作切り替えの素早さ（agility）：方向転換，減速，回旋の素早さ」，静止状態からの刺激に対する反応である「動作開始の素早さ（quickness）」から構成される．最近では3つの

頭文字をとってSAQ能力とも呼ばれている.

　敏捷能力は競技スポーツにおける重要な体力要因の1つである．たとえばバスケットボールや野球といったオープンスキルを伴う競技では，選手は刻一刻と変化する状況に素早く対応し，状況判断後，素早く適切な動作をとる能力が必要である．また状況の変化に素早く対応し，いったん開始した動作を素早く別の動作に切り換える修正能力も要求される．特に球技においては，オフェンスがディフェンスをかわすとき，あるいはディフェンスがオフェンスにかわされたときに，移動方向を素早く変更する切り換え動作能力がパフォーマンスに大きな影響を及ぼす．

　素早い対応動作は，競技スポーツだけでなく日常生活を営むうえでも重要かつ必要である．たとえば不意に遭遇した危険な場面では，とっさに身をかわし危険を回避することが求められる．すなわち外乱に対して瞬時にその場の状況に応じて身体を支える神経-筋系の調整力が求められるが，その場合，上記の3つの課題を遂行する能力が総合的に要求される．特に高齢者は日常生活動作において敏捷能力を発揮する場面は少ないため，敏捷能力の衰えが著しい．しかし要介護の原因となる転倒を回避するには，外乱に対して姿勢回復する素早さ，姿勢回復が間に合わなかったときに，とっさの一歩を出して支持基底面を拡大する素早さが必要となる．

　敏捷能力は神経インパルスの伝達速度や正確性，筋収縮の速度によって決定される（猪飼，1975）．そのためこれら要因の加齢に伴う機能低下により大きな影響を受ける．高齢者の特徴として動作遅延があげられるが，これには加齢に伴う神経支配比の増大や60歳以降の神経伝導速度の低下，神経線維の選択的萎縮などが少なからず影響していると考えられる．したがって敏捷能力の測定は，加齢に伴う身体機能の状態を把握するという面からも重要である．ここでは敏捷能力を評価するテストについて説明する．

2）敏捷能力測定の種類

　敏捷能力の測定は冒頭で定義した分類によって大別される．「動作の速さ（speed）」を評価する，ステッピングテスト，タッピングテスト，バーピー（スクワットスラスト）テスト，新体力テストに含まれる反復横跳びテスト（第Ⅲ部8章参照）がある．テストは身体移動を伴わない四肢の繰り返し動作の素早さを測定するものと，全身の素早い反復移動速度を測定するものに分けられる．

　「動作切り替えの素早さ（agility）」の評価にはヘキサゴンドリル，プロアジリティテスト，連続選択反応テストがある．スポーツ動作には刺激に対して常に前方への跳躍動作を行う課題や，周囲の状況に応じて運動方向を判断する課題が要求される．これらの課題の成就能力を評価するために考案されたものである．

　「動作開始の素早さ（quickness）」の評価には単純・選択反応時間テスト，棒反応時間テスト，全身反応時間テストがある．これは四肢による反応速度をみるものと，体重を負荷とした全身の反応速度をみるものに分けられる．

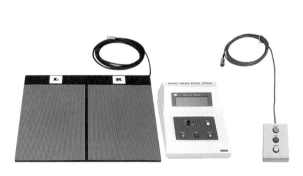
図14-8 両足ステッピング測定器
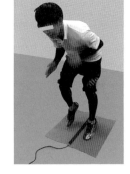
図14-9 立位ステッピング

表14-4 スポーツ選手のステッピング回数の5段階評価

評価	男性	女性
5	65〜	57〜
4	59〜64	51〜56
3	54〜58	46〜50
2	49〜53	41〜45
1	〜47	〜40

単位：回

3) 敏捷能力の測定と評価の実際
(1) ステッピングテスト
［テスト概要］
　ステッピングは足をどれだけ素早く反復ステップできるか，つまり脚部の筋の収縮・弛緩の切り換えの速さを評価する．この動作は大脳のほか小脳系の機能に依存するといわれている．
［テスト方法］
　図14-8は両足で行うステッピング測定器で，座位および立位での測定が可能である．座位式は高齢者や中高年者などが対象の敏捷性テストとして，立位式はスポーツ選手のコンディショニングの目安として利用できる．近年では，高齢者においても立位でステッピングテストを行うほうが再現性が高く，また転倒との関係も認められることが報告されている（池添ら，2009）．転倒回避には立位でいかに早くステップし体重支持ができるかが重要である．
　図14-9は競技スポーツ選手の立位ステッピングテストの様子である．測定手順は以下のとおりである．
・両足の間隔を肩幅程度に開いてマット上に立ち，やや膝を曲げた姿勢で構える．
・測定時間を5秒にセットしておく．
・検者は「用意」の合図の後，カウンターのスイッチを押す．被験者はスタートの

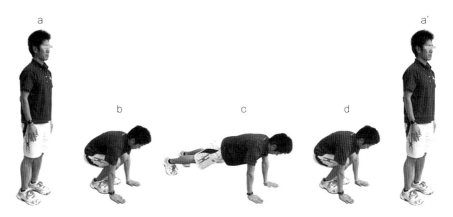

図14-10　バーピーテストの動作

ブザー音が鳴り次第，全力で両足の交互踏み替え（足踏み）運動を行う．
・5秒後の終了ブザー音が鳴った後，被験者は運動を中止する．表示された左右の足踏み回数を合計した数値を記録する．

　標準値などは現段階では発表されていないが，表14-4にスポーツ選手の5段階評価を示す．なお高齢者の立位ステッピング回数と移動能力や転倒との間には密接な関係が認められており，立位ステッピングテストが17回を下回る高齢者は転倒の危険性が約7～8倍高くなるといわれている（池添ら，2009）．

(2)バーピーテスト

［テスト概要］

　バーピー（Burpee）とは1930年代に活躍した生理学者 Royal H. Burpee が考案した運動で，スクワット，腕立て伏せ，ジャンプの一連の動作から構成される．バーピーテストはこの一連の動作を一定時間に何回成就できるかを測定する全身の敏捷性能力を評価するテストで，スクワットスラスト（squat thrust）テストともいわれる．全身の大筋群を用いるこのテストを長時間実施すれば，全身持久性のテストにも利用できる（酒巻，1983）．

［テスト方法］
・被験者は直立姿勢をとる（図14-10a）
・前にかがみ両手を両足先約30 cmのところにつく（図14-10b）
・両手をついたまま足を後方に蹴って腕立て伏臥の姿勢をとる（図14-10c）
・再びかがんだ位置にもどる（図14-10d）
・直立姿勢にもどる（図14-10a'）
・以上の動作を10秒間繰り返し，全動作を完了すると1点となる．1点に至るまでの動きの局面が多いため，図14-10bまでのときは1/4点，図14-10cまでのときは2/4点，図14-10dまでのときは3/4点とカウントする．バーピーテストの標準値（10秒間）を表14-5に示す．なお消防士の採用試験でバーピー

表14-5 バーピーテストの標準値(10秒間)(東京都立大学体力標準値研究会編(2000)新・日本人の体力標準値. p275, 不昧堂出版)

	20歳	25歳	30歳	35歳	40歳	45歳	50歳	55歳	60歳
男性	6.5	6.2	5.7	5.3	4.9	4.6	4.4	4.2	4.0
女性	5.4	5.0	4.7	4.4	4.2	4.0	3.9	3.8	3.7

単位：回

テストが行われているが，合格基準としては10秒間で8回，30秒間で25回以上が目標値といわれている．

(3) 連続選択反応テスト

[テスト概要]

競技スポーツ選手（特に球技系）の敏捷能力を適切に評価するためには，"身体移動の素早さ"のみならず"刺激に対する反応の速さ"を評価できること，行う動作が事前にプログラム化されていないことが望ましい．たとえばバスケットボールやサッカー選手の場合，静止状態よりも動的状態，一過性の刺激よりも連続的刺激に対応する敏捷能力が必要である．このテストは未知の連続的な刺激に対し動的状態から素早く反応し，動作を繰り返す身体移動の素早さと刺激に対する連続反応の速さを測定する（Tsubouchi ら，2016）．

[テスト方法]

・図14-11はステップシート圧センサの配置図を示している．
・被験者は9枚設置されたステップシートの中心のシート上に，軽く両膝を曲げ，両足に体重を均等に加重し，肩幅程度の足幅で立ち，前方に配置されたノートパソコンのディスプレイを注視する．
・ディスプレイ上には反応方向を連続呈示する映像を映す．
・被験者は各刺激呈示パターンに従い図14-11の各セルを移動する．方向指示刺激の呈示パターンは前，後，左，右，斜めの8方向への移動がすべて1回ずつ指示されるように組み合わせ，またセルからセルへの移動は必ず隣接した枠への移動となるように設定する．
・図14-12は5つの方向指示刺激パターンの一例を示している．中央セルから，右上セル，右中央セル，中央上セル，左上セル，中央セル，右中央セル，中央下セル，中央セルの順に移動を行う．

評価変数は連続選択反応時間を用いる．刺激が呈示された時間と両足がステップシートから離れる時間の差（両足離床時間）を刺激呈示ごとに算出し，平均値を算出する．なおステップ幅や刺激呈示テンポを工夫することで高齢者の転倒回避能力を測定するテストとしても利用される（第Ⅲ部11章参照）

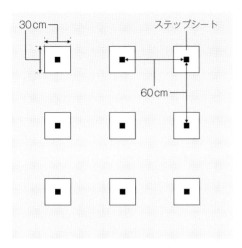

図14-11　ステップシートの配置図

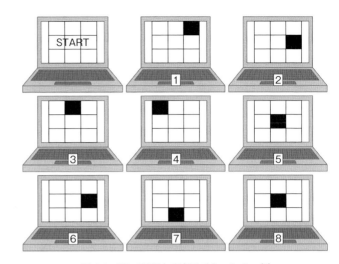

図14-12　画面上の表示パターンの一例

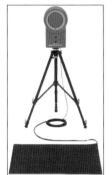

a. 全身反応時間測定器

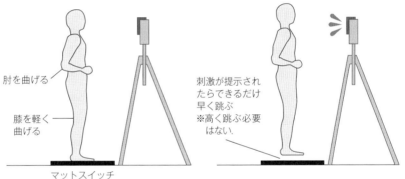

b. 全身反応時間の測定方法

図14-13　全身反応時間測定器と測定方法

(4) 全身反応時間（跳躍反応時間）テスト

［テスト概要］

全身反応時間は反応開始の合図から足が跳躍台（マット）を離れるまでに要した時間をさす．体重を負荷とした全身の動作を伴う反応速度をみるテストであり，スポーツをはじめ日常行動の敏捷能力と高い関係が認められている．競技スポーツでは動作のスピードに加え，スタートの発射音（音刺激），相手やボールの動き（光刺激）に対していかに素早く反応しうるかが競技パフォーマンスに大きく影響する．全身反応時間テストは光や音の刺激に対し，いかに早く動作を開始できるかを評価する．

［テスト方法］

全身反応時間測定器でフラッシュ（光刺激）点灯後，両足がマットから離れるまでの時間を測定する（図14-13）．できれば床反力が計測可能な跳躍台（マット

表14-6 全身反応時間の標準値（東京都立大学体力標準値研究会編（2000）新・日本人の体力標準値．p259-260，不昧堂出版）

	40歳	50歳	60歳	70歳
男性	389±56	425±66	472±76	544±88
女性	445±68	495±83	553±99	624±112

単位：msec

スイッチ）を使用し，跳躍台にかかる圧変化が記録できるようにしておく．
・被験者はマット上に立ち，「用意」の合図で膝関節を120～160°位に軽く曲げる．
・光刺激後，素早くマットから垂直に跳び上がる．跳び上がる高さは10 cm程度でよい．
・測定は5回行い5回の測定値の平均値を採用する．測定単位はミリ秒とする．検者（刺激を出す者）は刺激を出すタイミングを予測できないように，被験者が準備姿勢をとった後ランダムな時間間隔で刺激を出す．
・測定値は合図から足が離れるまでの時間とする．
表14-6は40歳以上の日本人男女の標準値を示す．

4．協応能力

1）協応能力とは

　協応能力あるいは協調能力（coordination）とは，いくつかの筋や筋群の同時的・協同的能力として捉えられる（Frostig, 1969）．またcoordinationは協働能力とも訳され，1つの動作をする場合にその目的に応じて身体のさまざまな筋や器官の協働を必要とする能力である．松浦（1983）は協応能力を身体各部位および各運動器を統合して，1つのまとまった全体的また局所的運動を成就する能力と考えている．協応能力は敏捷能力や平衡能力と密接な関係があり，調整力と同義とみなされる場合もある．しかし一般的には協応能力は調整力の構成要因の1つと考えられている（本章1.参照）．一方，各競技スポーツの動作はそれぞれ異なり，動作に伴う筋や器官の関与の仕方も異なることから，各競技スポーツにはそれぞれ特有な協応能力が必要である．協応能力は体力の重要な構成要素の1つであるが明確な概念規定が難しく，各競技スポーツに共通なテストの作成は困難と考えられる．本書では協応能力を全身の動作の成就に，そして巧緻能力を四肢（手）の動作の成就に主に関与する能力と仮定している（本章5.参照）．

　投動作の成就には腕や肩を含む全身の瞬発力に加え，躯幹，上肢，下肢などの協調が不可欠である．遠投は筋パワーのテストとともに協応能力のテストとしても利用されてきた．投動作は物を操作するという点では跳動作や走動作とは異なるが，一定の年齢になれば誰でも成就可能となる生得的な運動の1つである．ただし幼児

の場合，合理的な投げ方（技術）が未習得であることに加えて協応能力も未発達であるため，腕だけでボールを投げようとしたり，非軸脚のステップと上肢をうまく連動できない状態でボールを投げるため，遠方にボールを投げることができない．投技能や協応能力が発達し，下肢から上肢までの動作をスムーズに行うことができるようになると，投距離は大きく延長する．幼児の遠投は瞬発力よりも協応能力の関与が大きい．そのため幼児の遠投は協応能力のテストとして有効である．また幼児期における遠投は前述のとおり，合理的な投げ方（技術）の獲得が距離に関係することから投技能の発達指標としても利用される（第Ⅲ部10章参照）．

一方，同じ投動作でも物を遠方に投げる，速く投げる，あるいは正確に投げる場合がある．物を遠方や速く投げる場合には最大の能力発揮が必要であり，協応能力よりも各身体部位の筋力や全身の瞬発力の貢献が大きい．青年の場合には一定の投技術を習得しており，各身体部位の筋力や全身の瞬発力が遠投に貢献する割合が大きいであろう．

意図するところに正確に物を投げる場合（正確投）は最大の筋力を発揮する必要はなく，速度を調節して身体各部位および各運動器の協調が不可欠である．つまり正確投の場合には，年代を問わず瞬発力よりも協応能力の発揮が必要となる．正確投はすべての年代において協応能力のテストとして有効であろう．ただし正確投は遠投能力の影響を受けるので，被験者の遠投能力を考慮して的までの距離や的の大きさを決定（調整）する必要がある．投げる動作と同様なことが蹴る動作についてもいえる．つまりボール蹴りも協応能力のテストとして有効である．まりつきや跳び越しくぐり，ジグザグドリブル（第Ⅲ部8章参照）などのテストも協応能力が関与するテストであり，主に幼児や児童を対象に実施されている．これらテストのうち跳び越しくぐりを除けば，すべてボールを操作するという点で共通性がある．協応能力が関与するテストは前述のテストのほかに，平均台歩行や規定テンポステップ（第Ⅲ部11章参照）があげられるが，ここではボール投げテストについて説明する．

2）協応能力の測定と評価の実際
（1）ソフトボール投げ
［テスト概要］

ボール遠投には身体各部位の筋力や全身の瞬発力に加え，協応能力が関与する．投げるボールが重くあるいは大きくなれば，筋力や瞬発力の関与が高くなる．文部科学省新体力テストでは，6～11歳ではソフトボール，12～19歳ではハンドボールを利用している．幼児の場合には手の大きさを考慮し，テニスボールを利用することも多い．投げる（投）は生得的な運動であるが，歩く，跳ぶ，走る，などと異なり，物（ボール）を利用するため，技術的要因の関与も大きい．投に関連する遊びの頻度の違いから，幼児期において他の生得的運動に比べ性差が大きい傾向にある．表

表14-7 幼児のソフトボール投げ(0.5m)の判定基準(杉原　隆,吉田伊津美,森　司朗(2004)幼児の運動能力発達の年次推移と運動能力発達に関与する環境要因の構造的分析．平成14－15年度文部科学省科学研究費補助金成果報告書)

男児	評価1	評価2	評価3	評価4	評価5
4歳前半	0.0～1.0	1.5～2.5	3.0～4.0	4.5～5.5	6.0～
4歳後半	0.0～2.0	2.5～3.0	3.5～4.5	5.0～7.0	7.5～
5歳前半	0.0～2.0	2.5～4.0	4.5～6.0	6.5～8.0	8.5～
5歳後半	0.0～2.5	3.0～4.5	5.0～7.0	7.5～9.5	10.0～
6歳前半	0.0～3.0	3.5～5.0	5.5～8.0	8.5～11.5	12.0～
6歳後半	0.0～4.0	4.5～5.5	6.0～8.5	9.0～12.0	12.5～
女児	評価1	評価2	評価3	評価4	評価5
4歳前半	0.0～1.0	1.5～2.0	2.5～3.0	3.5	4.0～
4歳後半	0.0～1.5	2.0～2.5	3.0～3.5	4.0～4.5	5.0～
5歳前半	0.0～1.5	2.0～2.5	3.0～4.0	4.5～5.0	5.5～
5歳後半	0.0～2.0	2.5～3.0	3.5～4.5	5.0～6.0	6.5～
6歳前半	0.0～2.5	3.0～3.5	4.0～5.0	5.5～7.0	7.5～
6歳後半	0.0～2.5	3.0～4.0	4.5～5.5	6.0～7.5	8.0～

単位：m
得点表は，年齢（半年刻）・性別ごとに平均値がほぼ3点になるように作成されている．

14-7は幼児の評価基準を示している．

［テスト方法］

ソフトボール投げテストの具体的実施方法の詳細は，第Ⅲ部8章2節を参照．

(2)正確投テスト

［テスト概要］

正確投（別名，的当て）には遠投能力も大いに関係することから，対象者の最大遠投距離の範囲内でテスト条件（的までの位置や的の大きさ）を決定する必要がある．そのため文部科学省新体力テストのように，幅広い年代に適用可能な正確投テストの作成は困難である．正確投テストは，幼児でもテスト内容を容易に理解でき，簡便性に優れ，的は自作可能なため安価性にも優れる．本テストは，加納ら（2016）や稗丸ら（2009）が幼児を対象に利用しているテストである．幼児の場合には的までの距離が2m程度で，直径80cmの的であればテストとして可能（個人差を評価）であろう．しかし児童や青年を対象とする場合は，的までの距離や大きさを検討する必要がある．

［テスト方法と得点］

・スローイングラインから2m離れた位置に同心円のターゲットサークルを設置（同心円の中心は1mの高さに固定）する（図14-14）．
・中心を狙ってテニスボール（硬式）をオーバーハンドスローで投げることを指示する．
・1回の練習試行後，5試行実施させる．

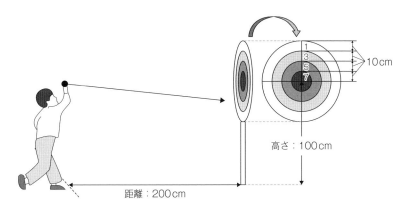

図14-14　正確投テスト (加納裕久, 久我アレキサンデル, 玉腰和典ほか (2016) 幼児期における定位能力・分化能力の発達的特性－投・跳動作に着目して－. 発育発達研究, 70：36-47より改変)

・得点は同心円の中心からボールが当たった場所により7点, 5点, 3点, 1点とする. 最低得点と最高得点を除いた3試行の平均値を算出する. 平均得点が高いほど, 力を調節してボールを正確に投げる能力 (正確投能力) に優れると考えられる.

［注意事項］
・幼児を対象とする場合, テスト方法を理解できるように, 検者は平易な言葉で説明をする.
・計6試行投球することになるため飽きない工夫をする (たとえばターゲットサークルを幼児が好むキャラクターの顔にする).

5. 巧緻能力

1) 巧緻能力とは

　巧緻能力は全身の複雑な運動をスムーズに行う調節能力あるいは手先の巧みな調節運動にかかわる「器用さ」とほぼ同義と考えられる. スポーツの指導現場などでは「上手さ (巧みさ)」と表現されることも多い. 巧緻能力は前節で説明した協応能力と密接な関係がある. たとえば野球の投手がボールを投げる場合, 下半身で生み出したエネルギーを体幹, 上半身, 指先まで効率よく伝達する協応能力に加え, ボールをリリースする瞬間に指先を微妙に使い調整する巧緻能力が関与する. したがって投球動作において巧緻能力と協応能力を明確に区別することは困難である. 両能力は混同された捉え方をすることもしばしばあるが, 本書では両能力は別の能力として考え, 協応能力は全身の動作の同時的・協同的能力を捉える能力, 巧緻能力は器用さと同義と仮定し, 主に手の操作能力のこととして扱う.

　スポーツ競技に必要な巧緻能力は種目により異なり, 巧緻能力が関与する動作に

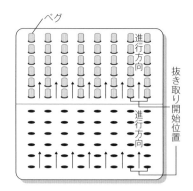

図14-15 ペグボードテスト（明治生命厚生事業団（2001）高齢者の健康づくり支援ハンドブック—生活体力の維持・増進をめざした健康づくり—, p41）

は他の複数の体力要因も同時に関与する．すべての年代やスポーツ競技選手に共通に実施可能な巧緻能力テスト，あるいは巧緻能力を単独で捉えるテストの開発は現実的には難しい（出村と村瀬，2010）．しかし対象とする年代を絞ることや捉えたい動作を限定することにより，巧緻能力を捉えることは可能である．

2）巧緻能力測定の種類

巧緻能力の代表的なテストとして，ペグボードテスト，豆運びテストなどが考案されている．両テストは指先や箸のような道具で物を掴む動作を利用することで，巧緻能力を評価するテストである．成人のペグボードテストの結果では性差はないと報告されている（NagasawaとDemura，2004）．一方，加齢とともに脳の機能低下や脊柱管の狭窄に伴う神経の圧迫などの症状により巧緻能力も著しく低下し，日常生活に必要な手先の動きが不自由になる．したがって高齢者は若年者に比べ巧緻能力に劣る．また巧緻能力に関するテストでは，練習効果の影響により試行ごとに測定値がよくなることが多い．巧緻能力に関連するテストは2〜3回練習を実施した後に測定を行い，試行平均が安定した状態を見極めることが重要である．本節では主に高齢者を対象とする巧緻能力テストを紹介する．

3）巧緻能力の測定と評価の実際
（1）ペグボードテスト（手指神経機能テスト）
［テスト概要］

本来ペグボードは指先や手の動きの機能訓練に用いられる器具（図14-15）であるが，盤上の穴に素早くペグをはめる，ペグを抜き取るなど，指先動作や手腕の器用さが求められるので，巧緻能力のテストとしても利用できる．実際，厚生労働省の一般職業適性検査の1つとして採用されている．重篤な麻痺や手指の障害（バネ指，リウマチ性変形など）がなければ，青少年から高齢者まで幅広い対象者に実施可能なテストである．

表14-8 ペグボードテストの判定基準（明治生命厚生事業団（2001）高齢者の健康づくり支援ハンドブック－生活体力の維持・増進をめざした健康づくり－，p44-45より改変）

性別	年齢（歳）	評価点				
		5（良）	4	3（平均）	2	1（悪）
男性	60～64	～31.0	31.1～33.3	33.4～35.0	35.1～37.8	37.9～
	65～69	～33.1	33.2～35.7	35.8～38.0	38.1～41.1	41.2～
	70～74	～34.2	34.3～37.0	37.1～39.4	39.5～42.3	42.9～
	75～79	～35.0	35.1～38.9	39.0～41.6	41.7～45.4	45.5～
	80～84	～36.1	36.2～39.4	39.5～43.3	43.4～49.1	49.2～
	85以上	～39.4	39.5～43.5	43.6～48.1	48.2～51.0	51.1～
女性	60～64	～31.0	31.1～32.6	32.7～34.2	34.3～37.0	37.1～
	65～69	～32.0	32.1～34.7	34.8～37.0	37.1～39.4	39.5～
	70～74	～33.5	33.6～36.5	36.6～39.7	38.8～41.6	41.7～
	75～79	～35.5	35.6～38.1	38.2～41.2	41.3～44.2	44.3～
	80～84	～38.2	38.3～40.3	40.9～43.8	43.9～48.1	48.2～
	85以上	～39.4	39.5～42.5	42.6～46.0	46.1～51.0	51.1～

単位：秒

［テスト方法］
- 測定器具としてペグボード，ストップウォッチ，記録用紙を準備する．ペグボードには多くの種類があるが，今回は厚生労働省の一般職業適性検査に使用されているモデルを紹介する．図14-15のように上と下の盤を用意し，ペグはすべて上の盤に差し込んでおく（48本）．
- 被験者はペグボードに向かって立位で正対し，右利きの場合は右下の，左利きの場合は左下のペグを利き手の親指と人差し指でつまむ．
- 次にその隣の列のペグを利き手と反対の手で同じようにつまむ（両手で2本のペグをつまんだ状態が測定開始直前の姿勢）．
- スタートの合図と同時にできるだけ速く下の盤の同じ位置に両手同時に2列ずつ差し込む．
- 差し込んだペグが一番上までいったら次の2列の一番下に戻る．
- 上の盤から下の盤に48本のペグをすべて差し移すまでの時間を計測する．
- 不慣れな状態では十分に能力を発揮できないため，2～3回練習試行を行い記録が安定してきたことを確認したうえで開始することが望ましい．また2～3試行実施し，その平均値をとることで信頼性の高いデータが得られる．
- 落としたペグは無理に拾わず，新しいペグを取って継続する．また一度に複数のペグを持たないよう注意する．

表14-8にペグボードテストの判定基準を示した．高齢者の場合，巧緻能力の優劣以外に以下に示す要因が記録に影響する可能性があるため，判定基準による評価以外にテスト中の被験者の様子を観察する必要がある．

［テスト中に確認すべき状況］
- 「両手を同時に操作することが難しい」「位置や場所を的確に捉えることが難しい」

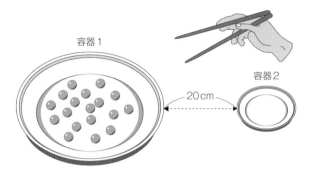

図14-16 豆運び（右利きの場合の設置方法）
大豆の大きさは直径0.3cm. 容器1は直径20.0cm, 深さ2.0cmを左側に設置. 容器2は直径5.0cm, 深さ3.5cmを右側に設置. はしは割り箸を利用（場合によってはピンセット）

「位置や方向の理解が難しい, 動作の理解が難しい」, といった症状が確認された場合, 視空間認知, 課題理解, 指示理解などの問題が影響している可能性がある.

(2) 豆運びテスト

[テスト概要]

ペグボードのような特殊な装置を必要としない簡便な方法として, 豆運びテストがある（野口, 2008）. 統一された評価基準は提示されていないため, あくまでも参考用のテストとして利用できる. テスト方法自体が普段から日常生活動作に類似するため, 手指の巧緻能力のトレーニングにもなり現場での利用価値は高い.

[テスト方法]

・大豆, 箸（またはピンセット）, 容器×2, ストップウォッチ, 記録用紙を準備する. 箸の使用が困難な場合はピンセットでテストを行う.
・右利きの場合, 図14-16のように器具をセットする（左利きの場合は反対にセット）.
・被験者は両容器に正対するように座り, 利き手で持った箸（またはピンセット）を使って豆を1つずつ容器1から容器2へ移す.
・30秒間に移した個数を計測する.
・すくい上げたり, 飛ばしたりして移動しないように注意する. 落とした豆や2個以上同時に運んだ場合はカウントから除外する.
・不慣れな状態では十分に能力を発揮できないため, 練習を3試行程度行い記録が安定してきたことを確認したうえで開始することが望ましい.
・1試行のみでなく2〜3試行実施し, その平均値をとることで信頼性の高いデータが得られる.
・30秒の時間内に正確に移動できた豆の数で巧緻能力の優劣を評価する.

6．筋力発揮調整能力

1）筋調整的発揮能力およびグレーディング能力

筋力発揮を調整する神経系の能力（筋力発揮調整能力）は，筋運動の速さ，持久性および正確性を決定する働きである（HenatschとLanger，1985）．NagasawaとDemura（2002）は，そのうち筋調整的発揮能力（筋調整能）を最大下の筋力発揮を調整する能力と定義し，筋調整能を評価するために，変動する要求値に最大下の握力発揮値を調整的に発揮するテストを開発している．一方，最大能力に対してどの程度の発揮であれば有効（合理的）かつ効率的であろうか．たとえば日常生活において水溜まりを跳び越える場合，水溜まりの大きさと自己の前方への跳躍の能力（距離）との関係から，無意識に跳躍力の発揮程度を判断する場合がある．小さい水溜まりであれば小さな，大きな水溜まりであれば大きな跳躍力を発揮する．

グレーディング能力とは前述のように発揮する力を課題の程度に応じて調整する能力を指し（大築，1988），筋出力のコントロールともいえる．段階的要求値（最大筋力の30%，50%など）に対し，正確に発揮しうるグレーディング能力を評価するテスト開発も必要であろう．

筋調整能は一定範囲の最大下の変動要求値に対する追従発揮，グレーディング能力は最大下の段階的要求値に対する予測発揮の形式で測定される．両能力は競技スポーツのみならず日常生活における重要な体力要因の1つである（図14-17）．両能力とも手指の巧緻能力や協応能力とは異なる独自の能力である．テスト内容は要求値を把握し，見積もり，応答する形式のため，脳にも刺激を与えることから，幼児，高齢者，発達遅滞者にとっても有効なテストと考えられる．

本節では握力発揮を利用し，実証的妥当性を検討して作成された筋調整能テストとグレーディング能力テストを説明する．

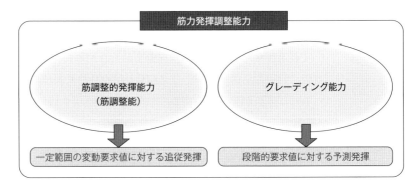

図14-17　筋力発揮調整能力，筋調整的発揮能力（筋調整能）およびグレーディング能力の関係

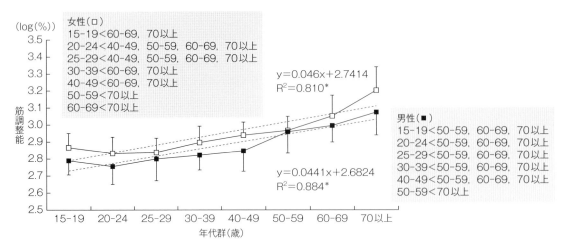

図14-18 男性および女性における筋調整能テストの年代別平均値（*：p<0.05）

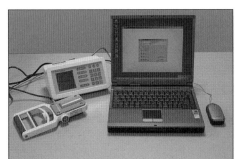 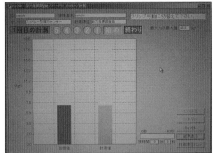

図14-19 握力解析システム

2）筋調整能の測定と評価の実際

［テスト概要］

　筋調整能を測定し評価する有効な方法の1つとして，要求値に対して応答を表示する調節システムを用いる方法がある．筋調整能は被験者がコンピュータの画面上に表示された要求値との差を最小にしながら握力発揮を行う能力と定義する．要求値に対する応答変化（筋力発揮値）が的確であれば誤差が少なく，時系列に適合できればズレが少なく筋調整能に優れると解釈される．要求値には棒グラフ（画面上を上下に変動），正弦波形（画面上を左から右へ規則的周期で変動），疑似ランダム波形（画面上を左から右へ不規則的周期で変動）の3種類がある．NagasawaとDemura（2009）は筋調整能の性差および年代差を検討し，筋調整能に性差が認められず，加齢に伴い筋調整能が低下し，40歳以降低下が著しいと報告している（図14-18）．

［テスト方法］

・握力解析システム（酒井医療社製，EG-290）とノートパソコンを利用する（図

表14-9 筋調整能の年代群別標準値（%）

年代（歳）	5段階評価法				
	5	4	3	2	1
15～19	<550.9	550.9～669.3	669.3～813.2	813.2～987.9	>987.9
20～24	<471.7	471.7～597.8	597.8～757.7	757.7～960.3	>960.3
25～29	<515.6	515.6～625.7	625.7～759.1	759.1～921.1	>921.1
30～39	<565.0	565.0～704.8	704.8～879.3	879.3～1,096.9	>1,096.9
40～49	<668.5	668.5～798.0	798.0～952.5	952.5～1,137.0	>1,137.0
50～59	<693.7	693.7～841.4	841.4～1,020.6	1,020.6～1,238.0	>1,238.0
60～69	<730.7	730.7～972.9	972.9～1,295.2	1,295.2～1,724.3	>1,724.3
70～	<964.6	964.6～1,342.9	1,342.9～1,869.7	1,869.7～2,603.1	>2,603.1

14-19）．スメドレー型のデジタル握力計からの信号をA/D変換後，RS-232Cデータ出力ケーブルからコンピュータに20 Hzのサンプリング周波数で取り込む装置である．

・被験者の最大握力測定は，測定の最初に利き手で行う．
・5秒の最大収縮を各最大収縮後に1分間の休息を挟んで2回記録する．2試行のうち大きい値を被験者の握力最大値とする．
・被験者は握力計を持った腕を体幹の側に真っすぐに下ろした状態で直立する．被験者には画面上の要求値を最もみやすい位置へ立つよう指示する．
・筋調整能テストの測定は，練習1回後3回実施する．疲労の影響を最小にするために各試行後に1分間の休息をとる．
・実際の発揮値の変化は，要求値と同様に視覚的・空間的に時間とともに棒グラフを表示した場合は上下の棒グラフの変化として，波形表示の場合は左から右への波形の変化として表示される．相対的要求値は最大握力の5～25％の範囲内で変動するよう設定する．
・被験者には画面上に表示された要求値と握力値の差異を最小にしながら握力を発揮するよう指示する．

［注意事項］
・被験者に練習の際に，要求値および発揮値の位置や色を十分把握して実施してもらう．
・握力計の握り幅は基本的に握力測定に準ずるが握りやすい幅に調節しても問題ない．

［評　価］
　筋調整能の評価変量として，開始15秒以降25秒間の要求値と筋力発揮値との差を算出し，その総和（測定値）を採用する．測定値は健常者（456名）の場合352.4％～3,199.2％の範囲で，測定値が小さいほど筋調整能に優れると解釈する．測定時間は40秒間で，前半の15秒間を除外して各試行から収集されたデータを用

いて評価する．3試行のうち2試行目と3試行目の平均値を評価のために利用する．

評価基準を作成するのに回帰評価を用いる場合もあるが，NagasawaとDemura（2008）は5段階評価法を利用した（表14-9）．仮に40〜49歳の人の前述の測定値が825.5％であれば，表14-9の年代別5段階評価法で，それは3と評価され，普通と判定される．それ以下のスコアの人は筋力発揮調整能の強化対策が必要であろう．

3）グレーディング能力の測定と評価の実際

［テスト概要］

調整力の構成因子であるグレーディング能力を評価するためのテストである．グレーディング能力は，全身での垂直跳び動作を用いたテストも利用されているが（大築，2016），ここでは手指の筋出力に関するテストを説明する．

筋出力調整にかかわるグレーディング能力は運動制御能力の「正確さ」に分類され（大築，2003a），動作を正確に行う能力のうち筋出力の主観的段階分け（グレーディング）という課題を行わせて，見積もり（主観）と実際（客観）の応答差を最小にする，すなわち目標となる最大下筋出力強度に対して筋出力を適切に近似させる能力と定義する（東京大学身体運動科学研究室，2000）．

グレーディング能力は段階的に高まる要求値に対し，より誤差が少なく筋出力を調整発揮できれば優れると解釈されよう．たとえば要求値が25％⇒50％⇒75％と高まる場合，ある者（A）の筋出力発揮の誤差がそれぞれ－5％，＋3％，＋2％，もう一方の者（B）の誤差がそれぞれ＋5％，＋10％，＋15％であるならば，Aのほうが誤差は少なく前者が優れると判定される．しかし実際はこのような単純な結果となることは少なく，さまざまな誤差パターンがあるためどのような評価変量を用いればよいかが問題となる．

主観的出力と客観的出力のズレ具合がグレーディング誤差となるが，その他の正確性を表す指標には絶対誤差（目標値との差の絶対値），恒常誤差（目標値との差），変動誤差（測定値の標準偏差）などがある．このような問題点に加えて，筋力や持久力などは簡単に数値化できないことから，運動制御能力の「正確さ」に関するテスト法も十分開発されないまま現在に至っている（大築，2016）．ここで紹介するグレーディング能力テストは重谷ら（2014）によって開発されたグレーディングテストである．

［テスト方法］

・筋調整的発揮能力（筋調整能）テストと同じく，握力解析システム（酒井医療社製，EG-290）とノートパソコンを利用する．通常のスメドレー型握力計を用いても構わない．

・被験者の最大握力測定は，実験の最初に利き手および非利き手で行う．

・5秒の最大収縮を各最大収縮後に1分間の休憩を挟んで2回記録する．2試行の

うち大きい値を被験者の握力最大値とする．
・被験者は握力計を持った腕を体幹の側に真っすぐに下ろした状態で直立する．被験者には，事前準備として最大握力の中央値である50％要求値で3回練習させる．その際，最大握力の50％感覚を記憶させるために，結果を被験者に口頭にてフィードバックする．
・被験者には20％，40％，60％，80％の4つの要求値の握力発揮を行うよう指示する．その際，測定値のフィードバックは行わないようにする．測定は，各要求値とも3回実施する．疲労の影響を最小にするために各試行後に2分間の休息をとる．
・測定は被験者をランダムに以下のa〜dの4群に分け，それぞれのグループごとに以下の順序で測定する．
パターンa：① 20％，② 40％，③ 60％，④ 80％
パターンb：① 40％，② 60％，③ 80％，④ 20％
パターンc：① 60％，② 80％，③ 20％，④ 40％
パターンd：① 80％，② 20％，③ 40％，④ 60％

　グレーディング能力の評価変量として，要求値と筋力発揮値との差の絶対値を最大値で除した誤差（相対値）を採用する．測定値が小さいほどグレーディング能力に優れると解釈する．3試行のうち2試行目と3試行目の平均値を評価のために利用する．このテストの評価基準は現時点でまだ作成されていない．今後，グレーディング能力の評価変量などテスト開発に関する研究の進展が望まれる．

文　献

穐丸武臣，野中壽子，花井忠征ほか（2009）愛知県における幼児の体格・運動能力に関する30年間の推移とその問題報告書Ⅰ．pp1-51．子ども発育発達研究会．
中央労働災害防止協会（2009）転倒災害リスク評価セルフチェック実施マニュアル．（https://www.mhlw.go.jp/new-info/kobetu/roudou/gyousei/anzen/dl/101006-1a_07.pdf．参照日：2018年12月28日）
中央労働災害防止協会健康確保推進部（1995）働く人の運動機能検査値の実態と5段階評価値について．労働衛生，36：70-73．
Clark S, Rose DJ, Fujimoto K（1997）Generalizability of the limits of stability test in the evaluation of dynamic balance among older adults. Arch Phys Med Rehabil, 78: 1078-1084.
Cooper R, Hardy R, Aihie Sayer A, et al.（2011）Age and gender differences in physical capability levels from mid-life onwards: the harmonisation and meta-analysis of data from eight UK cohort studies. PLoS One, 6: e27899.
出村慎一監修，佐藤　進，山次俊介，長澤吉則，吉村喜信編著（2011）健康・スポーツ科学講義 第2版．杏林書院．
出村慎一，村瀬智彦（2010）健康・スポーツ科学入門 改訂版．大修館書店．
Frostig M著，小林芳文訳（1984）ムーブメント教育MGLプログラム．日本文化科学社．

平衡機能検査法診断基準化委員会（2006）平衡機能検査法基準化のための資料-2006年平衡機能検査法診断基準化委員会答申書，及び英文項目-．Equilibrium Research，74：557-559．

Henatsch HD, Langer HH（1985）Basic neurophysiology of motor skills in sport: a review. Int J Sports Med, 6: 2-14.

樋口貴広，建内宏重（2015）姿勢と歩行-協調からひも解く-．三輪書店．

日丸哲也（1968）体力つくりにおける調整力．学校体育，22：14-18．

猪飼道夫編（1975）身体運動の生理学．杏林書院．

猪飼道夫（1976）調整力-その生理学的考察-．体育の科学，26：630-637．

池添冬芽，市橋則明，島　浩人ほか（2009）高齢者の転倒を予測するためのステッピングテストの有用性．理学療法ジャーナル，43：989-995．

石河利寛（1968）身体活動における調整力-調整力とは何か-．学校体育，22：10-13．

徐　寧，出村慎一，青木宏樹ほか（2014）女児における障害物を設置した枠内歩行及び平均台歩行時間の年齢差の検討．体育測定評価研究，14：53-58．

Kasuga K, Demura S, Aoki H, et al.（2012）The effects of obstacles and age on walking time within a course and on a balance beam in preschool boys. Advances in Physical Education, 2（2）: 49-53.

加納裕久，久我アレキサンデル，玉腰和典ほか（2016）幼児期における定位能力・分化能力の発達的特性-投・跳動作に着目して-．発育発達研究，70：36-47．

松浦義行（1983）現代の体育・スポーツ科学，体力測定法．朝倉書店．

McCloy CH, Young ND（1954）Motor educability, pp83-113. In: McCloy CH, Test and Measurements in Health and Physical Education, 3rd ed. Appleton-Century-Crofts.

明治生命厚生事業団体力医学研究所（2001）高齢者の健康づくり支援ハンドブック-生活体力の維持・増進をめざした健康づくり-．明治生命厚生事業団．

Minucci PK, Connors MM（1964）Reaction time under three viewing conditions: binocular, dominant eye, and nondominant eye. J Exp Psychol, 67: 268-275.

宮口和義，出村慎一，春日晃章（2011）ソフトバランスバーを用いた幼児の動的平衡能力の評価．教育医学，56：356-361．

文部省（1977）中学校指導書（保健体育編）．東山書房．

Nagasawa Y, Demura S（2002）Development of an apparatus to estimate coordinated exertion of force. Percept Mot Skills, 94: 899-913.

Nagasawa Y, Demura S（2004）Relationships among coordinated exertion of force and performance on pegboard and pursuit rotor tests using upper limbs and fingers. Percept Mot Skills, 99: 1053-1060.

Nagasawa Y, Demura S（2008）Provisional norms by age group for Japanese females on the controlled force-exertion test using a bar-chart display. Percept Mot Skills, 106: 785-794

Nagasawa Y, Demura S（2009）Age and sex differences in controlled force exertion measured by a computing bar chart target-pursuit system. Measurement in Physical Education and Exercise Science, 13: 140-150.

永田　晟（1988）調整力の診断と評価，pp142-168．日本体育測定評価専門分科会編，体力の診断と評価．大修館書店．

中谷敏昭編（2014）はじめて学ぶ健康・スポーツ科学シリーズ5，体力学．化学同人．

野口雄慶（2008）上肢の調整能における一側優位性に関する検討-異なる筋力発揮及び試行間の比較より-．金沢大学大学院自然科学研究科博士論文．

小栢進也，池添冬芽，坪山直生ほか（2009）若年者と高齢者における姿勢制御能力-不安定板上および安定した支持面上での比較-．理学療法科学，24：81-85．

大築立志（1998）予測からみたヒトの随意運動制御．体育学研究，43：137-149．

大築立志（2003a）運動制御能力テストの現状と今後の展望．体育の科学，66：595-601．

大築立志（2003b）巧みな動作の神経機構，pp30-38．矢部京之助，大築立志，笠井達哉編，入門運動神経生理学-ヒトの運動の巧みさを探る-．市村出版．

大築立志（2016）運動制御能力テストの現状と今後の展望．体育の科学，66：595-601．

酒巻敏夫（1983）簡易全身持久力測定法としてのバーピー腕屈伸運動についての研究．日本医科大学雑誌，50：173-190．

重谷将司，出村慎一，青木宏樹ほか（2014）事前練習が握力発揮のグレーディング能力に及ぼす影響．体育測定評価研究，14：21-26．

椎原弘章（1983）神経筋協調能の測定．小児医学，16：834-853．

首都大学東京体力標準値研究会編集（2007）新・日本人の体力標準値Ⅱ．不昧堂出版．

Simon JR（1967）Ear preference in a simple reaction-time task. J Exp Psychol, 75: 49-55.

杉原　隆，吉田伊津美，森　司朗（2004）幼児の運動能力発達の年次推移と運動能力発達に関与する環境要因の構造的分析．平成14-15年度文部科学省科学研究費補助金成果報告書．

Sugiura H, Demura S（2015）The Relationship between stepping test, functional reach test and balance board test in healthy male students. Advances in Research, 3: 571-576.

東京大学身体運動科学研究室編（2000）教養としてのスポーツ・身体運動．東京大学出版会．

東京都立大学体力標準値研究会編（2000）新・日本人の体力標準値．不昧堂出版．

Tsubouchi S, Demura S, Uchida Y（2016）Agility characteristics of various athletes based on a successive choice-reaction test. American Journal of Sports Science and Medicine, 4: 98-102.

Urushihata T, Kinugasa T, Soma Y, et al.（2010）Aging effects on the structure underlying balance abilities tests. J Jpn Phys Ther Assoc, 13: 1-8.

山本高司（1983）動作の調整能．杏林書院．

吉田友英，山本昌彦，野村俊之ほか（2003）Body tracking test（BTT）の定量的評価法の検討．Equilibrium Research，62：47-54．

15章 関節機能の測定と評価

1. 関節機能と柔軟能力

　骨と骨の間に存在する関節は関節可動域の大きさ，つまり動きやすさに関与する．また脊柱の関節が変形すれば姿勢を直接的に変化させる原因にもなる．あるいは，浮き趾のように足の関節の形状は足底の接地状態とかかわりが強いため，身体のバランスを崩す原因となって間接的に姿勢に影響するものもある．本章では関節組織がかかわる体力要素として関節機能の評価法を中心に解説する．また補足事項として，関節機能に影響を及ぼす姿勢ならびに足趾（浮き趾）の評価法についても触れる．

1）関節の構造と機能

　第Ⅱ部4章で述べたように，行動体力の機能としての関節機能は関節可動域の大きさ，すなわち関節の柔軟能力を示す．図15-1に示したように人の関節（可動性連結）は骨と骨は基本的には密着せず，関節腔と呼ばれる隙間を作って連結され関節包に包まれている．関節腔は滑膜から分泌される滑液で満たされている．滑液は関節の潤滑液となり，滑液により関節は滑らかに動くようになっている．靭帯はこの関節包が分厚くなったもの（関節包靭帯）である．関節包の外にある靭帯を関節包外靭帯（副靭帯），関節包の内側にある靭帯を関節包内靭帯といい（図15-2），これらの靭帯が関節の安定性に貢献している．そして筋が収縮することにより筋の先端部分で骨に付着している腱が骨を引き寄せ，関節が可動する（図15-3）．

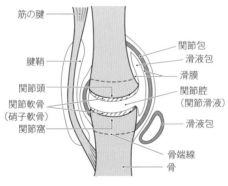

図15-1　関節の構造（三井但夫，嶋井和世，安田健次郎ほか改訂（1993）岡嶋解剖学．p120，杏林書院）

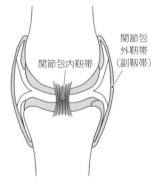

図15-2　関節部分の靭帯

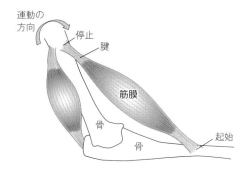

図15-3 関節の動き

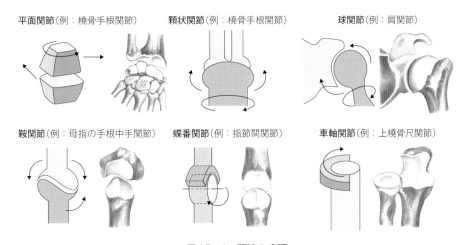

図15-4 関節の分類
(三井但夫, 嶋井和世, 安田健次郎ほか改訂 (1993) 岡嶋解剖学. p119. 杏林書院より改変)

　関節の連結の仕方は関節の形状により平面関節（半関節含む），顆状関節，球関節（臼状関節含む），鞍関節，蝶番関節（螺旋関節含む）および車軸関節の6つに分けられる（図15-4）．関節が可動する方向（1軸，2軸，多軸）や大きさ（関節可動域）は関節の種類や組み合わせにより決まる．たとえば肩関節(肩甲上腕関節)（図15-5）は，上腕骨の上腕骨頭が肩甲骨の関節窩にはまった球関節で連結しており，関節窩が浅いため全方向に可動が可能で可動域も大きい．その反面，関節の固定を靱帯に委ねており，結合が緩いため脱臼を起こしやすい．一方，肘関節のなかの腕尺関節や膝関節の大腿脛骨関節，手の指節間関節などの蝶番（螺旋）関節（図15-5）は骨の形状により動きが矢状面に限定され，1方向にしか可動しないため安定性も高い．

　このような関節の構造から関節の柔軟能力は，骨の形状，筋，腱，靱帯や滑液の量などの影響を受ける．またトレーニングやストレッチの継続により，伸張反射を発生させる筋紡錘の閾値の変化や，長期間のストレッチ継続による筋節（サルコメア）の増加，あるいは成長期に生じる筋長の変化などが起こることにより柔軟能力

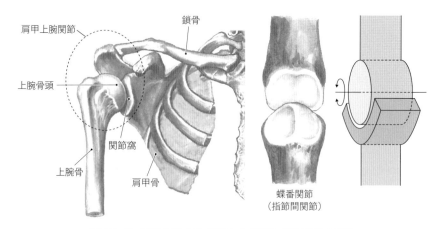

図15-5　肩甲上腕（肩）関節および蝶番（肘）関節の構造
（三井但夫，嶋井和世，安田健次郎ほか改訂（1993）岡嶋解剖学．p25, p119, 杏林書院）

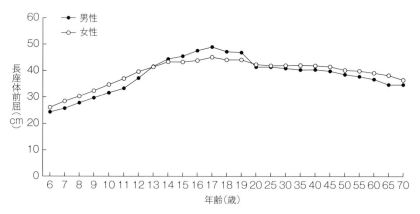

図15-6　柔軟能力の年齢差（首都大学東京体力標準値研究会編（2007）新・日本人の体力標準値Ⅱ．不昧堂出版より作図）

が向上する．逆に特に若者ではけがによる関節や骨の形状の変形，トレーニングの継続による形態的な変化（筋肥大によって物理的に可動範囲が狭まる），あるいは筋疲労などによる筋張力の増大などにより，高齢者の場合は関節の変形や筋の線維化，拘縮などが原因となり，柔軟能力が低下することがある．柔軟能力は体力の構成要因の1つであり，一般の人にとっては日常生活の身体移動や適切な姿勢維持に重要である．

2）柔軟能力の性差，年齢差およびストレッチ効果

図15-6は各年齢（6〜70歳）における長座体前屈の平均値を男女別に示している．長座体前屈は一部の年齢段階を除いて女性が男性より高い水準を示し，女性のほうが優れる時期があるのも柔軟能力の特徴である．柔軟能力は加齢とともに低下するが，習慣的なストレッチにより，比較的容易に高めることができる．

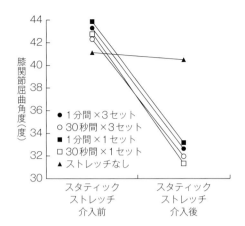

図15-7 ストレッチの時間および頻度が膝関節可動域に及ぼす影響((Bandy WD, Irion JM, Briggler M (1997) The effect of time and frequency of static stretching on flexibility of the hamstring muscles. Phys Ther, 77: 1090-1096)

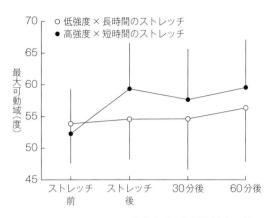

図15-8 ストレッチの強度および時間が膝関節可動域に及ぼす影響(Freitas SR, Vaz JR, Bruno PM, et al. (2016) Stretching effects: high-intensity & moderate-duration vs. low-intensity & long-duration. Int J Sports Med, 37: 239-244)

図15-7は時間および頻度の異なるストレッチを週5日間，6週間介入した際の効果をストレッチをしなかった場合と比較したものである（Bandyら，1997）．ストレッチの時間および頻度に関係なく，習慣的にストレッチを行うことで，膝関節の柔軟能力が高まったことを示している．一方，図15-8は強度および時間の異なるストレッチが膝関節可動域に及ぼす効果を示している（Freitasら，2016）．低強度のストレッチと異なり，高強度のストレッチは直後の効果が大きく，効果が60分後も持続することを示している．

以上のように，関節可動域は短期および長期的ストレッチにより改善できる．しかし関節可動域の短期的な変化は測定時の条件が影響した結果であり，能力の向上とは異なるということを理解しておくべきである．

3）柔軟能力と運動種目

多くの競技種目において，柔軟能力は競技力向上に不可欠な要因である．優れた柔軟能力を有する競技スポーツ選手は関節を大きく円滑に動かすことができるので，動作を美しく，力強く成就できる．体操，飛び込み，フィギュアスケート，ダンスなどの競技は，動きを大きく滑らかにみせる必要があり，身体全体の関節の柔軟能力に優れることが重要となる．

一方，特定の関節可動域が大きいことがパフォーマンス発揮に有利な競技も多い．たとえば水泳のクロール選手の場合，肩関節や足関節の可動域が大きいほうが抵抗の小さいフォームを実現でき，大きな推進力を生み出すために有利である．またサッカーやアメリカンフットボール，ラグビーのようにボールをキックする競技では，股関節の可動域が大きいほど大きなスイング動作が可能で，ボールを力強く遠くに

飛ばすことができる．しかし同じ水泳競技でもクロールと平泳ぎでは肩関節や足関節の使い方が異なるので，それぞれ専門とする種目により重要な関節の柔軟能力も異なる（出村，1983；出村ら，1984）．

なお競技スポーツ選手に限らず一部の関節の可動域が低下すると，近接する関節部位に負担がかかり障害を発生しやすくなる（例：足関節の可動性が低下すると膝関節に障害が出る）ともいわれており，各関節の柔軟能力を一定水準以上に保つことは，けがの予防の観点からも重要である．ただし異常に大きい可動域（関節弛緩性）は衝撃緩和機能の低下につながり，骨や靭帯，筋への衝撃が強くなることから，過度の可動域は障害発生の原因になるとの報告もあり注意が必要である．

2．静的柔軟能力と動的柔軟能力

柔軟能力は静的柔軟能力と動的柔軟能力に大別される．前者は静的姿勢時における身体の柔軟能力であり，後者は動的姿勢すなわち運動遂行中における身体の柔軟能力である．しかし単に柔軟能力といえば，一般に静的柔軟能力のことをいう．身体には躯幹，股，膝，足，肩，肘，手などの関節があり，関節周囲の筋や腱が硬くなると関節可動域が制限され，動作を円滑に行うことができなくなる．したがって関節可動域の維持・拡大に関心が向けられる．

動的柔軟能力は概念的には定義されるが，この能力が関与する動作には敏捷能力やスピードのような体力要因も同時に関与するため，論理的妥当性の点からこれまで動的柔軟能力を適切に捉えるテスト作成は困難であるとされてきた．従来の動的柔軟能力のテストはいずれも一定の決められた動作を20秒程度素早く反復実施する内容である．しかし近年ではパソコンソフトやタブレット端末用のアプリケーションの普及により，動作分析や静止画を用いた画像分析が容易になり，動作中の股関節や肩関節の可動角度や距離を測定することが可能になった．今後，動作中の柔軟能力の測定も可能になると考えられる．

1）静的柔軟能力の測定と評価の実際
（1）距離法と角度法

静的柔軟能力の測定には距離法と角度法がある．距離法は柔軟能力を「長さ」で測定する方法であり，代表的なテストに長座体前屈，立位体前屈，伏臥上体そらしなどがある（測定方法は第Ⅲ部8章を参照）．距離法は四肢の長さや腹部体脂肪などが測定値に影響するが，信頼性が高く簡便であるため一般的に利用されている．

角度法は角度計（ゴニオメーター）を利用し（図15-9），関節可動域（range of motion：ROM）を測定する方法である（ROM測定）．角度法は関節角度を直接測定するため妥当性が高い測定法であるが，検者の測定技術が結果に影響しやすく検者間信頼性（客観性）が距離法に比べ一般に低い．通常角度法は臨床場面で用いられ，

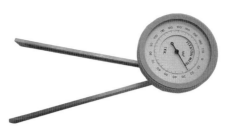

図15-9　角度計（ゴニオメーター）

熟練した検者が測定する．

(2) 関節可動域（ROM）測定

　一般人の静的柔軟能力（以下，柔軟能力）の測定は，文部科学省の体力測定（第Ⅲ部8章）における長座体前屈テストに代表されるように多人数を対象とするため，簡便な距離法が利用される．競技スポーツ選手の場合は妥当性の高い角度法の利用が適切であるが，測定部位は各競技に重要かつ必要な特定の部位に限定される（本章1.3）参照）．一般人や競技者の場合には被験者自身が関節を最大伸展（屈曲）させる（自動ROM測定）．

　医療現場などで外傷（急性のけが）や障害（慢性のけが）を有する者を対象とする場合も妥当性の高い角度法を利用する．障害の部位は個人により異なり測定部位も多様なため，熟練した理学療法士やアスレティックトレーナーが関節可動域（ROM）を測定する．障害部位（患側部位）と健側部位との関節可動域を測定・比較し，けがからの回復状態，競技復帰への目安，日常生活動作の不都合の有無などを判断する．臨床における傷害者の場合には検者が被験者の関節を最大伸展（屈曲）させる他動ROM測定が行われる．ただし筋の麻痺や異常が疑われる場合に自動ROMを同時に測定することもある（福田，2014）．

(3) 角度法による関節可動域（ROM）測定

　ここでは一般人と競技スポーツ選手を対象とした角度法による関節可動域測定を説明する．一般人の場合は距離法の場合と同様に体幹（体前屈，後屈，体側屈）の柔軟能力が重視される．競技スポーツ選手の場合，重要な関節の柔軟能力は競技により異なる（本章1.3）参照）が，体幹以外では肩関節，股関節，足関節の可動域が重要視されるため，ここではこれらの関節可動域の測定法を説明する．

　図15-10は体幹部（体前屈，後屈，体側屈），肩関節，股関節，膝関節，足関節の具体的な測定部位（位置）および参考可動域を示している（日本リハビリテーション医学会評価基準委員会，日本整形外科学会身体障害委員会，1995）．まず，いずれの可動域測定においても共通する手順を説明する．

・朝は関節可動域が狭いことから，なるべく午後に計測を行う．あらかじめ測定しようとする関節は十分露出させ，必要に応じてマーキングを行う（特に検者の測定技術が未熟な場合は必要）．

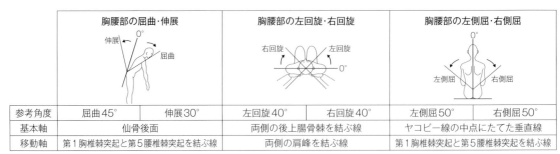

図15-10 ROM測定（日本リハビリテーション医学会評価基準委員会，日本整形外科学会身体障害委員会（1995）関節可動域表示ならびに測定法．リハビリテーション医学，32：207-217）

- 被験者に安楽な姿勢をとらせ，事前に測定関節をゆっくりと運動させておく．測定の動作が口頭説明では伝わりにくい場合，その動作を実演するなどの工夫が必要である．
- 角度計の当て方は被験者の身体に軽く触れる程度にし，関節の動きを制限したり，圧迫しないように注意する．
- 角度計の軸は関節の軸と一致させる．ただし軸の平行移動は差し支えない．
- 他動的に関節を動かして測定するときはゆっくり注意して動かす．
- イレギュラーのある（参考可動域よりも大幅に小さい，左右差が極端にあるなど）場合は，具体的に起きた問題点を記載しておく．

(4) 体捻転テスト

体捻転テストは競泳選手の躯幹の柔軟能力を評価するために考案されたテストである（出村，1981）．図15-11のような指針（チェーン）のついた棒と角度板を

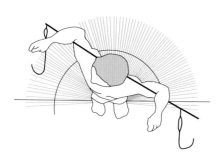

図15-11 体捻転テスト（出村慎一（1981）水泳能力の因子構造に関する研究．p192．筑波大学大学院博士論文）

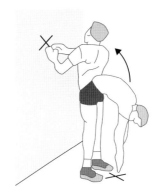

図15-12 ベンドアンドツイストタッチテスト（出村慎一（1981）水泳能力の因子構造に関する研究．p196．筑波大学大学院博士論文）

利用する．被験者は角度板の中央に両足を揃えて立ち，棒を両肩にかけ，両腕肘の内側で肩に固定し，両足を動かさず右（左）肩を後方に回し躯幹を最大限度に捻転し静止する．検者は角度板から指針の示す角度（初期値）を読みとる．次に被験者は右（左）肩を前方に回し，躯幹を最大限度に捻転する．検者は角度板から指針の示す角度を読みとる．肩の後方および前方最大捻転時角度の差を体捻転柔軟度とする．被験者には体重を両足に等しくかけ，棒を平行に保ち，膝を曲げたり足をずらさないように指示する．この値が体捻転柔軟度となる．

2）動的柔軟能力の測定と評価の実際

　動的柔軟能力を評価するテストとして連続上体側屈，ベンドアンドツイストタッチ，連続上体捻転，連続肩内外転などのテストがある（松浦，1983；出村，1981）．これらのテストは動作を素早く反復することを求めるので，動的柔軟能力に加え，敏捷能力やスピードなどの体力要因も深く関与する．ここではベンドアンドツイストタッチテストについて説明する．

　図15-12に示したように壁を利用する．被験者は前屈した際に臀部が壁にぶつからないように壁から少し離れ，両足を肩幅程度に開いて立つ．検者はチョークまたはテープで壁（被験者の肩の高さ）と両足前方に×印をつける．被験者はスタートの合図後前屈し，両手で両足前の×印にタッチし，そして，素早く上体を右に捻り壁の×印にタッチし，再び両足前の×印にタッチし，次に上体を左に捻り壁の×印にタッチし，再び両足前の×印にタッチする．この一連の動作を20秒間反復する．両手で壁にタッチし触れた回数を測定値とする．反復回数が多いほど動的柔軟能力に優れると判断する．

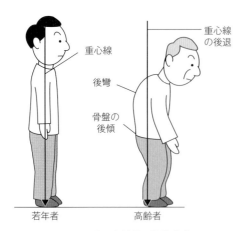

図15-13　高齢者の姿勢変化

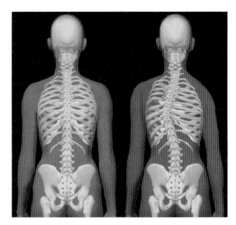

図15-14　脊柱側弯症（左：正常，右：側弯症）
(Muminagic S, Bisanovic S, Mehic S, et al. (2012) Way of life as emphasizing factors in the progression of idiophatic scoliosis in adolescence era. Mater Sociomed, 24: 182-185)

3．姿勢の測定と評価

1）姿勢とは

　本来，姿勢は行動体力の中では形態に含まれるが，異常が認められる場合，脊柱を中心とする関節の変形を生じている場合が多く，関節機能の測定結果にも大きく影響を及ぼす．そのため，関節機能の評価を行う前の確認事項として姿勢の測定と評価方法について紹介する．たとえば高齢期には骨粗鬆症に伴う脊椎の圧迫骨折が原因となり，円背に代表されるように背中が極端に曲がった姿勢へと変化する（図15-13）．このような姿勢変化は姿勢の不安定性を高め易転倒性につながったり（柳田ら，2015），前屈や後屈運動の妨げになることもある．

　成長期に発症しやすいといわれている症状に脊柱側弯症があげられる．脊柱側弯症は前額面で脊柱が側方へ弯曲した状態をいう（図15-14）．特に特発性側弯症は成長とともに発症して進行する原因不明の側弯症であり，発症する時期によって乳児期側弯症，学童期側弯症，思春期側弯症に分類される．日本では乳児期側弯症よりも思春期側弯症が多く，女子の発症率が全体の85％と男子に比べきわめて高いのが特徴である（馬場，2011）．脊柱側弯症は単なる姿勢の変化のみならず，平衡機能の低下にもつながることが指摘されている．したがって早期に異常を発見し，必要に応じて適切な治療を受ける助言をすることが望ましい（関，1981）．なお2016年度から学校における定期健康診断のなかに運動器検診（姿勢チェックなど）が導入されるようになり，学校での運動器検診の検査項目にも脊柱側弯症が掲げられ，保護者による簡単なチェック項目も記載されている（資料15-1）．

　理学療法などの分野では，骨・関節の不整列（歪み）が姿勢への影響やスポーツ障害のリスクにつながると考えられている．異常姿勢を示す場合，骨盤の傾斜角や

資料15-1　運動器検診保健調査票（千葉県医師会作成，https://www.chiba.med.or.jp/personnel/infection/document.html，参照日：2019年2月13日）

年	組	番	名前		男・女
保護者署名					㊞

	保護者記入欄	学校医記入欄
1) 脊柱側弯症 ① ② ③ ④	① 両肩の高さに差がある ② 両肩甲骨の高さ・位置に差がある ③ 左右の脇線の曲がり方に差がある ④ 前屈した左右の背面の高さに差がある ⑤ 異常なし	① 要精査 ② 経過観察 ③ 異常なし
2) 次に気が付くことがありましたら，チェックしてください．		
身体をそらしたり，曲げたりしたときに腰に痛みが出ませんか？	【前屈】 ① 痛む ② 痛まない 【後屈】 ① 痛む ② 痛まない	【前屈】 ① 要精査 ② 経過観察 ③ 異常なし 【後屈】 ① 要精査 ② 経過観察 ③ 異常なし
片脚立ち（左右交互にやって下さい） 片脚立ちすると身体が傾いたり，ふらついたりしませんか？	【左脚立ち】 ① 立てない ② ふらつく ③ 異常なし 【右脚立ち】 ① 立てない ② ふらつく ③ 異常なし	【左】 ① 要精査 ② 経過観察 ③ 異常なし 【右】 ① 要精査 ② 経過観察 ③ 異常なし
しゃがみこみ 足の裏を全部床につけて完全にしゃがめますか？	① しゃがめない ② しゃがめる	① 要精査 ② 経過観察 ③ 異常なし
手のひらを上に向けて腕を伸ばしたとき，完全に伸びない，完全に曲がらない（指が肩につかない）ことはありませんか？	【左肘】 ① 完全に伸びない ② 完全に曲がらない ③ 異常なし 【右肘】 ① 完全に伸びない ② 完全に曲がらない ③ 異常なし	【左肘】 ① 要精査 ② 経過観察 ③ 異常なし 【右肘】 ① 要精査 ② 経過観察 ③ 異常なし
バンザイしたとき，両腕が耳につきますか？	【左腕】 ① つかない ② つく 【右腕】 ① つかない ② つく	【左腕】 ① 要精査 ② 経過観察 ③ 異常なし 【右腕】 ① 要精査 ② 経過観察 ③ 異常なし
3) 現在取り組んでいるスポーツはありますか（バレエ，ダンス等を含む）？ 　あり　　なし　　種類（　　　　　　　　　　　　　　　　　　　　　　　　　　　　　）		
4) 最近1年間に大きな外傷はありましたか？ 　あり　　なし　　部位/種類（　　　　　　　　　　　　　　　　　　　　　　　　　）		
5) 身体のどこかに痛いところや気になるところはありませんか？ あればその部位に○をして症状を記入してください． 例）歩き方がおかしい．	【痛いところ・気になる症状】 ① あり ② なし	【異常所見】 ① 要精査 ② 経過観察 ③ 異常なし
特記事項（学校医記載欄）	学校医署名または捺印	
	㊞	

※保護者の方へ：太枠の中のみ記入してください．当てはまる番号に○を付けてください．
※学校医の先生方へ：記載マニュアルに沿って記載をお願いします．また，異常所見を記載した場合のみ署名または捺印をお願いします．

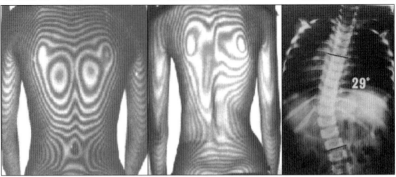

図15-15 モアレ写真とレントゲン写真による側弯症の検査（a, b：金 亨燮, 石田和史, 石川聖二ほか（2000）モアレ画像からの重心位置評価に基づく脊柱側彎症の識別. 電子情報通信学会論文誌D, 83-D2：879-886；c：辻 陽雄原図, 馬場久敏（2011）脊柱変形, p511. 内田淳正監修, 中村利孝, 松野丈夫, 井樋栄二編, 標準整形外科学第11版. 医学書院）

膝の変形（X脚やO脚など），肩甲骨の可動性などといった各運動器のアライメントに不具合がないかを細かく点検し原因を追究する．これらは医学的・解剖学的な専門知識が必要であり，専門の教育機関で十分にトレーニングを積んだ検者によって検査が行われる．

2）姿勢の測定と評価の実際

姿勢評価の診断，特に医学検査で側弯症を発見するためには，モアレ写真やレントゲン写真をもとに検査や診察が行われる（図15-15）．医学検査以外やその他の姿勢異常を発見する際には，かつては格子状の網目がついた姿勢分析器を利用して目視で行われたが，近年では簡便かつ具体的な数値で歪みを表示できる姿勢画像分析を用いる．ただし，正常と異常の判定基準は明確になっておらず，主観的な判断に委ねられる．

(1) 立位姿勢評価（姿勢画像分析）

［テスト概要］

姿勢評価では人の立位姿勢を重心線が通る位置により評価する．立位姿勢の評価目的は異常姿勢を発見することである．特に健康科学領域で高齢者を対象とする場合は，脊柱の圧迫骨折に伴う異常姿勢の発見を目的として行われることが多く，この場合，転倒経験や受傷歴なども合わせて調査すると原因の解明に有益な情報となる．成長期の青少年を対象とする場合は，特に女子は突発性の脊柱側弯症の有無を確認するために行われる．スポーツ科学では，筋力トレーニングや競技特性の影響によって生じる姿勢変化を確認するために姿勢評価が行われることもある．ただし身体の異常との関連の説明や，正式な症状名の特定は避け，医師の診断を勧めるべきである．

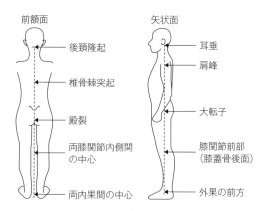

図15-16 姿勢評価のポイント(奈良 勲,弓削 類,藤村昌彦(1995)姿勢調整の評価とトレーニング法.理学療法科学,10:161-166より改変)

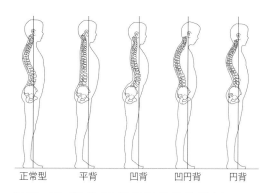

図15-17 Staffelの姿勢異常の分類(南 昌平(2016)脊柱側弯症健診の実施成績.東京都予防医学協会年報,45:34-40)

[テスト方法]

- デジタルカメラ,マーカー,画像解析ソフトを準備する(画像解析ソフトは必ずしも必要ではないが,角度のずれなど数値的な結果を提示したい場合は利用すると便利である).
- 必要な箇所にマーカーをつけた被験者に(図15-16),自然な状態で直立姿勢を維持することを指示する.
- その状態で,矢状面,前額面の2方向からデジタルカメラで撮影する.
  矢状面:耳垂→肩峰→大転子→膝関節前部(膝蓋骨後面)→外果の前方
  前額面:後頚隆起→椎骨棘突起→殿裂→両膝関節内側間の中心→両内果間の中心
- 撮影した画像のマーカーを線で結ぶ(画像解析ソフトがある場合はその手法に従う).

[評価方法]

マーカーをつけたポイントがまっすぐ一直線で結ばれる場合は良姿勢と判定する.線が一直線で結べないような状態の場合は,異常姿勢を疑う.

- さまざまなタイプの姿勢異常:矢状面からみたStaffelの姿勢異常の分類(図15-17)
- それぞれの異常姿勢が現れる原因
  平背:胸椎後弯の減少や前弯を呈するタイプ
  凹背:腰椎前弯が過度で範囲が拡大する傾向があるもの
  凹円背:胸椎後弯・腰椎前弯ともに過度であるもの
  円背:全体的に胸椎の後弯が過度となるもの
- 前額面の不良姿勢(図15-18):脊柱側弯症
- 脊柱側弯症の原因
  特発性:側弯症患者の約80%が特発性側弯症であり,原因が不明である.女子

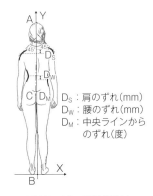

図15-18 脊柱側弯症
(Dieck GS, Kelsey JL, Goel VK, et al. (1985) An epidemiologic study of the relationship between postural asymmetry in the teen years and subsequent back and neck pain. Spine, 10: 872-877)

D_S：肩のずれ(mm)
D_W：腰のずれ(mm)
D_M：中央ラインからのずれ(度)

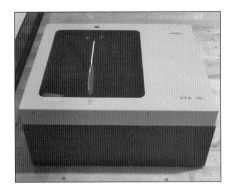

図15-19 ピドスコープ

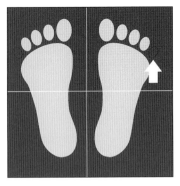

図15-20 浮き趾の判定画像
接地していない足趾を「浮き趾」と判定（この場合は第5趾が浮趾）．

の発症率が全体の85％と男子よりもきわめて高い．

骨障害性（先天性）：骨の異常から発生．通常，母親の胎内にいる時期からすでに発生．

その他の原因：神経や筋肉の疾患（ポリオ，筋ジストロフィー，脳性麻痺），結合組織の異常（マルファン症候群），脊髄の腫瘍，交通事故など．

（2）足趾検査（浮き趾検査）

［テスト概要］

足のアーチや足趾の関節状態は地面との設置状況に影響を及ぼし，間接的に姿勢の前・後傾にも影響を及ぼす．その結果，立位姿勢が不安定になり，体幹部の前後屈運動やしゃがみ込み動作時の関節可動域にもその影響が波及する．特に幼児の場合は日常生活での運動量や履物の影響によって足のアーチや指の発達状況が変化し，姿勢へも影響を及ぼすことから，足趾（浮き趾）検査が行われている．

浮き趾の検査には足裏の接地状態を写し取る必要があるため，古典的な方法としては足裏に墨汁を塗り，紙に型を取る方法から始まった．その後，足の裏を汚さなくても測定可能な数々の方法が検討されてきた（原田，1991；原田ら，1992；内田ら，2002；井筒と米谷，2013）．測定時の姿勢としては座位で行うものも存在するが，特に姿勢への影響も検討したい場合は体重の負荷が足にかかった状態での設置状況を把握できる立位姿勢での測定が望ましい．ここでは立位での測定の代表例として足蹠投影機を使用した方法を紹介する．

［テスト方法］

浮き趾の判定には足蹠投影機（ピドスコープVTS-151，サカモト社製）を用いる（松田ら，2010；野田，1998）（図15-19）．被験者に測定器上に裸足で両足の内

側線を5〜10 cm離して立ち，前方の目の高さにある指標を注視しながら両手を体側に自然に垂らした直立姿勢を保持させる．両足均等に体重をかけた状態を確認後，接地足蹠面の画像を5枚撮影する．

・評価方法：撮影した5画像のうち4画像以上において接地していない足趾を浮き趾と判定する（図15-20）．

文　献

馬場久敏（2011）脊柱変形，pp510-516．内田淳正監修，中村利孝，松野丈夫，井樋栄二編，標準整形外科学 第11版．医学書院．

Bandy WD, Irion JM, Briggler M（1997）The effect of time and frequency of static stretching on flexibility of the hamstring muscles. Phys Ther, 77: 1090-1096.

出村慎一（1981）水泳能力の因子構造に関する研究．筑波大学大学院博士論文．

出村慎一（1983）中学生水泳選手の形態，筋力，及び柔軟性の性差・学年差の検討．体力科学，32：8-16．

出村慎一，松浦義行（1982）大学男子水泳選手のための柔軟性組テスト．体力科学，31：94-102．

出村慎一，松浦義行，田中喜代次（1984）泳法別に見た水泳選手の形態，筋力，柔軟性，及び神経機能の比較．体育学研究，29：25-34．

Dieck GS, Kelsey JL, Goel VK, et al.（1985）An epidemiologic study of the relationship between postural asymmetry in the teen years and subsequent back and neck pain. Spine, 10: 872-877.

Freitas SR, Vaz JR, Bruno PM, et al.（2016）Stretching effects: high-intensity & moderate-duration vs. low-intensity & long-duration. Int J Sports Med, 37: 239-244.

福田　修監修，伊藤俊一，星　文彦編（2014）DVD series PT・OTのための測定評価1．ROM測定 第2版．三輪書店．

原田碩三，坂下喜佐久，長谷川勝一（1991）幼児の足について．靴の医学，5：46-52．

原田碩三，原田昭子，坂下喜佐久ほか（1992）履物と幼児の足の発達．乳幼児教育学研究，1：51-57．

井筒紫乃，米谷光弘（2013）幼児の足裏形態と保育環境の関連性．幼児体育学研究，5：39-48．

金　亨雯，石田和史，石川聖二ほか（2000）モアレ画像からの重心位置評価に基づく脊柱側彎症の識別．電子情報通信学会論文誌D，83-D2：879-886．

松田繁樹，出村慎一，春日晃章ほか（2007）幼児の接地足蹠面の性差，年齢差，および体格との関係．教育医学，53：184-193．

松田繁樹，出村慎一，春日晃章（2010）幼児の浮き趾が片脚立位姿勢の安定性に及ぼす影響．体育測定評価研究，10：21-26．

松浦義行（1983）現代の体育・スポーツ科学，体力測定法．朝倉書店．

南　昌平（2016）脊柱側弯症健診の実施成績．東京都予防医学協会年報，45：34-40．

三井但夫，嶋井和世，安田健次郎ほか改訂（1993）岡嶋解剖学．杏林書院．

Muminagic S, Bisanovic S, Mehic S, et al.（2012）Way of life as emphasizing factors in the progression of idiophatic scoliosis in adolescence era. Mater Sociomed, 24: 182-185.

奈良　勲，弓削　類，藤村昌彦（1995）姿勢調整の評価とトレーニング法．理学療法科学，

10：161-166.
日本リハビリテーション医学会評価基準委員会,日本整形外科学会身体障害委員会（1995）
　　関節可動域表示ならびに測定法.リハビリテーション医学,32：207-217.
野田雄二（1998）足の裏から見た体.pp58-60,講談社.
関　正幸（1981）学校保健における平衡機能の意義.耳鼻咽喉科臨床,74：2857-2859.
首都大学東京体力標準値研究会編（2007）新・日本人の体力標準値Ⅱ.不昧堂出版.
柳田眞有,大野洋一,山上徹也（2015）高齢者の介護予防に有用な簡易姿勢評価法の検討.
　　北関東医学,65：141-147.
内田俊彦,藤原和朗,高岡　淳ほか（2002）小学校5,6年生の足型計測.靴の医学,15：
　　19-23.

16章 生理機能の測定と評価

1. 健康・スポーツ科学領域における生理機能検査

　健康・スポーツ科学領域では身体的能力発揮の結果を利用して体力や運動能力を評価してきた（間接測定）．また運動成就にかかわる生理学的メカニズムが解明され，計測技術の進歩に伴い多様な生理機能検査も行われるようにもなった．生理機能検査は検体検査とあわせ臨床検査の一部であり，「生体の外部から，可能な限り非侵襲的に生体内の生理的情報を取り出して検査する」方法である．生理機能検査は生体内部活動の物理的信号を基礎計測するものと，ある条件下の身体活動に伴う物理的信号の変化を捉える負荷計測に大別される（表16-1）．

　一方，健康・スポーツ科学領域において侵襲的な測定や医療行為に準ずる測定を実施する際には，静脈血の採取（血液検査）であれば看護師免許，放射線曝露を伴う検査（X線，CT，DXA）であれば診療放射線技師免許というように，検査実施や測定器の操作に必要な免許を有していなければ測定を行うことができない（医師免許はすべてに対応）．それらの免許を有する研究者との共同研究で血液検査，各種ホルモン動態などの測定を行う場合もあるが，健康・スポーツ科学領域では原則として非侵襲的な生理機能検査を利用する．

　表16-2は主に実験室で行われる代表的な医学的検査をまとめたものである．身体組成では体脂肪率，筋量，骨密度などの検査がある．筋機能の検査ではバイオプシーによる筋生検で筋線維組成や各種栄養成分などが把握できる．しかし侵襲性が大きいため本書では割愛する．筋機能の検査では，等速性筋力測定器などの使用により等速性筋収縮時の力や角速度，また筋電計測により筋活動のピーク時間の測

表16-1　生理機能検査例（専門特殊検査を除く）

基礎計測	負荷計測（機能検査：検体検査を含まないもの限定）
・単点計測 　体温，血圧，ABI検査（足関節上腕血圧比） 　経皮的動脈血酸素飽和度（パルスオキシメータ） 　肺機能検査（スパイロメータ） ・経時計測（波形検査） 　心電図，脳波，筋電図，睡眠ポリソムノグラフィー ・多次元計測（機能画像） 　サーモグラフィー，筋電図	・経皮的動脈血酸素飽和度（パルスオキシメータ） ・負荷脳波（睡眠・光刺激） ・負荷心電図（トレッドミル，自転車エルゴメータ） ・一酸化炭素拡散試験 ・筋電図 ・酸素動態 ・血中乳酸濃度

表16-2 主に実験室で行われる測定・検査

身体機能	測定・検査項目
身体組成	筋量,骨密度[※1],体脂肪率[※2],筋組成(筋バイオプシー),屈曲・
筋機能	伸展筋力,等尺性筋力,等速性筋力[※3],筋電図
呼吸・循環機能	最大酸素摂取量[※4],肺活量,心電図検査,血圧,筋酸素動態
神経機能	脳波検査,自律神経機能検査(寒冷血管反応検査)
その他	血液検査,エネルギー代謝

[※1][※2]は第Ⅲ部7章,[※3]は第Ⅳ部12章,[※4]は第Ⅳ部13章を参照

定などが可能である．呼吸・循環機能の運動耐容能検査では，全身持久力の指標である最大酸素摂取量（第Ⅳ部13章）をトレッドミルや自転車エルゴメータを利用して測定する．

　呼吸機能検査には肺活量，1秒率（第Ⅳ部13章），1回換気量，分時換気量などがあり，循環機能検査には心拍数，血圧，心電図，心拍出量，筋酸素動態，血液成分（ヘモグロビン量など）などがある．また呼気ガスを分析すれば最大酸素摂取量，呼吸交換比，エネルギー消費量が測定できる．心拍数計測から運動強度が算出でき，誰でも簡便に心拍数を測定できるウェアラブル機器が広く普及している．心電図検査は心筋が収縮する際の活動電位を心電計で増幅し波形状に記録するものである．心電図を長時間記録可能な携帯型ホルター心電図は，安静時および運動時の不整脈や虚血性変化を確認するために利用されている．心電図にみられるR波は心室が収縮するシグナルであり，RR間隔（パワースペクトル）から自律神経活動の優位性が判定できる．

　脳波検査は脳活動時に生じる微細な電位差を頭部に付けた電極から誘導し，増幅して記録する．脳の機能障害（てんかんなど）の有無，睡眠と覚醒の区別などに用いられており，近赤外線光を頭部に照射し，酸化ヘモグロビンの濃度変化を計測する近赤外分光脳機能計測装置により非侵襲的に脳機能マッピングも可能になった．

　血液検査は医学検査では血液成分の正常・異常判定に利用するが，健康・スポーツ科学領域では血中乳酸濃度やヘモグロビン量など，身体活動や健康に深く関係し運動により変動する成分が測定される．

　本章では健康・スポーツ科学と密接な関連のある代表的な医学的検査として，血圧検査，心電図検査，筋電図検査，脳波検査，エネルギー代謝の測定，酸素動態，血液検査，呼吸・循環機能テスト，寒冷血管拡張反応検査を紹介する．

2．血圧検査

　血圧（blood pressure）は心拍出量と末梢血管抵抗の積であり，動脈硬化が基盤となる生活習慣病（心臓血管系の疾患）と密接な関係がある．壮年や高齢者は激しい運動を行うと動脈硬化性運動関連突然死のリスクが高まるため，運動や体力測定

表16-3 成人における血圧値の分類（日本高血圧学会高血圧治療ガイドライン作成委員会編（2019）高血圧治療ガイドライン2019．p18，ライフサイエンス出版）

分 類	診察室血圧(mmHg)			家庭血圧(mmHg)		
	収縮期血圧		拡張期血圧	収縮期血圧		拡張期血圧
正常血圧	<120	かつ	<80	<115	かつ	<75
正常高値血圧	120-129	かつ	80-84	115-124	かつ	<75
高値血圧	130-139	かつ/または	80-89	125-134	かつ/または	75-84
Ⅰ度高血圧	140-159	かつ/または	90-99	135-144	かつ/または	85-89
Ⅱ度高血圧	160-179	かつ/または	100-109	145-159	かつ/または	90-99
Ⅲ度高血圧	≧180	かつ/または	≧110	≧160	かつ/または	≧100
(孤立性)収縮期高血圧	≧140	かつ	<90	≧135	かつ	<85

実施前に血圧測定によって高血圧者をスクリーニングすることが重要である．運動関連突然死の多くは心血管系の不具合によって発生するが，血圧検査はそのリスクを把握する簡便な方法といえる．

血圧とは血液が動脈内を流れるときに動脈壁を押し広げる力である．血圧には収縮期血圧（心室が収縮するときの血圧）と拡張期血圧（心室が拡張するときの血圧）があり，1回の測定でその両方が測定される．収縮期血圧と拡張期血圧の差は脈圧と呼ばれる．血圧測定には水銀を用いた水銀血圧計や水銀を用いないアネロイド血圧計によるリバロッチ・コロトコフ法[注1]（聴診法）があるが，聴診器を耳にあて血流音を聞き取り測定するには十分な測定練習が必要である．近年では自身で血圧が測定できる電子血圧計が広く普及しており，電子血圧計による測定はオシロメトリック法[注2]が用いられている．

表16-3に成人における血圧値の分類を示した．収縮期血圧が140 mmHgかつ/または拡張期血圧が90 mmHgを超えると高血圧と診断される．ただし血圧は心的要因（緊張）や気温によって変動があるため，安静状態や緊張の少ない状態が保たれたあとに測定することが望ましい．収縮期血圧と拡張期血圧の差を脈圧と呼び，脈圧が大きくなると1回拍出量も増加する．収縮期血圧と心拍数の積は二重積（double product）と呼ばれ，心筋酸素摂取量と正の相関がある．

注1）リバロッチ・コロトコフ法：オシロメトリック法と同様にカフを加圧後，減圧し血管内を血液が流れる血流音（コロトコフ音＝K音）を聴診器やマイクで確認する．K音が発生したときのカフ圧を収縮期血圧，K音が消失したときのカフ圧が拡張期血圧である．

注2）オシロメトリック法：上腕に巻いたカフを加圧し血流を止めた後，少しずつカフの圧力を緩めていき血流が再開する過程で生じる圧脈波で血圧を測定する．圧脈波が急激に高まったときのカフ圧が収縮期血圧，圧脈波が急激に低くなったときのカフ圧が拡張期血圧である．

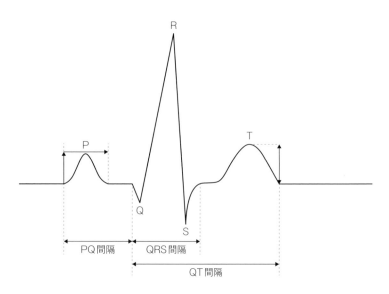

図16-1　心電図波形における振幅と時間幅の基準

3．心電図検査

　心電図（electrocardiogram：ECG）は心臓の電気活動による胸部の電位分布の変化を波形として記録したものであり，その波形はP，Q，R，S，T波，そしてU波から構成される（図16-1）．心臓が活動する際，心臓周囲組織の電位変化により微量の活動電流が発生し，電流は電位が高いほうから低いほう（＋から－へ）へ流れる．なお電気は洞結節，房室結節，ヒス束，心室（右脚，左脚）の順に流れる．心電図は医療用として心臓疾患（不整脈，心筋梗塞など）の発見と診断を行う目的のほか，運動負荷試験時の心拍数をモニタリングすることで運動強度推定の目的で利用される．心拍変動（heart rate variability：HRV）を解析することで自律神経機能の評価が行え，疲労と回復の指標として利用されている．標準12誘導心電図は四肢誘導と胸部誘導に分けられ，四肢誘導には双極誘導と単極誘導があり，いずれも非侵襲的である．簡易的な測定には電極の数を少なくしたモニタ誘導が用いられることもある．検査方法の理解とデータの分析力があれば安全に使用できる．下記に心電図検査の特徴について解説する．

1）四肢誘導

　双極誘導は電極2点間の電位差をみるものであり，右手，左手，左足につけた2つの電極間の電位差を測定する方法である（図16-2）．この方法は心臓を中心に両手と左足についた電極の電位差を記録するものでEinthoven（アイントーベン）の三角形と呼ばれている（図16-3）．なお「右手と左手間を第Ⅰ誘導」「右手と左

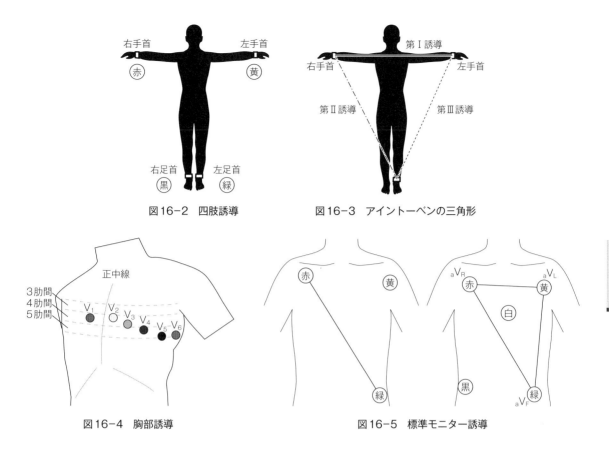

図16-2　四肢誘導　　　　図16-3　アイントーベンの三角形

図16-4　胸部誘導　　　　図16-5　標準モニター誘導

足間を第Ⅱ誘導」「左手と左足間を第Ⅲ誘導」と呼ぶ．単極誘導は，心臓を電気的中心とし，誘導する部位（走査電極）の電圧を記録したものである．心臓の電気的中心から右肩，左肩，横隔膜方向へ向かう電位を記録し，それぞれ $_aV_R$，$_aV_L$，$_aV_F$ と呼ばれる．

2）胸部誘導

　胸部誘導は単極誘導であり，胸郭内の心臓を電気的中心として，体表の走査電極の位置から心臓の電気的変化をみる．V_1 から V_6 まで順次走査電極を装着することで心臓の電気現象を水平面に投影して局在変化をみることができる（図16-4）．モニター誘導は3～5個の電極から心電図を記録するものであり，いずれも双極誘導である（図16-5）．運動中の心拍数や不整脈などの記録および24時間ホルター心電図などに用いられる．

　心電図検査では，測定エラーを防ぐために電極を正しい位置に装着することが重要である．装着位置を誤ると正しい波形が記録されない．波形がきれいに表示されていない場合は電極用ゲルを電極に塗り直すか，電極の貼り直しを行う必要がある．

表16-4　単極導入法と双極導入法

単極導入法	筋電位を導入したい部位（筋腹中央）に探査電極を置く方法である。この際，基準となる電極に基準電極を置かなくてはならない。 [注意点] モーションアーチファクト，クロストークの影響を受けやすい。
双極導入法	・2つの探査電極で筋電位を導入する方法である。 ・単極導入法に比べクロストークの影響を受けにくい。

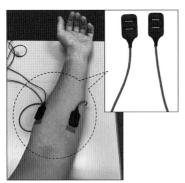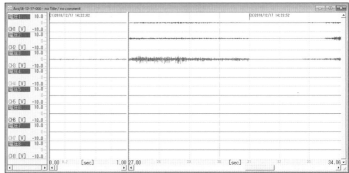

図16-6　表面電極を用いた筋電図検査

4．筋電図の測定

　随意的な運動時には中枢神経系で統合された司令が α 運動ニューロンを興奮させ，その興奮が筋に到達して筋収縮が起こる．この α 運動ニューロンの興奮状態・活動状態を筋で捉えたものが筋電図（electromyography：EMG）である（内山ら，2009）．筋が収縮するためには活動電位が起こるが，この活動電位を記録することにより筋活動量，筋活動の開始時間，筋活動がピークに達するまでの時間，振幅の変化などを把握することができる．活動電位を導入（計測）するための電極は，筋の内部に針状の電極を挿入する針電極と筋腹の皮膚に電極を貼付する表面電極がある．後者は電極を増やし，多チャンネルで記録することも可能であり動作分析と併用することが多い．なお活動電位の計測（導入）には単極導入法と双極導入法の2種類がある（表16-4）．

　測定時の電極間の距離は一般に1～2 cm程度が用いられており，距離を広げすぎるとSN比（信号とノイズの割合）の低下とクロストークの影響を受け測定の精度が低下する．クロストークは測定しようとする筋以外の筋電位を導入することで発生する．クロストークを避けるには単極導入法よりも双極導入法を利用し，電極の装着位置を工夫することが必要である．近年は双極電極を一体化している機器が普及している（図16-6）．導入時に生じるノイズとしてモーションアーチファクトがある．モーションアーチファクトは電極のリード線の揺れや電極と皮膚が擦れることで発生するが，リード線を短縮し，電極を皮膚へ固定することで消失させることが可能である．

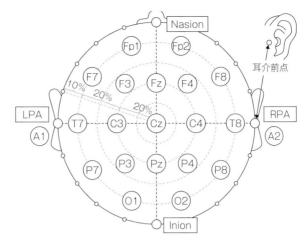

図16−7　国際10−20法による脳波計測

5．脳波の測定

　脳内では常に微量の電気が流れている．脳波（electroencephalogram：EEG）は大脳皮質からの電気活動を頭皮上から誘導し増幅記録したものである．電極を頭皮に付ける方法は頭蓋骨を切開せずに脳の活動を調べることができるため非侵襲的である．一般的には21個の電極（A1とA2は基準電極）を使用する国際10-20法を利用する（図16−7）．ヒトの脳波はα波，β波，δ波，θ波の4つに分類され，年齢，意識水準，睡眠の深度と関係がある．脳波は非常に小さく意識水準や精神活動によって変動するため，必ずしも安定した波形とは限らない．測定はノイズを抑えるためシールドルーム（電磁波を遮断した部屋）内で行うことが望ましい．近年は脳の画像診断として陽電子放射断層撮影（positron emission tomography：PET），磁気共鳴機能画像法（functional magnetic resonance imaging：fMRI），経頭蓋超音波ドプラ法，近赤外光脳機能イメージングなどが普及しており，脳の画像診断と脳波を組み合わせることで脳機能を多角的に分析することが可能である．

6．エネルギー代謝の測定

　エネルギー代謝測定は体表面から輻射，伝導，対流，水分蒸発によって失われる熱量をそのまま物理的に測定する直接熱量測定法と生体内酸化に使われた酸素量，排出した二酸化炭素量，尿中窒素排泄量から間接的に熱産生量を推定する間接熱量測定法がある．間接熱量の測定には呼気ガス分析，尿検査，アトウォーター係数，チャンバー測定がある．また近年では三次元加速度計やハートレートモニタから活動強度と活動時間を計測し消費エネルギー量の推定が可能になった（表16−5）．

表16-5 間接熱量測定法

呼気ガス分析	最大酸素摂取量（第Ⅳ部13章）からの推定 ［ダグラスバック法］：呼気ガスを専用の袋内に集めてから分析する方法 ［ブレスバイブレス法］：1呼吸ごとに分析を行うため運動負荷の変化によるエネルギー消費量をリアルタイムでモニタリングすることが可能である．呼気ガス分析の主流といえる． 　エネルギー消費量（kcal）＝O_2消費量（mL/kg/min）×0.005 　※酸素を1L消費する際に約5kcalが発生する． ［呼吸交換比］：CO_2排出量とO_2摂取量の比を呼吸交換比（O_2/CO_2）と呼ぶ．エネルギーが酸化される際の呼吸交換比は糖質で1.0，脂質で0.7，タンパク質で0.8程度である．
尿検査	［二重標識水法（doubly labeled water method：DLW）］ ・二重標識水（酸素の同位体（^{18}O）と水素の同位体（^2H））を投与後2週間毎日，尿，血液，唾液から採集されるサンプルの同位体比率からエネルギー消費量を推定する方法である． ※測定には日数を要するため短期間のエネルギー消費量の測定はできない．
ヒューマンカロリメータ （富士医科産業社）	［チャンバー内での推定］ ・室温，湿度が管理されたチャンバー内で生活するだけでエネルギー消費量を推定することができる．呼気ガス分析のようにフェイスマスクの装着や行動の制限（チャンバー内に限る）がなく行える点がメリットであるが，大がかりで高価な装置のため実験を行うには手間や費用がかかる点がデメリットである．
三次元加速度計 （活動量計）	［日常生活動作や運動による推定］
ハートレートモニタ	［心拍数をモニタリングしエネルギー消費量を推定］ ・エネルギー消費量＝時間（h）×体重（kg）×運動強度×1.05 ・運動強度＝（心拍数－安静時心拍数）/（最大心拍数－安静時心拍数）×100 ・最大心拍数＝220－年齢
アトウォーター係数 （栄養素のエネルギー産生量からの推定）	生体内で食物の異化により放出されるエネルギー量とその食物を生体外で燃焼したときの放出されるエネルギー量は等しい．食物中の3大栄養素では，糖質が4.1kcal/g，脂質が9.3kcal/g，タンパク質が4.2kcal/gを発生する．

7．酸素動態の測定

酸素動態とは血液中の酸素量の変動であり酸素飽和度で評価される．酸素飽和度は体内に十分な酸素が供給できているかを判断する指標となっている．酸素飽和度（SaO_2）はサチュレーションとも呼ばれ，酸化ヘモグロビン（O_2Hb）と還元ヘモグロビン（RHb）の割合のことで，次式より算出できる．

$$SaO_2(\%) = \frac{酸化ヘモグロビン（O_2Hb）}{（還元ヘモグロビン（RHb）＋酸化ヘモグロビン（O_2Hb））} \times 100 \cdots（式1）$$

測定方法には近赤外分光法（パルスオキシメータを用いた方法）がある．パルスオキシメータは動脈血酸素飽和度（SpO_2）を比較的安価かつ採血を行わず（侵襲性がない）測定できるため，臨床研究での利用が多い（図16-8）．健康な成人のSpO_2の基準値は96～99％で，90％未満は呼吸不全の状態である（日本呼吸器学会，2014）．

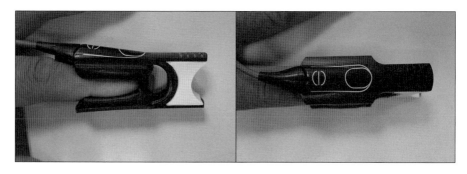

図16-8 パルスオキシメータでの測定
右側のように，センサ部位を心臓より遠位側に取り付け末梢血流を確認する．血圧カフを同時に使用する場合は，反対側の指先にセンサを取り付ける．センサ部位および本体は清潔に保つ．

8. 血液検査

　健康・スポーツ科学領域における血液検査は主に健康状態の把握，運動プログラムの立案と運動効果の検証などに用いる．採血は医師や看護師しか行えないが，血中乳酸濃度は専用の測定キットを利用し，被験者自身が指先などに小さなキズを付け，出血したわずかな血液を簡易血中乳酸測定器に入れ測定できる．しかし侵襲的で簡便でなく運動中の即時測定は困難である．

　血中乳酸は漸増的に負荷を高めると急激に上昇するポイント（約 2 mmol/L）が出現する（乳酸性作業閾値，lactate threshold：LT）．血中乳酸濃度が 4 mmol/L を上回るポイントを乳酸蓄積開始点（onset of blood lactate accumulation：OBLA）と呼ぶ．両変数とも有酸素性作業能力と関係があり，全身持久力の指標として利用される．LT レベルの運動強度の場合，乳酸蓄積はそれ以上進行せず長時間の有酸素性運動が可能であることから，安全な運動強度として利用できる．一方 OBLA レベルの運動強度は有酸素的エネルギー供給の限界点ともいえ，競技選手の全身持久力を高めるトレーニング指標として利用される．

　健康・スポーツ科学領域で利用されている血液検査の項目例を表16-6に示した．なお検査項目のなかには絶食後に測定しないと正確に測定できない項目もあり，採血方法や被験者の体調管理も含め事前に確認し，計画を立てる必要がある．

9. 呼吸・循環機能検査

1）心拍出量検査

　心臓は血液を循環させるポンプの働きをしているため，その機能は心臓が大動脈へ拍出する血液量，すなわち心拍出量で示される（石河，2001）．心拍出量は，一定量 I の色素を心臓通過前の静脈血に注入し，心臓通過後の動脈血で色素の濃度を連続的に検出することで測定できる．色素注入後，一定の時間を経て動脈血に色素

表16-6 健康・スポーツ科学領域で利用される血液検査項目例
(日本医学予防協会HP, https://www.jpm1960.org/exam/exam01/exam06.html より改変)

	項目	性別	下限	上限	説明
血中脂質	総コレステロール (mg/dL)		130	219	コレステロールは血液中に含まれる脂肪分の1つで, 細胞やホルモンを作るために必要な物質である. コレステロールが高いと動脈硬化が進行し, 心筋梗塞や狭心症, 脳梗塞などが起こりやすい.
	中性脂肪 (mg/dL)		35	149	高エネルギー食やアルコールの過飲などで過剰に摂られたエネルギーは中性脂肪として貯蔵され, さらに増加すると皮下脂肪や肝臓に蓄えられる. 中性脂肪が高くなると内臓脂肪を増やしたり脂肪肝の原因となる.
	HDLコレステロール (mg/dL)	男性	40	86	動脈壁に付着したコレステロールを再び血液中に洗い出す働きがあるため善玉コレステロールと呼ばれる. HDLコレステロールが高いと動脈硬化に予防的に働き, 低いと動脈壁へのコレステロール沈着は増え動脈硬化を促進させる.
		女性	40	96	
糖代謝	血糖 (mg/dL)		70	99	血液中のブドウ糖は身体の大切なエネルギー源である. インスリンの働きで, 食後に血糖が上昇しても一定に保たれる. 糖尿病でインスリンの作用が不足すると血糖値は上昇する.
	HbA1c (%)		4.6	5.5	ブドウ糖とヘモグロビンが結合したものをグリコヘモグロビンという. このブドウ糖は赤血球の寿命である約120日は安定するため, 過去4~8週間の血糖がうまく調整されているかどうかを知るために役立つ.
貧血	赤血球数 (×10^4/μL)	男性	427	570	身体に酸素を運ぶ血液成分. 赤血球数が少ない場合は貧血や出血, 多い場合は多血症を疑う.
		女性	376	500	
	ヘモグロビン (g/dL)	男性	13.5	17.6	赤血球のなかに含まれる酸素を運ぶ成分. 鉄分が不足したり, 赤血球中の色素を作る能力が減少した場合に低下する.
		女性	11.3	15.2	
	ヘマトクリット (%)	男性	39.8	51.8	血液は固形成分の血球と液体成分の血漿に大別でき, ヘマトクリット値は血球の割合を示す. 貧血があると低下し多血症のときは増加する.
		女性	33.4	44.9	
	血小板数 (×10^4/μL)		13.0	36.9	血小板は血液細胞成分のなかで大きさが最も小さく, 出血がおきると血管から出血した部位に付着し止血の役目を果たす. 血小板が少ない場合は身体のなかで出血していることを示すか, または血小板を作る機能が落ちている可能性がある. 血小板は検査の際に使用する抗凝固剤として使われるEDTAで凝集してしまい, 極端に数が少ない結果となる場合がある. この場合は再検査が必要となる.
	MCV (fL)	男性	83	102	平均赤血球容積と呼び, 赤血球1個あたりの容積 (大きさ) を示す.
		女性	79	100	
	MCH (pg)	男性	28.0	34.6	平均赤血球ヘモグロビン量と呼び, 赤血球1個あたりに含まれるヘモグロビン量を示す.
		女性	26.3	34.3	
	MCHC (%)	男性	31.6	36.6	平均赤血球ヘモグロビン濃度と呼び, 赤血球の一定容積に対するヘモグロビン量の比を示す.
		女性	30.7	36.6	

が出現し始め, 次第にその濃度が増してピーク値に達する. その後, 濃度が減少して0になるまでの変化を記録する. この記録から, 色素の出現から消失までの平均濃度 (C^-) を求める. 注入する色素は人体に無害で, 血管外に脱出しないため検出が容易であるという点から indocyanine-green が用いられる (石河, 2001). 心臓を通過した血液量 (V) は心拍出量 (Q, L/min) と色素の出現から消失までの時間 (t) の積であり, (V) と (Q) は次式で表される.

$$V = I/C^- \quad \cdots\cdots (式2)$$

$$Q = 1/C^- \times t \quad \cdots\cdots (式3)$$

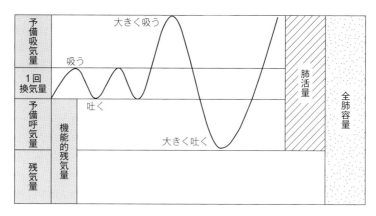

図16-9 肺容積の区分

2) 肺機能検査

肺機能検査は肺疾患の診断重症度判定にとって重要な検査である．なかでもスパイロメトリーは呼吸機能のなかで最も基本的な生理学的パラメータである肺気量を計測する方法である（内山ら，2009）．全肺容量とは肺活量（vital capacity：VC）と残気量の和であり，肺活量とは最大限息を吸い込み，それをすべて一度で吐き出した際の呼気量である（全肺容量から残気量を減じた値，図16-9）．以前は水を入れた容器のなかに息を吹き込み，肺活量のみを測定する機器が主流であったが，近年は複数の測定（肺活量，1回換気量，吸気予備量，呼気予備量，そして最大吸気量）が行える電子測定器の使用が一般的である．

肺活量の測定法は直接息を測定機器に吹き込むものと，年齢，身長，性別から推定量を算出する方法の2つがある．推定式は主にBaldwinと日本呼吸器学会の2つがあり，対象者や測定方法が若干異なるため，どちらを選択するのか検者は吟味する必要がある（式4〜式7）．

[Baldwinの肺活量の予測式]

男性：$(27.63 - 0.112 \times 年齢) \times 身長(cm)$ ……………………………………（式4）

女性：$(21.78 - 0.101 \times 年齢) \times 身長(cm)$ ……………………………………（式5）

[日本呼吸器学会の肺活量の予測式]

男性：$(0.045 \times 身長(cm)) + (-0.023 \times 年齢) - 2.258$ ………………（式6）

女性：$(0.032 \times 身長(cm)) + (-0.018 \times 年齢) - 1.178$ ………………（式7）

肺活量の平均値は表16-7のとおりであり，男女とも加齢とともに減少する（日本呼吸器学会肺生理専門委員会，2001）．またスポーツ選手は実施している競技によって一般男女よりも大きな値を示す．1回の呼吸によって換気されるガス量は1回換気量（tidal volume：TV）と呼ばれ，安静時における1分間あたりの換気量は約6Lである（勝田，2015）．

表16-7 肺活量の年齢別平均値（日本呼吸器学会肺生理専門委員会報告（2001）日本人のスパイログラムと動脈血液ガス分圧基準値．日本呼吸器学会雑誌，39：S1-S17）

	年齢階層（歳）	人数	（%）	年齢（歳）	身長（cm）	肺活量（L）
男性	18～29	119	20.4	24.13(2.54)	171.64(6.20)	4.96(0.79)
男性	30～39	100	17.1	35.42(2.75)	171.54(5.38)	4.52(0.68)
男性	40～49	92	15.8	44.99(2.96)	170.21(5.79)	4.29(0.53)
男性	50～59	112	19.2	54.33(2.87)	167.82(6.92)	3.93(0.54)
男性	60～69	66	11.3	64.66(2.83)	163.73(4.83)	3.68(0.54)
男性	70～79	48	8.2	74.58(2.84)	160.82(7.05)	3.22(0.58)
男性	80～	47	8.0	84.47(3.88)	156.80(8.60)	2.84(0.53)
女性	18～29	101	8.2	23.52(2.31)	157.86(6.21)	3.38(0.52)
女性	30～39	108	8.8	35.51(3.00)	158.07(5.42)	3.23(0.45)
女性	40～49	178	14.5	44.82(2.89)	156.89(5.58)	3.04(0.41)
女性	50～59	196	16.0	53.66(2.78)	154.00(4.62)	2.80(0.37)
女性	60～69	194	15.8	65.86(2.69)	150.67(4.99)	2.52(0.39)
女性	70～79	264	21.5	74.16(2.98)	147.42(5.79)	2.18(0.43)
女性	80～	186	15.2	84.17(3.32)	143.58(6.50)	1.86(0.38)

カッコ内は±SD

10．寒冷血管拡張反応の測定

　指先や足先を寒冷環境下に曝露すると毛細血管が収縮し皮膚温度は低下していく（一次的血管収縮）．しかし皮膚温がある一定温度を下回ると毛細血管が拡張し，皮膚温度が上昇する．これは寒冷環境による生体組織の循環障害を防ぐために血管が拡張し（二次的血管拡張），低下した体温を回復させようとする一種の防衛反応であり，寒冷血管拡張反応（cold induced vasodilation：CIVD）と呼ぶ．寒冷血管拡張反応は運動鍛錬者が非運動鍛錬者よりも速く発現し（森谷，1982），筋量と相関があると報告されている（橋本ら，2008）．寒冷血管拡張反応が発現すると皮膚温は上昇と下降を繰り返すhunting responseが起きる．この現象のメカニズムは正確にはわかっていないが，交感神経性調節，軸索反射，血管平滑筋弛緩物質（ヒスタミン）や血管拡張物質（ブラジキニン）の蓄積・放出，などによると考えられている．またこの反応は寒冷順化した人ほど起こりやすいことが知られていることから，体温調節機能（特に熱放散調節）と関連している可能性がある．しかし深部体温の変化にかかわる体温調節中枢（視床下部）を介する反射性のものか，末梢の局所的な反応によって引き起こされているものかについて明確に区別することが難しいことから，寒冷血管拡張反応のみで体温の恒常性機能を評価することについては注意が必要である．

　寒冷血管反応の測定は，通常，手指（第3指）に温度センサーを貼り付け（ワセリンなどで防水），指先を氷水に30分間浸し，指の皮膚温の変化を連続的に計測する．浸水5分後から30分までの平均皮膚温，浸水後に発現した最低皮膚温とそ

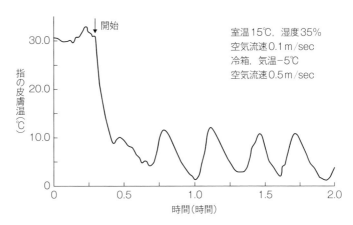

図16-10　寒冷血管拡張反応（中村　正，野原　博，槌本六良ほか（1977）指の寒冷血管反応の新たな評価法．日本衛生学雑誌，32：268）

の発現までの時間（変曲点）を同定し，この3特性を5点に区分して評価し（中村ら，1977），その合計から反応の大きさ（凍傷指数ともいわれる）を評価する（図16-10）．反応性が高い人ほど自律神経の適応能力，耐寒性が高いと考えられ，この指標は性差，年齢差，民族差，地域差，職種差がみられるといわれている．身体的トレーニングとの関係も示唆されており，運動経験年数，最大酸素摂取量，屋外種目の実施により反応性が高まるといわれている．また加齢によってその反応性は鈍化することが知られている．このような寒冷血管反応は，非侵襲的な自律神経機能検査，あるいは耐寒性，体温調節機能を評価する指標として利用可能と考えられる．

文　献

橋本好弘，森谷　潔，大塚吉則（2008）消防隊員の局所寒冷血管反応（CIVD）で評価した寒冷耐性と身体組成の関連．日本生気象学会雑誌，44（4）：81-87．

開　一夫，金山範明編（2016）脳波解析入門-EEGLABとSPMを使いこなす-．東京大学出版会．

市原清志，河口勝憲（2011）検査診断実践マニュアル．日本教育研究センター．

石河利寛（2011）健康・体力のための運動生理学．杏林書院．

岩瀬喜彦，森本武利（2005）やさしい生理学 改訂第5版．南江堂．

勝田　茂編，和田正信，松永智（2015）入門運動生理学 第4版．杏林書院．

貴邑冨久子，根来英雄（2008）シンプル生理学 改訂第6版．南江堂．

森谷　潔（1982）寒冷血管反応と寒冷昇圧反応からみた運動鍛錬者の耐寒性．日本生気象学会雑誌，19（1）：10-15．

中村　正，野原　博，槌本六良ほか（1977）指の寒冷血管反応の新たな評価法．日本衛生学雑誌，32：268．

日本呼吸器学会肺生理専門委員会報告（2001）日本人のスパイログラムと動脈血液ガス分圧基準値．日本呼吸器学会雑誌，39：S1-S17．

一般社団法人日本呼吸器学会（2014）よくわかるパルスオキシメータ．（https://www.jrs.

or.jp/uploads/uploads/files/guidelines/pulse-oximeter_general.pdf，参照日：2017年9月7日）

日本高血圧学会高血圧治療ガイドライン作成委員会編（2019）高血圧治療ガイドライン2019．ライフサイエンス出版．

日本医学予防協会：健康診断結果の見方，血液検査．（https://www.jpm1960.org/exam/exam01/exam06.html，参照日：2017年9月7日）

白井信郎（1999）耳鼻咽喉科診療に役立つ換気機能検査．耳鼻咽喉科臨床，92：452-453．

滝島　任，中村雅夫，千代谷慶三（1994）呼吸機能検査の測定方法 第2版．真興交易医書出版部．

内山　靖, 小林　武, 間瀬敦史編（2001）計測法入門-計り方・計る意味-．協同医書出版社．

第V部 行動，心理および態度に関する調査（検査）の実際

　これまで健康・スポーツ科学領域では人の身体運動を手がかりに体力（身体諸機能）や運動技能，運動現象の解明に取り組み一定の知見を得てきた．また人の行動や態度，その背後の意図や思考などの理解にも関心を向けてきた．スポーツ場面における人の性格や意欲，不安・心理状態，集団内での行動特性などに関して，主に心理学的・社会学的側面から人の行動のあり方や内面の影響を捉える研究が進められてきた．さらに高度経済成長期を経て国民の健康に関する新たな問題が生じる中，疾病の対極として位置づけられた健康観は，個々人が置かれた環境下で自己の能力を十分に発揮しうる状態をも含めた概念として捉えられるようになった．すなわち医学的検査項目だけでなく，主観的な健康度や幸福感，疲労感，ストレス度など心理的・社会的要素も含めた包括的な評価が不可欠と考えられるようになった．

　健康・スポーツ科学領域が扱う対象の変化や多様化が進むなかで，これまで心理学や社会学分野において発展してきた調査や検査をはじめとする手法の重要性は高まっている．17章では健康の保持・増進に欠かせない生活習慣に関連した要因の測定と評価について代表例をあげて説明する．18章では健康・スポーツ科学領域で利用される心理的側面や社会性に関する代表的な調査および調査票を紹介する．19章では健康・スポーツ科学領域独自のスポーツ態度やスポーツ行動に関する調査について説明する．

　なお第V部で取り扱う調査のなかには著作物の調査票も含まれている．それらの調査に関する説明は文章によって説明し，それ以外の調査票は各項に調査票を示し説明している．また調査の名称と調査票の主な入手先を各項の概要に示した．必要に応じて取り寄せて頂きたい．

17章 健康および生活習慣に関する調査と評価

　WHOは健康を「肉体的，精神的及び社会的に完全に良好な状態であり，単に疾病又は病弱の存在しないことではない」と定義している（厚生労働省，1951）．21世紀に入り，日本WHO協会は「健康とは，病気でないとか，弱っていないということではなく，肉体的にも精神的にも，そして社会的にも，すべてが満たされた状態にあること」と仮訳を作成した．

　健康は体力と同様きわめて大きい概念かつ状態であることから，健康を測定・評価することは困難である．健康と体力は密接な関係にあり，健康でなければ体力を発揮することも高めることもできない．被験者に最大能力発揮を求める体力テストも，被験者が健康でなければ実施することはできない．健康の定義が発令されてから60年以上が経過し，私たちの生活を取り巻く社会環境の変化に伴い健康に対する価値観も大きく変わってきた．近年，健康は「環境に適応し，かつその人の能力が十分に発揮できる状態」といった現実的な定義がなされている．

　健康は身体的，精神的，社会的の3つの観点において疾病や病弱の境界位から完全な良好までの連続性が存在する．これら連続性の存在は健康度を3つの観点から数量的に評価できることを意味し，体力と同様にさまざまな尺度の開発が試みられた．健康，体力，QOLの関係を図17-1に示した．オタワ憲章で提言されたように，ヘルスプロモーションにおける最終目標はQOLの向上であり健康はその資源である．理想的な健康に近づくことでQOLの向上が期待できる．健康を決定する要因には個々人の生きがい，生活の質，幸福感，生活習慣なども該当し多面的な評価が必要となる．これらを測定・評価するためにしばしば質問紙が用いられてきた．

　本章では健康の保持・増進に欠かせない生活習慣に関連した要因の測定と評価について，これまで開発・公表され健康・スポーツ科学領域において数多く引用されている代表的な調査を紹介する．1.では健康，生活習慣，健康関連QOLに関する調査を，2.では疲労と休養（睡眠）調査，3.ではストレス，ストレスコーピング，レジリエンスに関連した調査を紹介する．

1. 健康，生活習慣および健康関連QOLに関する調査

　健康は身体的，精神的，社会的な状態の複合概念であるため，単一の検査や調査によって単純に捉えられるものではない．健康の考え方自体も時代とともに変遷し，

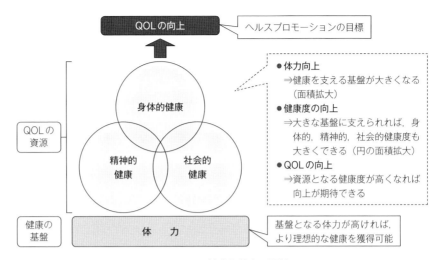

図17−1　健康と体力の関係

包括的に健康状態を測定・評価することは難しい作業である．こうしたなか健康を構成するさまざまな要因に関する個人の自覚的な判断（自己評価）を手がかりに，包括的な健康状態の評価も重要な評価として位置づけられている．ここでは国際的に広く活用されているGHQ日本語版（精神健康調査），健康度・生活習慣診断検査，WHO QOL26調査を説明する．

1）精神健康調査票（GHQ）

（1）概要と目的

　WHO版に準拠して作られているGHQ（the general health questionnaire）は世界各国で使用されている健康調査票であり，人種，宗教，文化，社会が異なっても違和感がない調査で，国際比較研究も可能である．GHQは日本では精神健康調査票と訳され，その内容は精神科の医師が患者の精神状態を測定・評価するための調査として一般化されている．日本版GHQ精神健康調査票の手引増補版（中川と大坊，2013）によると，高い信頼性と妥当性が検証されている．本調査票は主として神経症者の症状把握，評価，発見に有効であるが，一般の人（学生や労働者）にも利用可能である．

　GHQ調査票は，A. 一般的傾向と中枢神経系，B. 心臓脈管系，筋神経系，消化器系，C. 睡眠と覚醒，D. 個人独特の行動，E. 客観的行動−他者との関係ある行動，F. 自覚的感情−充足感欠如，緊張，G. 自覚的感情−主としてうつ感情，不安の7要因，計60項目からなる（GHQ 60）．30問（GHQ 30），28問（GHQ 28），12問（GHQ 12）の短縮版GHQ調査票も用意されており，目的に合わせて利用できる．GHQ調査票は著作物であるため，ここで調査票を示すことはできない．GHQ 60，GHQ 30，GHQ 28はいずれも50名分1セット，GHQ 12は100名分1セットとなっており，

表17-1 GHQ調査票例

勉強がいつもより 集中して	できた	いつもと 変わらなかった	いつもより できなかった	まったく できなかった
仕事で悩みを 感じたことが	まったく なかった	あまり なかった	あった	たびたび あった
自分はいつも幸せだと 感じたことが	たびたび あった	あった	なかった	まったく なかった
.	.	.	.	.
.	.	.	.	.

いずれのGHQ調査票も日本文化科学社ホームページより手引書とともに購入できる．

(2) 調査方法

対象：12歳〜成人を対象とする．

方法：表17-1のように各質問に対する回答文面は異なるが，いずれの質問項目も4件法のいずれかに回答する．

評価：各質問に対する得点化は，リッカート法とGHQ法で行われる．左端の文面の回答から順に，前者は，0，1，2，3，そして後者は，0，0，1，1の得点を与え，縦に加算し合計点を算出する．得点はリッカート法の場合，最低が0点で最高が180点，そしてGHQ法の場合，最低が0点で最高が60点となる．GHQ 60では，GHQ得点にもとづいて神経症者と健常者を区分点により判別する．医療サービス機関で臨床的な立場で使用するGHQ得点は12点以下（健常）/13点以上（神経症者）の区分点が，集団を対象に疫学研究などの精神健康調査に応用する場合のGHQ得点は16点以下（健常）/17点以上（神経症者）の区分点が望ましいと報告されている．

2) 健康度・生活習慣診断検査（DIHAL.2）

(1) 概要と目的

健康度・生活習慣診断検査は，徳永（2005）が数度の改正を経て中学生から社会人に至る幅広い層の個人や集団の健康度や生活習慣の実態と変容を明らかにする目的で作成した．個人や集団の身体的，精神的，社会的な健康状態と生活習慣の関係を広範囲に測定・評価できる検査として一般化されている．検査は健康度12項目（身体的健康度：4，精神的健康度：4，社会的健康度：4），運動8項目（運動行動・条件：5，運動意識：3），食事13項目（食事のバランス：7，食事の規則性：4，嗜好品：2），休養14項目（休息：3，睡眠の規則性：3，睡眠の充足度：4，ストレス回避：4）の4尺度12因子，計47項目から構成されている．健康度・生活習慣診断の検査票は，トーヨーフィジカルのホームページより手引書とともに購入できる．

(2) 検査方法

対象：中学生から成人を対象とする．

方法：対象者は各質問項目に対し「1. あてはまらない（1点）」「2. あまりあてはまらない（2点）」「3. どちらともいえない（3点）」「4. かなりあてはまる（4点）」「5. よくあてはまる（5点）」（5件法）のいずれかに回答する．

評価：各因子を代表する質問項目の得点和を各因子得点とし，得点が高いほど因子に対する評価が高いと判断する．また因子別プロフィール，尺度別プロフィール，健康度・生活習慣パターン判定が図として用意されており，図中に示されている因子，尺度の得点に〇を付け，線で結ぶことによって健康状態を判断できる．両プロフィールおよびパターン判定は，1. かなり低い，2. やや低い，3. もうすこし，4. やや優れている，5. 非常に優れている，の5段階で評価する．5段階評価の具体的な得点はプロフィールおよびパターン別に手引書に記載されている．また因子別プロフィール例はホームページ（http://toyophysical.co.jp/DIHAL.2.htm）に掲載されているので参考になる．

3）健康関連QOL（WHO QOL26）

(1) 概要と目的

QOLという概念は当初有疾患者や障がい者にとっての幸福感や満足感などの主観的要素を重視し，多面的に人間の生命および生活の質のあり方について検討しようというなかで生まれた．その背景には医療技術の進歩や公衆衛生環境の改善に伴う高齢化社会の進行により，寿命の延伸といった量的な価値だけでなく質的な豊かさが医療においても社会政策的にも重要視されるようになったことが関係している．

QOLは医療分野だけでなく社会心理学や老年学分野においても研究されてきたが，その概念や構成要素は研究者や分野によって異なる．健康関連QOLは健康を客観的または主観的尺度により測定し，治療効果を評価する尺度として研究が進められてきた．従来の健康関連QOLの評価は主に疾病の日常生活行動に対する影響の測定や，健康に関する自己認識，障害や機能状態の測定に重きが置かれていたが，より包括的に主観的にQOLを測定できる指標が求められるようになった．

WHO QOLは健康関連QOLを包括的に評価する代表的な指標である．WHO QOLでは，QOLを「個人が生活する文化や価値観のなかで，目標や期待，基準，関心に関連した自分自身の人生の状況に対する認識」と定義し，個々人の身体的領域，心理的領域，自立のレベル，社会的関係，信念，生活環境といったさまざまな側面に関する主観的評価に重点が置かれている．WHO QOL26は，段階的な開発を経て作成された短縮版であり，4領域（身体的領域，心理的領域，社会的関係，環境領域）24項目とQOL全体を問う2項目の計26項目で構成されている．異文化での適用を可能とするためにさまざまな言語で作成されている．日本語版は金子

書房ホームページより手引書（田崎と中根，2015）とともに購入できる．なお調査票は出村（2015）の著書および三木（2013）の論文に掲載されている．

(2) 調査方法

対象：20歳以上を対象とする．

方法：各質問に対する回答文面は異なるが，いずれの質問項目も5件法で回答する．質問1の場合「1.まったくない（1点），2.少しだけ（2点），3.多少は（3点），4.かなり（4点），5.非常に（5点）」，質問2の場合「1.まったく不満（1点），2.不満（2点），3.どちらでもない（3点），4.満足（4点），5.非常に満足（5点）」．

評価：4領域ごとの合計点を算出し，各項目数で除して平均点を算出する．次に全項目の合計得点を26で除しQOLの平均点を算出する．領域得点の平均値が高いとQOLは高いと評価される．

2．疲労と休養（睡眠）に関する調査

日本疲労学会は2010年に疲労を「疲労とは過度の肉体的，および精神的活動，または疾病によって生じた独特の不快感と休養の願望を伴う身体の活動能力の減退状態である」と定義している．この定義から疲労は休養と関係が深い．一方，休養は一般的には疲労回復のために休むことであり，睡眠に代表される．睡眠不足は肥満や糖尿病，高血圧等の病気につながるという研究報告もみられる．健康日本21（厚生労働省，2003）によると，「休養」は「休む」こと，つまり仕事や活動によって生じた心身の疲労を回復し，元の活力ある状態に戻すという側面と「養う」こと，つまり明日に向かっての鋭気を養い，身体的，精神的，社会的な健康能力を高めるという側面がある．上杉ら（2016）は休養には身体的休養と精神的休養があり，両者は相互に影響し合い，その下位要因には，積極的休養と受動的休養があると説明している．産業疲労研究会は1954年に疲労自覚症状調査表を発表し，その後修正を加え自覚症しらべ，疲労部位しらべ，作業条件チェックリストとともに疲労調査を公表している．小林ら（2000）は青年を対象とした疲労自覚症状尺度を発表している．ここでは疲労調査として自覚症しらべと青年用疲労自覚症状尺度を，休養調査として睡眠調査のアテネ不眠尺度を説明する．

1）疲労の自覚症しらべ

(1) 概要と目的

この調査は作業に伴う疲労状況の経時的変化を捉えることを目的としている．調査は作業の進行とともに反復実施することを原則としている．調査は原則として1時間間隔で行うこととし，最小限，作業開始時，昼休みなどの大休憩前，休憩後，定時の終了時，また残業があるときは超過勤務終了時に実施することを明記している．調査は「Ⅰ群：ねむけ感（5），Ⅱ群：不安定感（5），Ⅲ群：不快感（5），Ⅳ群：

表17-2 疲労の自覚症しらべ，5群別の質問項目

I群	ねむけ感	ねむい(13)，横になりたい(21)，あくびがでる(10)，やる気がとぼしい(14)，全身がだるい(17)
II群	不安定感	不安な感じがする(15)，ゆううつな気分だ(18)，おちつかない気分だ(5)，いらいらする(2)，考えがまとまりにくい(20)
III群	不快感	頭がいたい(6)，頭がおもい(1)，気分がわるい(4)，頭がぼんやりする(9)，めまいがする(12)
IV群	だるさ感	腕がだるい(19)，腰がいたい(23)，手や指がいたい(11)，足がだるい(25)，肩がこる(8)
V群	ぼやけ感	目がしょぼつく(24)，目がつかれる(22)，目がいたい(7)，目がかわく(3)，ものがぼやける(16)

カッコ内の数字は調査票の番号を示す

だるさ感(5)，V群：ぼやけ感(5)」の5群を代表する25項目からなる（産業疲労研究会ホームページ参照：http://square.umin.ac.jp/of/service.html）．

(2) 調査方法

対象：一般労働者を対象とする．

方法：対象者は各質問に対し，「1. まったくあてはまらない，2. わずかにあてはまる，3. 少しあてはまる，4. かなりあてはまる，5. 非常によくあてはまる」（5件法）のいずれかに回答する．

評価：検者はまず質問項目のなかで特に疲労状態の高い項目を確認する．次に各群（表17-2）の平均得点を求め，群別に疲労状況を評価する．得点が高いほど疲労状態にあると判断される．

2) 青年用疲労自覚症状尺度

(1) 概要と目的

従来，疲労の評価は労働者の作業中の疲労状況を主な対象としてきた．健康観の変遷やさまざまなストレス状況と健康との関連が明らかにされるなかで，日常生活場面における疲労の評価への関心も高まってきた．また疲労の兆候をなるべく早い段階で捉え，病的な状況に陥ることを予防することの重要性への認識も高くなっている．この調査は疲労は労働者だけでなく青年においても生起することを前提に，青年の疲労自覚症状を把握するために作成された．調査は「集中思考困難(4)，だるさ(4)，意欲低下(4)，活力低下(4)，ねむけ(4)，身体違和感(4)」の6自覚疲労因子，計24項目からなる．

(2) 調査方法

対象：青年（15〜20歳）を対象に作成されたが，質問内容は一般的であり成人にも可能であろう．

方法：疲労自覚症状尺度（第II部6章，資料6-2，p85）の各質問に，「1. まったくそうではない，2. そうではない，3. あまりそうではない，4. どちらでもない，5. や

やそうである，6. そうである，7. 非常にそうである」（7件法）のいずれかを回答する．

評価：各質問の回答の合計得点が高いと疲労の自覚症状が大きいと評価される．

3）アテネ不眠尺度
（1）概要と目的
　アテネ不眠尺度（athens insomnia scale：AIS）は，不眠の重症度を評価するための質問紙としてWHOの国際疾病分類10版（ICD-10）の診断基準にもとづき作成された．その後 Okajima ら（2013）によって日本語版が作成された．AISは夜の不眠症状だけでなく日中の気分，身体的・精神的な日中の活動，日中の眠気も評価可能で，個人の治療による症状推移をみるうえで簡便で有用である．しかしカットオフ値が低く，異常と判断されるケースが多すぎる点に留意が必要である．尺度は8質問項目からなる．

（2）調査方法
　対象：18歳以上を対象とする．

　方法：表17-3に示した8項目の各質問内容のいずれか（0～3：4件法）に回答する．

　評価：各質問の回答の合計点は次のように評価する．0～3点（問題なし），4～5点（少し不眠症の疑いがある），6点以上（不眠症の疑いがある）．

3．ストレスとストレスコーピング，レジリエンスに関する調査

　Selye（1936）がストレスを「生体が外界から刺激を加えられたときに生じる反応」と定義して半世紀以上経過している．現在ストレスはさまざまなストレッサーによってストレス反応が起こると考えられている．ストレス調査は個人のストレス状態を把握するために有効である．一方ストレス調査でストレスを把握できても，ストレスに対していかに対処し元の状態に回復できるかは明らかにすることはできない．そこでストレスコーピング（ストレス対処方略）調査票が開発された．またストレス反応から元の状態に戻る復元力（回復力）に関する調査票も開発された．ここでは健康・スポーツ科学領域においてよく引用されているストレス調査として職業性ストレス簡易調査，ストレスコーピング調査としてWCCL（way of coping checklist），復元力（回復力）調査としてレジリエンス調査を説明する．

1）職業性ストレス簡易調査票
（1）概要と目的
　職業性ストレス簡易調査票は，厚生労働省の委託研究における東京医科大学のストレス測定グループの研究成果物である．このストレス調査は職業性のストレス，反応およびそれらの関係に影響を与える因子を同時測定でき，高い信頼性をもつ

表17-3 アテネ不眠尺度（AIS）不眠症の自己評価

	過去1カ月間に，少なくとも週3回以上経験したものを選んでください．		
1	寝床についてから実際に寝るまで，時間がかかりましたか？	0 1 2 3	いつもより寝つきはよい いつもより少し時間がかかった いつもよりかなり時間がかかった いつもより非常に時間がかかった，あるいはまったく眠れなかった
2	夜間，睡眠の途中で目が覚めましたか？	0 1 2 3	問題になるほどのことはなかった 少し困ることがある かなり困っている 深刻な状態，あるいはまったく眠れなかった
3	希望する起床時間より早く目覚めて，それ以降，眠れないことはありましたか？	0 1 2 3	そのようなことはなかった 少し早かった かなり早かった 非常に早かった，あるいはまったく眠れなかった
4	夜の眠りや昼寝も合わせて，睡眠時間は足りてましたか？	0 1 2 3	十分である 少し足りない かなり足りない まったく足りない，あるいはまったく眠れなかった
5	全体的な睡眠の質について，どう感じていますか？	0 1 2 3	満足している 少し不満である かなり不満である 非常に不満である，あるいはまったく眠れなかった
6	日中の気分はいかがでしたか？	0 1 2 3	いつもどおり 少し滅入った かなり滅入った 非常に滅入った
7	日中の身体的および精神的な活動の状態は，いかがでしたか？	0 1 2 3	いつもどおり 少し低下した かなり低下した 非常に低下した
8	希望する起床時間より早く目覚めて，それ以降，眠れないことはありましたか？	0 1 2 3	まったくなかった 少しあった かなりあった 激しくあった
	合計		[1～3点]…睡眠がとれています [4～5点]…不眠症の疑いが少しあります [6点以上]…不眠症の可能性が高いです

とともに，働く人々のストレスを明らかにする最もポピュラーな調査票として普及し多方面で使用されている．職業性ストレス簡易調査票は仕事のストレス，ストレス反応，修飾の3要因57項目から構成されている（厚生労働省ホームページ参照，http://www.mhlw.go.jp/bunya/roudoukijun/anzeneisei12/kouhousanpo/summary/pdf/stress_sheet.pdf）．

仕事のストレスは心理的な仕事の量的負担と質的負担，身体的負担，コントロール，技術の活用，対人関係，職場環境，仕事の適性度，働きがいの9尺度17項目からなる．

ストレス反応は心理的ストレス反応と身体的ストレス反応からなり，前者はポジティブな心理的反応として活気，ネガティブ心理的反応としてイライラ感，疲労感，不安感，抑うつ感の5尺度，後者の身体的ストレス反応は身体愁訴で1尺度

表17-4 職業性ストレス簡易調査票の構成（表中のまる付き数字は項目数）

仕事のストレス要因 （17項目）	仕事の負担（量）③，仕事の負担（質）③，身体的負担①，仕事のコントロール③，技術の活用①，対人関係③，職場環境①，仕事の適正度①，働きがい①
ストレス反応 （29項目）	活気③，イライラ感③，疲労感③，不安感③，抑うつ感⑥，身体愁訴⑪
修飾要因 （11項目）	上司からのサポート③，同僚からのサポート③，配偶者・家族・友人からのサポート③，仕事や生活の満足度②

11項目，計6要因，29項目からなる．

　修飾要因は上司，同僚，配偶者・家族・友人からのサポート9項目，仕事あるいは家庭生活に対する満足度の2項目，計11要因からなる（表17-4）．標準値は約2.5万人（男性15,933人，女性8,447人）の種々の業種，職種の労働者のデータベースが基準となって作成されている（2004年12月現在）．

（2）調査方法

　対象：一般労働者を対象とする．

　方法：各質問に対し「1.そうだ，2.まあそうだ，3.ややちがう，4.ちがう」（4件法）のいずれかに回答する．

　評価：採点は簡易採点法と標準化得点による採点法がある．簡易採点法は主に個人レベルのストレス評価を目的としている．各項目の回答を4段階のより好ましくないほうの2つ「（A1：非常にたくさんの仕事をしなければならない）1.そうだ，2.まあそうだ」と，好ましいほうの2つ（3.ややちがう，4.ちがう）に2分割する．好ましくない回答をした項目数を尺度ごとに数え，その数が指定数以上であればストレス状態にあることが疑われると判断する（下光，2005）．

　標準化得点による採点法は，調査票全体の57項目に対する回答から各尺度の合計点を算出し5段階で評価する．この方法はWindows版のプログラムがweb上で提供されており，57項目に対する回答結果を1~4で入力すれば，プログラムを用いてデータファイルを取り込み，各尺度の5段階評価がレーダーチャート形式および表形式で出力される．前者ではレーダーが小さく中心を向いているほど，後者の表形式では端の影のかかった項目に○があるほど，ストレス状況が良くないことを意味する．結果に対する簡単な説明とアドバイスを付した文書も同時に出力可能である（下光，2005）．また個人でストレスチェックを体験したい場合は，以下のホームページに掲載されている「5分でできる職場のストレスセルフチェック」が利用できる（http://kokoro.mhlw.go.jp/check/index.html）．その他詳細は東京大学大学院医学系研究科精神保健学分野のホームページを参照（http://mental.m.u-tokyo.ac.jp/jstress/）．

2）ストレス対処方略日本語版 WCCL
（1）概要と目的
　前項で説明したようなストレスレベルだけでなくストレス状況下での対処方法がストレスの蓄積と密接な関係にあることが明らかにされ，その評価の重要性が認識されてきた．Folkman と Lazarus（1980）はストレスコーピングを「重荷に感じ，自己の能力を超えていると感じる環境または自己の内界に起きる問題に対して，絶えず行われている精神的あるいは行動による努力」と定義し，ストレス状況下における対処方法の特性を把握するために，問題中心対処（problem-focused coping）と情緒中心対処（emotion-focused coping）を含む WCCL（way of coping checklist）を作成した．ここでは Nakano（1991）によって翻訳された日本語版 WCCL を紹介する（中野，2013）．日本語版 WCCL は問題解決（14 項目），積極的認知対処（10 項目），ソーシャルサポート（6 項目），自責（4 項目），希望的観測（6 項目），回避（7 項目）の 6 因子 47 項目からなる．

（2）調査方法
　対象：中学生以上とする．
　方法：日本語版 WCCL 調査票（表 17-5）の各質問に対し，「3. いつも用いる，2. 時々用いる，1. あまり用いない，0. まったく用いない」（4 件法）のいずれかに回答する．
　評価：6 因子ごとの合計点を算出し項目数で除した値で評価する．問題解決，積極的認知対処，ソーシャルサポートは好ましい対処方略であり，各評点が 2 以上であればストレス対処に有効な方法を平均以上用いていると評価される．自責，希望的観測，回避は，あまり好ましくない対処法であり，各評点が 2 以上であればストレスを強めてしまい，1 以下であれば好ましくない対処はあまり用いていないと評価される．

3）S-H 式レジリエンス検査
（1）概要と目的
　近年，前述のストレス対処に加え，何らかのストレスによる悪影響（ダメージ）を受けた後，その状態から元の精神的に健康な状態に回復しようとする力（回復力）にも焦点があてられるようになってきた．祐宗（2007）は前述の復元機能をレジリエンスと考え，精神的，心理的ホメオスタシスを維持する能力としている．またレジリエンスはソーシャルサポートなどの他者の力も借りながら，自らのあり方とともに発達・変容していく機能でもあるとしている．祐宗はレジリエンスを精神的なダメージから抵抗するための防衛機能で，各個人が今もっているポジティブな力であると考えている．S-H（Sukemune-Hiew）式レジリエンス検査は，パート1とパート2からなる（表 17-6）．パート1はA因子（ソーシャルサポート），B因子（自己効力感），C因子（社会性）の 3 因子 27 項目からなる．パート2は「仕事に対す

表17-5 WCCLストレス対処法の調査票（中野敬子（2013）ストレス・マネジメント入門－自己診断と対処法を学ぶ－．pp46-50，金剛出版より改変）

以下の質問項目について，あなたがもし，何らかのストレスに直面したとき，ストレスの対処方法としてどの程度行いますか？　番号に○をつけて下さい．

コーピング項目	まったく用いない	あまり用いない	時々用いる	いつも用いる	対処方略
1. 経験に照らし合わせて解決方法を考える	0	1	2	3	
2. 出来事の状況をもっと詳しく調べる	0	1	2	3	
3. 問題解決のために積極的行動にでる	0	1	2	3	
4. よい結果を生むことがあれば，全力でそのことに集中する	0	1	2	3	
5. あきらめてしまわず，何か可能性を見つける	0	1	2	3	
6. 計画を立てて実行する	0	1	2	3	問題解決
7. あわてず，ゆっくりと考えて行動する	0	1	2	3	
8. 何か状況を変えて，事がうまく運ぶようにする	0	1	2	3	
9. 1つ1つ物事を処理していく	0	1	2	3	
10. 解決するための努力が足りないと考え，いっそう努力する	0	1	2	3	
11. いろいろな問題の解決方法を試みる	0	1	2	3	
12. 自分の望みをかなえるために努力をし続ける	0	1	2	3	
13. 自分自身を変えて問題を何とか解決する	0	1	2	3	
14. 専門家に相談してその指示に従う	0	1	2	3	
15. その出来事にプラスの面を見つける	0	1	2	3	
16. 一歩退いて冷静に出来事を見直す	0	1	2	3	
17. どうにかなると考え，心配しないようにする	0	1	2	3	
18. 妥協して困った出来事の中にも何かよいことを見つける	0	1	2	3	
19. 自分自身を成長させ，たくましくする	0	1	2	3	積極的認知対処
20. 最良でなく，その次によいことでも受け入れる	0	1	2	3	
21. 苦労をよい結果として活かす	0	1	2	3	
22. 物事の処理を妨げないように，心を落ち着けるようにする	0	1	2	3	
23. 睡眠を多くとり休養する	0	1	2	3	
24. スポーツなどで気分転換する	0	1	2	3	
25. 友達に相談する	0	1	2	3	
26. その問題について誰かに話して情報を得る	0	1	2	3	
27. 誰かに共感や理解を求める	0	1	2	3	ソーシャルサポート
28. 問題の解決を手助けしてくれる人に相談する	0	1	2	3	
29. 信頼できる人にアドバイスしてもらう	0	1	2	3	
30. 誰かにそのことについて聞いてもらう	0	1	2	3	
31. 自分自身を責める	0	1	2	3	
32. 自分自身を批判する	0	1	2	3	自責
33. 問題の責任は自分にあると考えるようにする	0	1	2	3	
34. 自分がもっと強い人間だったらと考える	0	1	2	3	
35. 誰かが助けてくれることを願う	0	1	2	3	
36. 奇跡が起きることを望む	0	1	2	3	
37. いやな経験が消えてしまえばよいと考える	0	1	2	3	希望的観測
38. よい時のことばかり思い出している	0	1	2	3	
39. ああなれば，こうなったらと仮定のことばかり夢見ている	0	1	2	3	
40. 非現実的なことを考えて気分転換する	0	1	2	3	
41. 人に当たって気分を紛らわす	0	1	2	3	
42. 食べることで緊張を和らげようとする	0	1	2	3	
43. 急場さえ切り抜ければ何とかなると考える	0	1	2	3	
44. 問題を回避できなかったことを後悔する	0	1	2	3	回避
45. 問題の原因である人に対して腹を立てる	0	1	2	3	
46. 何もかもすべて忘れてしまう	0	1	2	3	
47. お酒を飲んで気晴らしする	0	1	2	3	

表17-6　S-Hレジリエンス調査の構成

パート1	A因子：家族，友人，同僚などの周囲の人たちからの支援や協力などの度合に対する本人の感じ方	ソーシャルサポート
	B因子：問題解決をどの程度できるかなどの度合いについての本人の感じ方	自己効力感
	C因子：他者との付き合いにおける親和性や協調性の度合いについての本人の感じ方	社会性
パート2	1．仕事に対するチャレンジ精神	5．社会的関係の維持
	2．問題解決への態度	6．積極的思考
	3．職場での感情統制	7．自己開示
	4．協力関係	8．能力・業績の自己評価

るチャレンジ精神」「問題解決への態度」「職場での感情統制」「協力関係」「社会的関係の維持」「積極的思考」「自己開示」「能力・業績の自己評価」の8項目からなり，現在の内心と行動の関係を明らかにする（祐宗，2007）．調査票は竹井機器工業社のホームページより手引書とともに購入できる．

（2）検査方法

対象：18歳以上とする．

方法：パート1は27項目の質問に対して，「5．まったくそうである，4．ややそうである，3．どちらともいえない，2．そうではない，1．まったくそうではない」（5件法）のいずれかに回答する．パート2は8質問ありそれぞれ「A～Dの異なる4つの文章」がある．回答者は自身の生活態度や行動に最も近いと思う文章を1つ選択する．

評価：パート1の複写用紙に記入された番号を縦に加算し各因子（A，B，C）の合計得点を算出する．パート1の評価は，開発者の祐宗（2007）が調査した2,581名（男性980名，女性1,601名）の平均±0.5SDを平均的なレジリエンスと位置づけ，この得点をもとに高低を判断する．

パート2のA～Dの文章は，8項目ごとに4段階（Ⅰ～Ⅳ）に分けて評価される．1～4項目はⅠ＞Ⅱ＞Ⅲ＞Ⅳの順で，5～8項目はⅠ＞Ⅲ＞Ⅱ＞Ⅳの順でレジリエンスが高いと評価する．

文　献

Folkman S, Lazarus RS（1980）An analysis of coping in a middle-aged community sample. J Health Soc Behav, 21: 219-239.

出村慎一監修，宮口和義，佐藤　進，佐藤敏郎ほか編（2015）高齢者の体力および生活活動の測定と評価．pp140-142，市村出版．

小林秀紹，出村慎一，郷司文男ほか（2000）青年用疲労自覚症状尺度の作成．日本公衆衛生学雑誌，47：638-646．

厚生労働省（1951）健康の定義．条約第1号．

厚生労働省（2003）健康日本21．（https://www.mhlw.go.jp/www1/topics/kenko21_11/top.html，参照日：2017年9月7日）

三木由美子（2013）脊髄損傷者の健康関連Quality of Lifeの向上に関する研究．広島大学大学院総合科学研究科紀要I，人間科学研究，8：73-75．

中川泰彬，大坊郁夫「日本語版作成著」（2013）日本版GHQ精神健康調査票手引 増補版．日本文化科学社．

Nakano K（1991）The role of coping strategies on psychological and physical well-being. Japanese Psychological Research, 47: 346-350.

中野敬子（2013）ストレス・マネジメント入門-自己診断と対処法を学ぶ-．pp46-50，金剛出版．

Okajima I, Nakajima S, Kobayashi M, et al.（2013）Development and validation of the Japanese version of the Athens Insomnia Scale. Psychiatry Clin Neurosci, 67: 420-425.

Selye H（1936）A syndrome produced by diverse nocuous agents. Nature, 138: 32.

下光輝一（2005）職業性ストレス簡易調査票を用いたストレスの現状把握のためのマニュアル-より効果的な職場環境等の改善対策のために-．平成14年-16年度厚生労働科学研究費補助金労働安全衛生総合研究，1-28．（http://www.tmu-ph.ac/topics/pdf/manual2.pdf，参照日：2017年9月7日）．

祐宗省三（2007）S-H式レジリエンス検査手引書．pp1-12，竹井機器工業．

田崎美弥子，中根允文（2015）WHO QOL26手引改訂版．p42，金子書房．

徳永幹雄（2005）「健康度・生活習慣診断検査（DIHAL.2）」の開発．健康科学，27：50-70．

上杉尹宏，晴山紫恵子，川初清典監修，侘美 靖，花井篤子編著（2016）新版 生涯スポーツと運動の科学．市村出版．

18章 心理特性および社会性に関する調査と評価

　運動やスポーツは個人と社会（集団）とのかかわりのなかで行われることから，個人の態度，パーソナリティ（性格特性），行動，パフォーマンス（競技成績）などは社会的影響を受け，また個々人の相互作用は社会に影響を及ぼしており，これらは双方の観点から検討される必要がある．ところで心の捉え方には「特性」と「状態」の2つの観点がある．「特性」は性格特性のようにある程度一貫性がみられるものとして，「状態」は気分のように，日々変動する心の状態として捉えられる．また社会性とは集団をつくり他人とかかわり生活しようとする人間の本能的性質・傾向のことをいう（松村，2006）．

　心理や社会性を捉える場合，質問紙または検査用紙を用いることが多い．これらの利用は一度に多くの人に実施可能，比較的コストが安い，検者は特別な技能を必要としないなどのメリットがある．一方，個人の性格特性など心理的側面に関連する結果の扱い方には細心の注意が必要である．またある個人の結果を他者と比較するような使い方にも注意が必要で，むしろ検査対象者の経時的な変化を続けて観察して個人の特徴を捉える利用が望ましい．

　本章では健康・スポーツ科学領域で利用される心理的側面や社会性に関する代表的な調査および検査用紙を取り上げる．1. では心理特性に関する3検査用紙（心理的競技能力診断検査，体協競技意欲検査，矢田部ギルフォード性格検査），2. では心理状態に関する3検査用紙（スポーツ特性－状態不安診断検査，試合中の心理状態診断検査，POMS®2日本語版検査），3. では社会性に関する3調査用紙（スポーツにおける個人・社会志向性尺度，集団凝集性尺度，競技社会的スキル尺度）の概要と目的，検査方法について説明する．

1．心理特性に関する調査

　心理特性とはある程度一貫性がみられるもので個人のパーソナリティ傾向のことを意味し，いわゆる性格特性として捉えることができる．スポーツ選手の心理特性を捉える代表的な検査用紙には，「心理的競技能力診断検査（DIPCA.3）」「体協競技意欲検査（TSMI）」「矢田部ギルフォード性格診断検査（Y-G性格診断検査）」などがある．ここではこれら心理特性に関する検査について紹介する．

1）心理的競技能力診断検査（DIPCA.3）

（1）概要と目的

　心理的競技能力診断検査（diagnostic inventory of psychological competition ability for athletes：DIPCA.3，トーヨーフィジカル社）は，徳永と橋本（2000），徳永（2001）によって開発された心理検査法で，スポーツ選手が競技場面で自己の実力を発揮するのに必要な心理的競技能力を診断するものである．DIPCA.3は「競技意欲因子」（忍耐力，闘争心，自己実現意欲，勝利意欲），「精神の安定・集中因子」（自己コントロール能力，リラックス能力，集中力），「自信因子」（自信，決断力），「作戦能力因子」（予想力，判断力），「協調性因子」（協調性）の5因子12尺度に関する48の質問項目と調査の信頼性をみる嘘尺度（ライ・スケール）4項目の合計52の質問項目からなる．スポーツ選手としての心理面の長所・短所が診断できる，心理的競技能力強化の第一歩となる，男女別のプロフィールが描けるなどの特徴をもち，国立スポーツ科学センターの心理チェックでも使用されている．またDIPCA.3を使用する目的は，スポーツ選手に必要な競技場面での一般的な特性としての心理的競技能力（通称，精神力）を診断する，個人やチームのトレーニング内容を決定し試合で優れた心理状態をつくり実力が発揮できるようにメンタルトレーニングを行うための資料を得るなどがあげられる．検査票とマニュアルは発行元のトーヨーフィジカル社やサクセス・ベル社から購入できる．また希望すれば検査結果のコンピュータ診断を依頼することもできる．

（2）検査方法

　対象：中学生以上のスポーツ選手を対象とする．

　方法：対象者は，各質問項目に対して「ほとんどそうでない」「ときたまそうである」「ときどきそうである」「しばしばそうである」「いつもそうである」（5件法）のいずれかに○をつける．検査時間は約15分を要する．

　評価：嘘尺度（ライ・スケール）4項目を除く48項目について，因子および尺度ごとの合計得点を算出し評価する．得点は高いほうが心理的競技能力に優れていると解釈する．因子別プロフィールと総合得点の判定は，男女別に5段階（1.かなり低い，2.やや低い，3.もうすこし，4.やや優れている，5.非常に優れている）で行う．

2）体協競技意欲検査（TSMI）

（1）概要と目的

　体協競技意欲検査（Taikyo sport motivation inventory：TSMI）は日本体育協会スポーツ科学委員会心理班によって作成された検査用紙で，競技者の意欲をできるだけ広範囲にかつ競技の状況に即した形で測ることにより選手の競技に対する「やる気」を総合的に評価・診断し，コーチングやメンタルトレーニングの資料として役立てることを主なねらいとしている．TSMIは次に示す17尺度と応答の正確性尺度（ライ・スケール）からなる．「目標への挑戦」「技術向上意欲」「困難の克服」「練

習意欲」「情緒安定性」「精神的強靭さ」「闘志」「競技価値観」「計画性」「努力への因果帰属」「知的興味」「勝利志向性」「コーチ受容」「コーチとの人間関係」「失敗不安」「緊張性不安」「不節制」．競技におけるやる気（競技意欲）を主として達成動機理論の視点から捉え，中核的な構造として成功達成傾向（競技達成動機）と失敗回避傾向（競技不安）を想定している（松田ら，1981）．なお質問項目数は146項目と量的に多いことから検査時間が長くなり簡便性に欠けるデメリットもある．検査票とマニュアルの販売（竹井機器工業社）は2011年末をもって終了している．なお著作権は消滅しているため個人の責任において使用することは可能である．

(2) 検査方法

　対象：原則として高校生以上のスポーツ選手を対象とする．

　方法：検査は検者が一定の間隔で質問項目を読み上げ，そのペースに合わせて回答させる強制速度法で行う．対象者は各質問項目に対して「よくあてはまる」「ややあてはまる」「あまりあてはまらない」「まったくあてはまらない」（4件法）のいずれかに○をつける．検査時間は30～40分を要する．

　評価：下位尺度ごとに粗点合計を求めた後，評価基準表により9段階に変換し，この値をプロフィールの目盛上の該当する位置に○印をつけ，線で結んでプロフィールを描く．本検査を構成する下位尺度のうち8尺度は3つのカテゴリー別に「競技達成動機」（目標への挑戦，技術向上意欲，困難の克服，練習意欲），「競技不安」（失敗不安，緊張性不安），「自己統制能力」（冷静な判断，精神的強靭さ）としてまとめて解釈できる．

3）矢田部ギルフォード性格検査（Y-G性格検査）

(1) 概要と目的

　矢田部ギルフォード性格検査（Y-G性格検査）は質問紙法形式の性格検査で，アメリカの心理学者 Joy P. Guilford が考案した3つの人格目録（ギルフォード性格検査）をモデルとして，日本の文化環境に合うように矢田部，園原，辻岡が標準化し完成させた性格検査である．Y-G性格検査では行動特性（積極性，行動力，気軽さ，快活さ），情緒の安定性（全般的な情緒の安定・不安定），人間関係の取り組み姿勢（社交的，協調性，現状肯定的），仕事に対しての取り組み姿勢（積極的型，消極的型），リーダー資質（指導者として必要な統率力），知覚の特性（主観的，客観的）が明らかにされる．検査時間は約30分と短く検査後の採点処理を数分間で自己採点できる，男女別に特性を12尺度に分類してプロフィール（グラフ）化し因子別・類型別に診断できる，一度に多人数を検査できる，コストが軽減でき経済的である，対象者に応じて調査票を選択できる，などがメリットとしてあげられる（辻岡，1979）．検査票とマニュアルは竹井機器工業社，日本心理テスト研究所，サクセス・ベル社などから販売されている．

表 18-1　Y-G性格検査プロフィールの5類型（5典型）

類型	典型	英語名	形による名称	情緒安定性	社会適応性	向性
A類	A型	Average Type	平均型	平均	平均	平均
B類	B型	Blast Type	右寄り型	不安定	不適応	外向
C類	C型	Calm Type	左寄り型	安定	適応	内向
D類	D型	Director Type	右下り型	安定	適応または平均	外向
E類	E型	Escape Type	左下り型	不安定	不適応または平均	内向

（2）検査方法

対象：小学生以上を対象とする．

方法：検査は強制速度法を用いて検者が口頭で質問項目を読み上げる方式で行う．検査票は一般・大学用，高校用，中学用（120問），小学用（96問）が作成されている．対象者は各質問項目に対して，そのとおりだと考える場合は「はい」，その反対だと考える場合は「いいえ」，どちらとも決められない場合は「？」の箇所に印をつける．検査時間は検査前の指示を含めて約40分を要する．

評価：Y-G性格検査によって測定される性格特性は12あり，尺度の頭文字をもって，D「抑うつ性（depression）」，C「回帰性傾向（cyclic tendency）」，I「劣等感（inferiority feelings）」，N「神経質（nervousness）」，O「客観性がないこと（lack of objectivity）」，Co「協調的がないこと（lack of cooperativeness）」，Ag「愛想の悪いこと（lack of agreeableness）」，G「一般的活動性（general activity）」，R「のんきさ（rhathymia）」，T「思考的外向（thinking extraversion）」，A「支配性（ascendance）」，S「社会的外向（social introversion）」と呼ばれる．プロフィールの尺度は隣接した尺度がそれぞれ関連深いように並べられ，情緒不安定性因子（D，C，I，N），社会不適応性因子（O，Co，AG），活動性因子（Ag，G），衝動性因子（G，R），非内省性因子（R，T），主導性因子（A，S）の6因子に分類される．これらプロフィールの全体傾向から類型を判定して，A類（average type：平均型，平凡普通型），B類（blast type：右寄り型，不安定積極型），C類（calm type：左寄り型，安定消極型），D類（director type：右下り型，安定積極型），E類（escape type：左下り型，不安定消極型）の5類型（典型）に区分される（表18-1）

2．心理状態に関する調査

心理状態とは気分のようなもので，ある特定の状況下，たとえば試合を前にして日々変動する心の状態として捉えられる．状態の変化は特性の変化と比較してより細かくチェックすることが大切である．スポーツ選手の心理状態を捉えるための検査用紙の代表例には，「スポーツ特性-状態不安診断検査」（TAIS.2 & SAIS.2），「試合中の心理状態診断検査」（DIPS-D.2.），「POMS®2日本語版検査」などがある．ここではこれら心理状態に関する検査について紹介する．

1）スポーツ特性−状態不安診断検査（TAIS.2 & SAIS.2）
（1）概要と目的

　スポーツ選手が試合を前にして自身の不安傾向を知っておくことは重要なことである．スポーツ特性−状態不安診断検査（TAIS.2 & SAIS.2）は，徳永と橋本（2005）によって開発されたスポーツ選手の試合前の不安傾向を把握するための質問紙尺度で，「スポーツ特性不安診断検査（trait anxiety inventory for sport：TAIS）」と「スポーツ状態不安診断検査（state anxiety inventory for sport：SAIS）」の2つの質問紙からなる．TAIS.2は試合前になると一般的に不安になりやすいかどうかの傾向をみるものである．SAIS.2はスポーツ選手が試合直前に実際に不安になっているかどうかをみるもので，不安に陥りやすい程度と不安の内容を調べ，今後の練習や試合に役立てるために行われるものである．SAIS.2の質問は「情緒不安」「勝敗に対する認知的不安」「身体的緊張」「過緊張・恐れ」の4因子20項目からなる．検査票とマニュアルはトーヨーフィジカル社で購入することができる（50名分1セット）．なおトーヨーフィジカル社が著作権を取得しているため，ここで検査項目を示すことはできない．

（2）検査方法

　対象：中学生以上のスポーツ選手を対象とする．

　方法：試合の直前から1週間以内に実施するもので，対象者は「試合前の今，あなたはどのような気持ちになっていますか」という各質問項目に対して「そうではない」「少しはそうである」「かなりそうである」「そのとおりである」（4件法）のいずれかに〇をつける．検査時間は約10〜15分を要する．

　評価：「情緒不安」「勝敗に対する認知的不安」「身体的緊張」「過緊張・恐れ」の4因子の因子別得点を利用してプロフィールを作成するとともに，因子の合計得点から総合判定を行う．総合判定は試合前日の場合と試合直前の場合で得点範囲は若干異なるが，いずれも「非常に低い」「やや低い」「普通」「やや高い」「非常に高い」の5段階で評価される．

2）試合中の心理状態診断検査（DIPS-D.2.）
（1）概要と目的

　スポーツ選手が競技能力を高め自己の実力を十分に発揮するためには，望ましい心理状態で試合に取り組めたかどうかが鍵になる．「試合中の心理状態診断検査（diagnostic inventory of psychological state during competition：DIPS-D.2，トーヨーフィジカル社）」は，競技場面で自己の実力を発揮するのに必要なスポーツ選手の試合中の心理的コンディションを調べることを目的として，徳永ら（1999）が開発した心理検査用紙である．質問項目は選手自身がその優劣を認識・自覚できる内容となっており，トレーニングに活かすことができる特徴をもつ．検査は「忍耐力を発揮できた」「闘争心があった」「目標を達成する気持ちで試合ができた」「絶対勝

つという意欲をもって試合ができた」「自分を見失うことなくリラックスして試合ができた」「緊張しすぎることなくリラックスして試合ができた」「集中力を発揮できた」「自信をもって試合ができた」「作戦や状況判断はうまくいった」「仲間と声をかけたり励まし合いながら協力して試合ができた」の10項目からなる．またこれら試合中の心理状態に関する質問のほかに，自分の目標の達成度（結果に対する目標，プレイに対する目標）と実力の発揮度も診断検査のなかに含まれている．検査票とマニュアルはトーヨーフィジカル社で購入することができる．なおトーヨーフィジカル社が著作権を取得しているため，ここで検査項目を示すことはできない．

（2）検査方法

対象：中学生以上のスポーツ選手を対象とする．

方法：試合終了後に実施するもので，対象者は「試合のことを思いだして質問に答えてください」という各質問項目に対して「まったくそうでなかった」「あまりそうではなかった」「どちらともいえない」「かなりそうであった」「そのとおりであった」（5件法）のいずれかに○をつける．検査時間は約5分を要する．

評価：質問項目は10項目から構成され，合計得点が50点に近くなることが実力発揮度を高めることにつながる．合計得点の判定表の区分に従い，5段階（1.かなり低い，2.やや低い，3.もう少し，4.やや優れている，5.非常に優れている）で判定される．

3）POMS® 2 日本語版検査
（1）概要と目的

POMS®とは profile of mood states の略で，日本語訳では「気分を調べるテスト」「感情プロフィール検査」「気分プロフィール検査」と表現され，1950年代終わりから1960年代初めにかけて米国で開発が始められた心理検査用紙である（横山ら，2002）．2015年に発刊された改訂版のPOMS® 2 日本語版（profile of mood states 2nd edition）は，POMS® 2 英語版を翻訳した筆記形式の質問紙検査である．英語版はオンラインまたは用紙で検査を行い，採点・解釈はオンラインで行うのに対して，日本語版では検査用紙に記入・採点・プロフィールの作成を行う．成人用と青少年用で全項目版と短縮版が作成され（表18-2），全項目版は気分についての十分な評価を必要とする場合に使用し，短縮版は短期間に繰り返し測定する場合やスクリーニングとして使用する場合に適している．

検査は「怒り-敵意（AH）」「混乱-当惑（CB）」「抑うつ-落込み（DD）」「疲労-無気力（FI）」「緊張-不安（TA）」「活気-活力（VA）」，「友好（F）」の7つの気分尺度とネガティブな気分状態を総合的に表す「総合的気分状態得点（TMD得点）」からなる．従来の6尺度にポジティブな「友好」尺度が加えられ，総合的気分状態得点（TMD得点）が標準化された（横山，2015）．

検査票とマニュアルは金子書房（竹井機器工業社も販売）が版権を取得している

表18-2　POMS®2の概略（横山和仁監訳（2015）POMS®2日本語版マニュアル．p2，金子書房より改変）

	全項目版		短縮版	
種　類	POMS2-A	POMS2-Y	POMS2-A short	POMS2-Y short
対象年齢	18歳以上	13～17歳	18歳以上	13～17歳
項目数	65	60	35	35
実施時間	8～10分	8～10分	3～5分	3～5分
採点時間	5分程度	5分程度	5分程度	5分程度

ため，ここで調査項目を示すことはできない．なお検査用紙の利用にあたっては検査の誤用や受検者への権利侵害を防ぐため，検者が十分な知識と経験をもつことが必要となる．そこで金子書房では購入資格（検者）は，大学院で心理検査および測定法に関する科目を履修したか，もしくはそれと同等な教育・訓練を終えていることと定めている．

(2) 検査方法

対象：中学生以上を対象とする．

方法：POMS®2日本語版はスポーツの合宿中やトレーニング期間中，あるいはシーズンやオフシーズンにおける選手の心の状態（気分）を捉えるために用いられる．対象者は気分を表す65項目の質問に対して，今日を含めた過去1週間，または今現在の気分を表すのに最も当てはまるものを，「まったくなかった」「少しあった」「まあまああった」「かなりあった」「非常に多くあった」（5件法）のいずれかに○をつける．検査時間は約10分を要する（表18-2）．

評価：7つの気分尺度の素得点およびTMD得点（総合的気分状態得点）を算出し，気分プロフィールの表を用いて男女別のT得点に換算する．各因子を代表する質問項目の得点和を各因子の得点とし，得点が高いほど因子に対する評価が高いと判断する．男女別にプロフィールを描くことができる．

3．社会性に関する調査

社会性とは他者との協調性や対人的積極性・活動性など，対人関係を良好に保ち発展させる個人の特性の総体（山本，1991）をいう．本章の冒頭でも触れたが，運動やスポーツは個人と社会（集団）とのかかわりのなかで行われることから，個人の態度，性格特性，行動，パフォーマンスは社会的影響を受け，個々人の相互作用は社会に影響を及ぼしており，これらは両方の観点から検討する必要がある．ここでは個人・社会志向性，集団凝集性，競技社会的スキルなど社会性に関する調査を紹介する．

表18-3 スポーツ場面における個人・社会志向性尺度(磯貝浩久, 徳永幹雄, 橋本公雄(2000)スポーツにおける個人・社会志向性尺度の作成. スポーツ心理学研究, 27(2): 22-31)

第1因子	スポーツにおける社会志向性
	・指導者やチームメートから信頼される人になりたい
	・クラブの雰囲気はメンバーのつながりを大切にしている
	・周囲の期待に応えるために一生懸命努力している
	・メンバーで悩んでいる人がいたらサポートしてあげる
	・周囲の人に対しては，いつも誠意を持って接している
	・クラブのメンバーの気持ちをよく理解している
	・クラブのためなら自分を犠牲にしてもかまわない
	・クラブの方針に従うのは当然である
	・クラブでの自分の役割をきちんと果たしている
	・クラブの規則などルールはいつも守っている
第2因子	スポーツにおける個人志向性
	・スポーツをするときは自分らしさを大切にしている
	・自分の信念にもとづいてスポーツをしている
	・周囲と反対でも，自分が正しいと思うことは主張できる
	・勝敗よりも自分の実力を最大限に発揮したい
	・クラブの目標より自分の目標を重視している
	・クラブが負けても自分のプレーが良ければ満足する
	・他人の批判を気にせずに決断している
	・自分の気持ちに素直にスポーツをしている

1) スポーツにおける個人・社会志向性尺度

(1) 概要と目的

スポーツでは外的な適応（指導者やチームメートと良好な関係の構築，スポーツ集団の規範やルールの遵守など）や，内的な適応（個性を発揮すること，自己の目標を達成すること，信念を貫くことなど），さらには外的な適応と内的な適応の均衡が保たれることが重要である．磯貝ら（2000）はスポーツ場面において外的適応を志向する傾向を「スポーツにおける社会志向性」，内的適応を志向する傾向を「スポーツにおける個人志向性」として捉え，スポーツにおける個人・社会志向性を評価する測定尺度を作成し，妥当性と信頼性を検討している．調査項目はスポーツ場面において志向が個に向いているのか，集団に向いているのかを測定する尺度で，「社会志向性」10項目，「個人志向性」8項目の計18項目で構成される（表18-3）．

(2) 調査方法

対象：特に示されてはいないが，調査票を発表した論文では大学生を対象としている．質問内容は一般的であり成人にも利用可能である．

方法：対象者は各設問項目に対して「ぜんぜんそう思わない」から「とてもそう思う」（5件法）のいずれかに○をつける．

評価：得点範囲は社会志向性が10～50点，個人志向性が8～40点で，得点が高いほどその志向性が強いと判定される．

表18-4 集団凝集性尺度
(阿江美恵子(1986)集団凝集性尺度の再検討.スポーツ心理学研究,13(1):116-118)

下位尺度	質問項目
メンバーの親密さ	チームに対して友情を感じ,それに満足している
	チーム内にもめごとがたくさんあり,お互いにうまくやっていけない
	チーム内は親密であると思う
	チーム活動以外でも,メンバーは互いにうまくやっていける
	メンバー間の人間関係は,よいと思う
	チームメンバーはお互いに強い仲間意識をもっている
	チーム内の人間関係が好きである
	チームメンバー間のコミュニケーションは少ない
チームワーク	試合で負けていても,チームはしっかりとまとまっている
	自分のチームは,試合では素晴らしいチームワークを発揮する
	メンバーは皆チーム内での自分の役割を自覚している
	勝つためにまとまることのできるチームであると思う
価値の認められた役割	あなたの役割やチームへの貢献はメンバーから十分に認められている
	あなたの役割やチームへの貢献はコーチングスタッフから十分に認められている
魅力	今のチームのメンバーであることは非常に価値がある
	今のチームのメンバーであることに大変誇りを感じている
目標への準備	コーチの指導方法はよいと考えている
	試合で必要な作戦,役割,手続きは,コーチから十分に与えられている
	コーチの作戦が理解され,達成されるまで,十分に訓練されていると思う

2)集団凝集性尺度

(1)概要と目的

　チームワークのよいチームは連帯感があり,チームへの所属意識が強いなど集団の統一性がとれている.これは集団凝集性と呼ばれるもので,集団の構成員(メンバー)をその集団内に留めようとする力と集団を壊そうとする力に抵抗する力の総量と定義される.集団凝集性は集団のパフォーマンスと密接な関連があることから,優れたパフォーマンスを発揮するためには集団凝集性はスポーツ集団において重要な役割を果たす.スポーツにおける集団凝集性は,元来の集団凝集性の定義を発展させて課題凝集と対人凝集の2つの下位概念から考える立場と,環境の影響という視点から集団と個人に分けて考える立場があり,両者を1つにまとめる方向になりつつある(阿江,1986).阿江(1986)は男子大学生を対象に69項目からなる質問紙を用いて因子分析を行い,「メンバーの親密さ」「チームワーク」「価値の認められた役割」「魅力」「目標への準備」の5下位尺度,19項目からなる集団凝集性を測定する質問紙を作成した(表18-4).

(2)調査方法

　対象:特に示されてはいないが,調査票を発表した論文では大学生を対象としている.質問内容は一般的であり成人にも利用可能である.

　方法:対象者は各設問項目に対して「まったくちがう」から「非常にそうだ」(7件法)までのいずれかに○をつける.

表18-5 競技社会的スキル尺度の下位尺度と質問項目（杉山佳生（2004）競技社会的スキル及びスポーツにおける個人・社会志向性と日常場面での向社会的行動との関係. 健康科学, 26：41-48）

下位尺度	質問項目
表出力	チームの仲間やパートナーに対し, 積極的に指示を出す
	相手選手に闘争心を見せて威圧する
	チームの仲間やパートナーに自分からアドバイスを与える
	チームの仲間やパートナーに自分の考えを積極的に伝える
解読力	チームの仲間やパートナーの表情やしぐさから, 考えていることを読み取ることができる
	相手の表情やしぐさから考えていることを読み取ることができる
	相手の考えていることはお見通しである
	相手の出方や結果に合わせて適切な対応ができる
社会的自己コントロール	相手選手の表情やしぐさに, だまされることが多い
	自分をコントロールできずチームワークをこわしてしまう
	相手選手の言動にまどわされて自分をコントロールできなくなる
	考えていることをいつも相手に読まれてしまう
相手への対応	自分がどんなプレイ（試合）をするかは, 相手の出方や結果次第である
	相手選手のプレイ（動き）や結果に合わせて自分のプレイを決める
	自分がどんなプレイ（試合）をするかは相手の出方や結果には関係ない
	自分のプレイ（動き）は相手の出方次第である

評価：各下位尺度の得点は7段階評価され，得点が高いほど集団凝集性が強いと判定する．

3）競技社会的スキル尺度

（1）概要と目的

競技社会的スキル尺度とはスポーツ競技場面において社会的スキルを測定することを目的とした尺度である．言語的および非言語的コミュニケーションスキルに焦点をあてて構成された尺度で，「表出力（他者に自分の考えや気持ちを伝えるスキル）」「解読力（他者の考えや気持ちを伝えるスキル）」「社会的自己コントロール（対人関係のなかで自分をうまくコントロールするスキル）」「相手への対応（自分の行動を相手の行動にうまく合わせていくスキル）」の4下位尺度（各4項目）からなる（杉山, 2004；表18-5）．

（2）調査方法

対象：特に示されてはいないが，調査票を発表した論文では大学生を対象としている．質問内容は一般的であり成人にも利用可能である．

方法：対象者は各質問に対し「ほとんどそうでない」から「いつもそうである」（5件法）までのいずれかに○をつける．

評価：得点範囲はいずれの下位尺度も最低4点，最高20点で，得点が高いほどそのスキルを用いる能力が高いと判定する．

文　　献

阿江美恵子（1986）集団凝集性尺度の再検討．スポーツ心理学研究，13（1）：116-118．

磯貝浩久，徳永幹雄，橋本公雄（2000）スポーツにおける個人・社会志向性尺度の作成．スポーツ心理学研究，27（2）：22-31．

松田岩男，猪俣公宏，落合　優ほか（1981）スポーツ選手の心理的適性に関する研究第1報，第2報．昭和55年度日本体育協会スポーツ科学研究報告．

松村　明編（2006）大辞林 第3版．三省堂．

杉山佳生（2004）競技社会的スキル及びスポーツにおける個人・社会志向性と日常場面での向社会的行動との関係．健康科学，26：41-48．

徳永幹雄，橋本公雄，瀧　豊樹ほか（1999）試合中の心理状態の診断法とその有効性．健康科学，21：41-45．

徳永幹雄，橋本公雄（2000）心理的競技能力診断検査用紙（DIPCA.3）．トーヨーフィジカル．

徳永幹雄（2001）スポーツ選手に対する心理的競技能力の評価尺度の開発とシステム化．健康科学，23：91-102．

徳永幹夫，橋本公雄（2005）スポーツ特性-状態不安診断検査（TAIS.2&SAIS.2）-．トーヨーフィジカル．

辻岡美延（1979）新性格検査法-Y-G性格検査実施・応用・研究手引-．日本・心理テスト研究所．

山本多喜司監修（1991）発達心理学用語辞典．北大路書房．

横山和仁，下光輝一，野村　忍編（2002）診断・指導に活かすPOMS事例集．金子書房．

横山和仁監訳（2015）POMS® 2日本語版マニュアル．金子書房．

19章 スポーツ態度およびスポーツ行動に関する調査と評価

　現代社会では，運動やスポーツは人々の健康で充実した生活を営むうえで重要な位置をしめるものとなった．複雑化・多様化した現代社会において，人々の日常生活のなかで運動やスポーツがどのように意味づけられ，価値あるものとして捉えられているかを把握し，運動・スポーツ活動の実践へと導く方策を検討することは重要である．「態度とは，ある物事に対したときの人のようす，動作・表情などの外面に表れたふるまい（松村，2006）」とされ，個人がどのように「感じ」，どのように「判断」し，「行動」するかを決定する傾向とされる．近年，態度は行動を効果的に予測できるとされ，関心が向けられている．一方，行動とは，「人間を含む動物の活動や行い全般を指す言葉であり，実際に体を動かして行うこと（松村，2006）」である．

　本章ではスポーツ態度を「スポーツや運動，体育実技をするときの態度」，スポーツ行動を「人が実際にスポーツや運動を行うこと」と考えている．スポーツ態度やスポーツ行動の測定は，質問紙または検査用紙を用いることが多い．これまでスポーツ行動分析はスポーツ社会学の分野で「生活条件」や「重要な他者」などの社会的要因を中心に行われ，スポーツ心理学では「態度」「パーソナリティ」「動機」などを中心に分析されてきた．以下，スポーツ態度およびスポーツ行動を測定・評価する調査表について説明する．

1．スポーツ態度に関する調査

　スポーツ態度は形成された態度がスポーツや体育への参加のしかたを規定したり，人格を形成したり，最終的には個人の今後のスポーツライフに大きな影響を及ぼす重要な概念の1つとされる（松田と宇土，1992）．スポーツ態度調査に関しては，「自発的なスポーツや運動に対する態度」や「教師が計画する体育授業に対する態度」を測定する調査が開発されている．ここではLeeら（2008）のスポーツにおける「価値観」「達成動機の方向づけ」「社会的態度」調査，大杉ら（2008）の体育授業の価値態度調査について紹介する．

1）スポーツ態度調査
（1）概要と目的
　Leeら（2008）は「スポーツのなかで育てられた道徳的態度が生活のほかの場

面でも現れる」と考え「人格」を道徳的態度とし，特にスポーツのなかでの社会的に望ましい態度と望ましくない態度（スポーツ態度）を取り上げ，それらがどのような条件のもとで形成されるのかを研究している．これまで「人格概念」から社会的態度を捉えた研究はなく，川北ら（2010）はLeeら（2008）の調査表を翻訳し，望ましいポジティブな態度の形成にスポーツ行動における価値観，達成動機の方向づけおよび社会的態度がどのように関係しているかを分析している．ここではLeeら（2008）が青少年競技者491名を対象に実施した調査表「価値観；the youth sport values questionnaire（YSVQ）の修正版」「達成動機の方向づけ；perceptions of success questionnaire（POSQ）の修正版」「社会的態度；the sport attitudes questionnaire（SAQ），the multidimensional sportspersonship orientation scale（MSOS）の修正版」を紹介する．

本調査の「価値観」は「道徳」「能力」「地位」の3因子，「達成動機の方向づけ」は「課題指向性」「自我指向性」の2因子，「社会的態度」は「関与」「習慣・伝統の尊重」「不正の容認」，「ゲームズマンシップ・駆け引き重視」の4因子，計9因子27質問項目からなる（表19-1）．

（2）調査方法

対象：中学生から大学生のスポーツ選手に適用可能である．

方法：調査はスポーツ活動の「はじめ」の段階と「終わり」の段階で実施する．対象者はスポーツにおける「価値観」「達成動機の方向づけ」「社会的態度」を代表する27質問項目に対し，7「きわめて重要」～1「まったく重要ではない」（7件法）のいずれかに回答する．

評価：因子ごとに合計得点を算出し，活動の「はじめ」と「終わり」の比較からいかなる因子に変化がみられたかを判断する．

2）体育授業の価値態度調査

（1）概要と目的

大杉ら（2008）は高校生および大学生1,444名を対象に，統計的妥当性の検討を踏まえて体育授業の価値態度調査表を作成している．本調査表は小林（1974）が体育授業の態度を構造的に捉えた「よろこびから授業内容に対する評価が生まれ，授業に対する価値が育つ」を参考に，学生の態度（感じ方・考え方・行い方）を測定する．体育授業の価値態度調査表は「意欲」「楽しさ」「仲間（チームワーク）」「まもる」「学ぶ（わかる）」「協力」「できる」の7因子41項目からなる（表19-2）．指導者は各因子得点から体育授業を通して望ましい価値観や態度を育成するための有益な情報を得て，授業を工夫することができる（藤谷ら，2010）．

（2）調査方法

対象：中学生から大学生に適用可能である．

方法：調査は体育授業の「はじめ」の段階と「終わり」の段階で実施する．対象者

表19-1 スポーツにおける「価値観」「達成動機の方向づけ」「社会的態度」調査表（川北準人, 羽鳥健司, 近藤明彦ほか（2010）スポーツにおけるポジティヴな社会的態度の決定要因としての価値観と達成目標. 東京成徳大学研究紀要－人文学部・応用心理学部－, 17：132-133を参考に作表）

問：あなたが行っている（行ってきた）スポーツ競技において，以下の項目はあなたにとって「どれくらい重要であるか」について7段階で評定してください．

領域	因子名	No.	質問項目	きわめて重要	大変重要	重要	ほどほどに重要	少しだけ重要	重要ではない	まったく重要ではない
価値観	道徳	A1	私は公平であろうと努力する	7	6	5	4	3	2	1
		A2	私はよいスポーツマンシップを発揮する	7	6	5	4	3	2	1
		A3	私は助けを必要としているほかの人を助ける	7	6	5	4	3	2	1
	能力	B1	私は自分の目標を持っている	7	6	5	4	3	2	1
		B2	私は私の技能を向上させる	7	6	5	4	3	2	1
		B3	私はよいプレイヤーになる	7	6	5	4	3	2	1
	地位	C1	私はグループのリーダーである	7	6	5	4	3	2	1
		C2	私は他者より優れていることを示す	7	6	5	4	3	2	1
		C3	私はかっこよくみえる	7	6	5	4	3	2	1
達成動機の方向づけ	課題指向性	D1	私は自分にとって新しいことを学ぶ	7	6	5	4	3	2	1
		D2	私は自分の最高の能力を発揮する	7	6	5	4	3	2	1
		D3	私は困難を克服する	7	6	5	4	3	2	1
	自我指向性	E1	私はほかの人より物事を容易にやり遂げる	7	6	5	4	3	2	1
		E2	私はほかの人ができないことをやれる	7	6	5	4	3	2	1
		E3	私は自分が一番だということをほかの人々に示す	7	6	5	4	3	2	1
社会的態度	関与	F1	私は練習には必ず参加する	7	6	5	4	3	2	1
		F2	私はつねに最大限の努力をする	7	6	5	4	3	2	1
		F3	失敗してもけっしてあきらめない	7	6	5	4	3	2	1
	習慣・伝統の尊重	G1	勝敗にかかわらず，対戦相手と握手する	7	6	5	4	3	2	1
		G2	よいプレーや成績を示した対戦相手を祝福する	7	6	5	4	3	2	1
		G3	自分が負けたとき相手を祝福する	7	6	5	4	3	2	1
	不正の容認	H1	勝敗につながると思えば，ズルをやるだろう	7	6	5	4	3	2	1
		H2	ペナルティを受けなくてもすむなら不正をする	7	6	5	4	3	2	1
		H3	ときには不正をはたらかざるをえなくなる	7	6	5	4	3	2	1
	ゲームズマンシップ・駆け引き重視	I1	相手の気持ちを混乱させることはいい考えだ	7	6	5	4	3	2	1
		I2	私はときどき相手を怖気づかせようとする	7	6	5	4	3	2	1
		I3	ほかの人にうまくプレーしてもらいたくないとき，少し嫌がらせをする	7	6	5	4	3	2	1

は41項目の質問に対し，3「適切である」〜1「適切でない」（3件法）のいずれかに回答する．

評価：因子ごとに合計得点を算出し，体育授業の「はじめ」と「終わり」の比較からいかなる因子に変化がみられたかを判断する．

2．スポーツ行動に関する検査および調査

社会心理学の観点から，徳永ら（2006）はスポーツ態度とスポーツ行動とを関連づけて研究している．スポーツ行動診断検査は運動処方の一助として個人や集団の将来のスポーツ行動を予測し，スポーツ行動の問題点を診断する．「自発的なスポーツや運動に対するスポーツ行動」と「指導者が計画する学習に対する行動」を測定

表19-2 体育授業の価値態度調査表（大杉貴康，出村慎一，藤谷かおるほか（2008）体育授業に対する生徒の価値態度の構成要因およびその構成因子の性差の検討．日本教科教育学会誌，31（2）：32より改変）

問：あなたは，以下の質問項目が体育授業の構成要因を捉えるのに，適切と思うかどうか，ご自身の考えを（1～3）で回答ください．

因子名	No.	質問項目	適切である	どちらともいえない	適切でない
意欲 (F1)	1	体育の授業が好きである	3	2	1
	2	体育では，自分から運動の上手な人にアドバイスを聞きにいき，その運動に取り組むことができる	3	2	1
	3	体育の授業は，できるだけ休みたくない	3	2	1
	4	体育は，他の授業より明るい雰囲気がある	3	2	1
	5	運動することが好きである	3	2	1
	6	体育の授業で体を動かすと，とても気持ちが良い	3	2	1
	7	体育では，1つの運動がうまくできると，もう少し難しい運動に挑戦しようという気持ちになる	3	2	1
	8	体育では，嫌いな運動がなくなるように頑張る	3	2	1
楽しさ (F2)	9	体育の授業をした後は，こころよい興奮が残る	3	2	1
	10	将来にわたってスポーツを楽しみたい	3	2	1
	11	体育の授業でたくさんの人と一緒に活動して楽しむことができる	3	2	1
	12	体育の授業は，ほかの教科よりも好きである	3	2	1
仲間 (チームワーク) (F3)	13	体育では，よい仲間関係を作ることができる	3	2	1
	14	体育の授業では，良いチームワークを作り出すことができる(チーム内，クラス全体)	3	2	1
	15	体育の時間は，仲間と仲良くなるチャンスである	3	2	1
	16	体育で，友達が運動をしているとき，友達を応援する	3	2	1
	17	体育の授業では，みんなで運動の喜びを味わうことができる	3	2	1
	18	体育の授業では，チームプレーの仕方が理解できるようになる	3	2	1
まもる (F4)	19	体育では，ゲームや競争をするとき，ずるいことや卑怯なことをして勝とうとはしない	3	2	1
	20	体育では，クラスやグループの約束事を守ることができる	3	2	1
	21	体育では，いたずらや自分勝手なことはしない	3	2	1
	22	体育では，先生の話をしっかり聞くことができる	3	2	1
	23	体育で，ゲームや競争をするときはルールを守ることができる	3	2	1
	24	体育の授業では，ケガや事故が起こらないように安全に注意することができる	3	2	1
	25	体育では，ゲームや競争で勝っても負けても素直に結果を認めることができる	3	2	1
学ぶ (わかる) (F5)	26	体育の授業では，今まで知らなかったことや，わからなかったことを発見することができる	3	2	1
	27	体育で，「あっ，わかった」「ああ，そうか」と思うことがある	3	2	1
	28	体育の授業では，技や運動について新しい発見をすることができる	3	2	1
	29	体育の時間で，どうしたら運動(技)がうまくできるかを考えながら勉強することができる	3	2	1
	30	体育では，今までできなかった運動(技)をできるようにがんばることができる	3	2	1
	31	体育の授業では，体力づくりの方法について学ぶことができる	3	2	1
協力 (F6)	32	体育では，運動の苦手な友達を励ますことができる	3	2	1
	33	体育では，運動の苦手な友達に教えてあげたり，助けてあげたりすることができる	3	2	1
	34	体育では，運動の得意な友達から教えてもらったり，助けてもらったりする	3	2	1
	35	体育の授業は，友達と教えあうことができる	3	2	1
	36	体育の授業は，友達を作る場として高く評価できる	3	2	1
	37	体育の時間では，友達と協力して運動に取り組むことができる	3	2	1
できる (F7)	38	体育の授業は，体力づくりに役立つ	3	2	1
	39	体育をすると，体が丈夫になる	3	2	1
	40	体育の授業は，健康の増進に役立つ	3	2	1
	41	体育の授業では，自分の運動技能を伸ばすことができる	3	2	1

する調査が開発されている．ここでは前述のそれぞれの行動を代表する「スポーツ行動診断検査（diagnostic inventory for sport counseling.5：DISC.5）」と「学習行動調査」を紹介する．

1）スポーツ行動診断検査（DISC.5）
（1）概要と目的
　徳永ら（2006）は人々のスポーツ行動およびそれに影響を与える諸要因を客観的に診断する検査（DISC.5）を開発した．スポーツ行動の予測モデルは「スポーツ行動」「スポーツに対する行動意図」「スポーツ意識」の3変数と，「主体的・制御可能要因」の1要因からなる．ある個人の「スポーツ行動」はその人の「スポーツに対する行動意図」により測定でき，その「スポーツに対する行動意図」は「スポーツ意識（態度，信念，他者の期待に対する信念）」によって規定されていること，さらにそれらのスポーツ意識は「主体的・制御可能要因（スポーツ条件や個人的・社会的条件）」によって形成されるという考えにもとづいている．

　スポーツ行動診断検査は人々が生活のなかでどのようにスポーツ行動を有効に取り入れているか，スポーツについての考え方や条件を調べ，その工夫のしかたを検討し，健康な生活を送るための指導に役立てるために行われる．なおDISC.5の検査用紙および採点表はトーヨーフィジカル社から購入することができる（50名分1セット）．ただしトーヨーフィジカル社が著作権を取得しているため，ここですべての検査項目，スポーツ意識の類型およびその特徴を示すことはできない．

（2）検査方法
　対象：中学生から成人まで適用可能である．
　方法：被験者は表19-3に必要事項を記入する．
　被験者は表19-4の質問内容に対して，4「非常によくあてはまる」～1「まったくあてはまらない」のいずれかに回答する．検査時間は約15分を要する．

（3）検査用紙
　表19-3，表19-4はDISC.5の診断変数と質問項目を示している．対象者は表19-3に示した「スポーツ行動」では「（4）最近3カ月平均のスポーツ実施状況」「（7）現在の運動・スポーツクラブへの所属」「（8）現在の運動のしかた」，「スポーツに対する行動意図」では「（5）2週間以内のスポーツ予定」，「主体的・制御可能要因」では「（6）過去のスポーツ経験（社会的要因の一部）」の質問に回答する．

　次いで表19-4に示した「スポーツ意識」では「スポーツの態度（①快感情，②不安感情）」「スポーツの信念（③心理的効果，④社会的効果，⑤身体的効果）」「重要な他者の期待に対する信念（⑥規範信念）」，「主体的・制御可能要因」では「社会的要因（⑦過去のスポーツ条件，⑧現在のスポーツ条件，⑨スポーツに関する重要な他者）」「心理的要因（⑩適応性，⑪情緒性，⑫活動性，⑬意志性）」「身体的要因（⑭生活意識，⑮間接的スポーツ参与，⑯スポーツ技能，⑰健康度，⑱肥満度，⑲体力）」

表19-3 スポーツ行動診断検査（DISC.5）（徳永幹雄，橋本公雄，金崎良三（2006）スポーツ行動診断検査（DISC.5）中学生〜成人用−手引き−．p9．トーヨーフィジカルより改変）

検査のねらい：健康を保持・増進させるためには，スポーツ（運動）は欠かせないことの1つです．この検査は，みなさんのスポーツについての考え方や条件を調べ，スポーツを毎日の生活にとり入れるための工夫のしかたを検討し，健康な生活を送るために役立てようとするものです．

ふりがな		検査日：平成（　）年（　）月（　）日		(1)性別：1．男子　2．女子	(2)年齢（　）歳
氏名		クラス	番号		

(3) 年代　1．中学…1・2・3（年）　2．高校…1・2・3（年）　3．大学…1・2・3・4（年）
　　　　　4．社会人…①30歳未満　②30〜45歳未満　③45〜60歳未満　④60歳以上

スポーツ行動
(4) 最近3カ月を平均してどのくらいスポーツ（運動）をしましたか（体育授業は除く）．
　　1．ほとんどしなかった　2．月に1〜2日　3．週1〜2日　4．週3〜4日　5．週5〜7日

スポーツに対する行動意図
(5) 今日から2週間以内に何かのスポーツ（運動）をするつもりがありますか．
　　1．しない　2．おそらくしないだろう　3．おそらくするだろう　4．かならずする

主体的・制御可能要因
(6) 過去のスポーツクラブ経験について，あてはまる数字を選んで（　）の中に記入してください．
　　1．小学校時代（　）　2．中学時代（　）　　1．学校に行っていないのであてはまらない
　　3．高校時代（　）　　4．大学時代（　）　　2．所属しなかった
　　　　　　　　　　　　　　　　　　　　　　　3．途中でやめた
　　　　　　　　　　　　　　　　　　　　　　　4．1年以上所属した

スポーツ行動
(7) 現在，運動・スポーツのクラブやサークルに所属していますか．→　そのスポーツ種目名（　　　　　　　　）
　　1．所属してしない　2．所属している（そのスポーツの経験年数）：①1〜2年　②3〜4年　③5〜9年　④10年以上
(8) 現在の運動のしかたは，つぎのどれになりますか．
　　1．現在運動をしていないし，するつもりはない　　2．現在運動をしていないが，これから始めようと思っている
　　3．現在運動をしているが，定期的でない　　　　　4．現在運動をしているが，始めて6か月以内である
　　5．現在運動をしており，長期にわたって継続している．

の質問に回答する．

(4) 評　価

　回答結果から表19-5の採点表に従い尺度得点を算出する．尺度得点からスポーツ意識（態度，信念，規範信念）を判定する．判定されたスポーツ意識から類型を診断する．最後に，被験者はスポーツ意識・行動の特徴が示された文章から現在の生活を振り返り，日常生活におけるスポーツの量や質の問題を再検討することができる．評価については省略するが，「スポーツ行動診断検査（DISC.5）の手引き」（徳永ら，2006，p15以降）を参照されたい．

2）学習行動調査

(1) 概要と目的

　体育実技の授業において学生がとる学習行動は，学習する運動教材，施設・用具あるいは学習時間などの学習環境，指導者（教師），学生自身の運動経験や性格などさまざまな要因によって影響を受ける．出村ら（1989）は大学生の学習行動と授

表19-4　スポーツ行動診断検査（DISC.5）質問内容1～62および回答欄「回答」の例（徳永幹雄,橋本公雄,金崎良三（2006）スポーツ行動診断検査（DISC.5）中学生～成人用－手引き－．pp11-12，トーヨーフィジカルより改変）

因子番号	[質問内容] あなたが1～2週間の間にスポーツをするとした時の気持ちや効果，そしてスポーツに関する条件が書いてあります．あなたにあてはまる答えの番号を○印で囲んでください．	質問番号	答え 1 まったくあてはまらない	答え 2 あまりあてはまらない	答え 3 かなりあてはまる	答え 4 非常によくあてはまる	質問番号	答え 1 まったくあてはまらない	答え 2 あまりあてはまらない	答え 3 かなりあてはまる	答え 4 非常によくあてはまる	因子番号	[質問内容] あなたが1～2週間の間にスポーツをするとしたときの気持ちや効果，そしてスポーツに関する条件が書いてあります．あなたにあてはまる答えの番号を○印で囲んでください．
①	スポーツの後は満足感が得られるだろう	1	1	2	3	④	32	1	2	③	4	①	考えるだけでうきうきした気持ちになる
②	なんとなく心配でおちついていられない	2	1	②	3	4	33	1	②	3	4	②	みじめなことにあいそうな気がする
③	忍耐力の強い性格になる	3	1	2	3	④	34	1	2	④	4	③	競争する楽しさを味わうことができる
④	思いやりのある協力的な性格になる	4	1	2	3	④	35	1	2	3	④	④	グループのれんたい感（むすびつき）が増す
⑤	胃や腸の調子がよくなる	5	1	2	③	4	36	1	2	3	④	⑤	ぐっすり眠るのに役立つ
⑥	私の家族は，私が「少なくとも2週間以内にスポーツをすること」を期待している	6	1	2	3	④	37	1	2	3	④	⑥	私の友人は，私が「少なくとも2週間以内にスポーツをすること」を期待している
⑦	子どものころは，スポーツや遊びのための場所や施設に恵まれていた	7	1	②	3	4	38	1	2	③	4	⑦	子どものころは，スポーツのためのクラブ・グループ・友人に恵まれていた
⑧	現在は，スポーツのための場所や施設に恵まれている	8	1	②	3	4	39	1	②	3	4	⑧	現在は，スポーツのためのクラブ・グループ・友人に恵まれている
⑨	私の父はスポーツにかなり熱心である	9	1	②	3	4	40	1	②	3	4	⑨	私の母はスポーツにかなり熱心である
⑩	何ごとにも自分から進んですることは少なく，消極的なほうである	10	①	2	3	4	41	1	2	3	④	⑩	自分の考えを強調しすぎたりして，あまり協力的ではない
⑪	ちょっとしたことでも心配になり，神経質なほうである	11	①	2	3	4	42	1	2	3	④	⑪	喜んだり，怒ったりして気分の変化が大きい
⑫	リーダーなどになって，ものごとを解決していくほうである	12	1	2	3	④	43	1	2	3	④	⑫	競争することが好きなほうである
⑬	責任感があまりないほうである	13	1	②	3	4	44	1	2	3	④	⑬	意志は弱いほうである
⑭	現在の生活に満足している	14	1	2	③	4	45	1	2	③	4	⑭	勉強（仕事）を熱心にするが，余暇を楽しむことも重くみている
①	楽しいことがあるにちがいない	15	1	2	③	4	46	1	2	3	④	①	スポーツの後はこころよい気持ちになるだろう
②	はずかしいことがおこりそうな気がする	16	1	②	3	4	47	1	②	3	4	②	こわいめにあいそうな気がする
③	〜	17	1	2	③	4	48	1	②	3	4	③	〜
④	⇓	18	1	2	③	4	49	1	2	3	4	④	⇓
⑲	走ることがかなり速いほうである	31	1	②	3	4	62	1	2	3	4	⑱	私はややふとりすぎている

スポーツ意識の番号（①～⑥）
スポーツの態度：（①快感情：1, 15, 32, 46），（②不安感情：2, 16, 33, 47）
スポーツの信念：（③心理的効果：3, 17, 24, 34, 48），（④社会的効果：4, 18, 25, 35, 49），（⑤身体的効果：5, 19, 26, 36, 50）
重要な他者の期待に対する信念：（⑥規範信念：6, 37, 55）

主体的・制御可能要因の因子番号（⑦～⑲）
社会的要因：（⑦過去のスポーツ条件：7, 20, 38, 51, 56），（⑧現在のスポーツ条件：8, 21, 39, 52, 57），（⑨重要な他者：9, 22, 40, 53, 58）
心理的要因：（⑩適応性：10, 27, 41），（⑪情緒性：11, 28, 42），（⑫活動性：12, 29, 43），（⑬意志性：13, 30, 44）
身体的要因：（⑭生活意識：14, 45），（⑮間接的スポーツ参与：59），（⑯スポーツ技能：60），（⑰健康度：61），（⑱肥満度：62），（⑲体力：23, 31, 54）

業評価との関係を分析するために，野口（1967），野口ら（1982）が利用してきた調査項目の統計的妥当性および信頼性を検討している．ここでは出村ら（1989）が作成した実用的な体育授業の学習行動調査表を紹介する．調査表は「積極的・消極的学習行動因子」「討論による課題解決学習行動因子」「不真面目・妨害学習行動因子」「賞賛の期待学習行動因子」「予習・復習学習行動因子」「比較・観察学習行動因子」「従順・順守学習行動因子」「計画的・安全確認学習行動因子」の8因子20

表19-5 スポーツ行動診断検査（DISC.5）の採点表の例（徳永幹雄, 橋本公雄, 金崎良三（2006）スポーツ行動診断検査（DISC.5）中学生〜成人用−手引き−. p14, トーヨーフィジカルより改変）

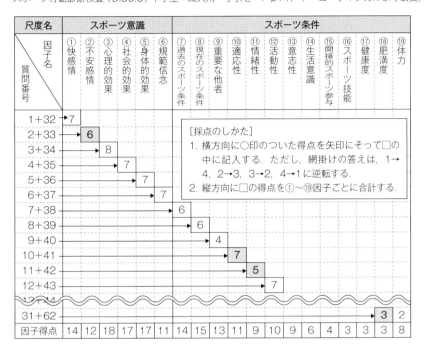

表19-6 学習行動調査表（出村慎一, 郷司文男, 矢部俊政（1989）体育実技授業における女子大生の学習行動に関する研究−学習行動調査票の作成−. 金沢大学教育学部教育工学研究, 15：59より改変）

問：あなたは，体育の授業で，以下の質問に関して，どのように感じますか．ご自身の考えを番号でご回答ください．

因子名	No.	質問項目	いつも〜する	〜が多い	ときどき〜する	たまたま〜する	あまり〜しない	ほとんど〜しない	まったく〜しない
積極的・消極的学習行動	1	体育の授業では進んで行動する	7	6	5	4	3	2	1
	2	体育の授業では自分から進んで学習（練習）する	7	6	5	4	3	2	1
	3	体育の授業では人のあとについていく	7	6	5	4	3	2	1
	4	体育の授業では，こわごわ学習（練習）する	7	6	5	4	3	2	1
討論による課題解決学習行動	5	体育の授業はすすんで話しあいに参加する	7	6	5	4	3	2	1
	6	体育の授業は，話しあいによって自分の考えをまとめる	7	6	5	4	3	2	1
不真面目・妨害学習行動	7	体育の授業はふざける	7	6	5	4	3	2	1
	8	体育の授業ではおしゃべりをする	7	6	5	4	3	2	1
賞賛の期待学習行動	9	体育の授業では，先生からほめられるような行動をする	7	6	5	4	3	2	1
	10	体育の授業では，友だちにほめられるような行動をする	7	6	5	4	3	2	1
予習・復習学習行動	11	体育の授業では，この前なぜよくできたかを考えて学習（練習）する	7	6	5	4	3	2	1
	12	体育の授業で習ったことを，ほかの所で練習する	7	6	5	4	3	2	1
比較・観察学習行動	13	体育の授業では技の上手な友だちの演技を注意してみる	7	6	5	4	3	2	1
	14	体育の授業では友だちの考えと自分の考えをくらべる	7	6	5	4	3	2	1
	15	体育の授業では，技能の下手な人の演技を注意してみる	7	6	5	4	3	2	1
	16	体育の授業では，友だちの演技（技）と自分の技を比べる	7	6	5	4	3	2	1
従順・順守学習行動	17	体育の授業では先生の注意を守って学習（練習）をする	7	6	5	4	3	2	1
	18	体育の授業はまじめに授業に参加している	7	6	5	4	3	2	1
計画的・安全確認学習行動	19	体育の授業では，運動用具が危くないことを確かめて学習（練習）する	7	6	5	4	3	2	1
	20	体育の授業では運動用具の準備を確かめて学習（練習）する	7	6	5	4	3	2	1

項目からなる（表19-6）．

(2) 調査方法

　対象：中学生から大学生に適用可能である．

　方法：調査は体育授業の「はじめ」の段階と「終わり」の段階で実施する．対象者は各質問に対し，7「いつも～する」～1「まったく～しない」（7件法）のいずれかに回答する．

　評価：因子ごとに合計得点を算出し，体育授業の「はじめ」と「終わり」の比較から，いかなる因子に変化がみられたかを判断する．

文　献

出村慎一，郷司文男，矢部俊政（1989）体育実技授業における女子大生の学習行動に関する研究-学習行動調査票の作成-．金沢大学教育学部教育工学研究，15：57-67．

藤谷かおる，出村慎一，北林　保ほか（2010）生徒の考える体育授業の構成要因の検討-運動部加入の有無および性差の観点から-．教育医学，55：218-226．

川北準人，羽鳥健司，近藤明彦ほか（2010）スポーツにおけるポジティヴな社会的態度の決定要因としての価値観と達成目標．東京成徳大学研究紀要-人文学部・応用心理学部-，17：123-133．

小林　篤（1974）よろこびを育てるということ．体育科教育，22（5）：30-36．

Lee MJ, Whitehead J, Ntoumanis N, et al.（2008）Relationships among values, achievement orientations, and attitudes in youth sport. J Sport Exerc Psychol, 30: 588-610.

松田岩男，宇土正彦編（1992）学校体育用語辞典．大修館書店．

松村　明編（2006）大辞林 第3版．三省堂．

野口義之（1967）体育の社会心理学的測定．pp20-55，pp168-207，不昧堂出版．

野口義之，鬼塚幸一，貴船洋一ほか（1982）体育の授業に関する因子分析的研究（2）-体育の授業評価（学習行動，学習集団の雰囲気）について-．金沢大学教育学部紀要教育科学編，31：85-98．

大杉貴康，出村慎一，藤谷かおるほか（2008）体育授業に対する生徒の価値態度の構成要因およびその構成因子の性差の検討．日本教科教育学会誌，31（2）：29-38．

徳永幹雄，橋本公雄，金崎良三（2006）スポーツ行動診断検査（DISC.5）中学生～成人用-手引き-．pp1-34，トーヨーフィジカル．

第VI部 体力測定および調査実施の留意点と評価方法

　体力測定・調査は人を対象として実施するため，安全性，測定対象者の利益，個人情報管理などの倫理的な問題について十分に配慮したうえで実施しなければならない．また「正しく測る」ためには，事前の計画・準備，測定当日の手順，トラブル発生時の対処法等をおさえなければならない．そして測定終了後，測定対象者（個人）の利益となる情報を還元（フィードバック）することも検者（研究者，指導者）の責務である．

　20章では幼児から高齢者，スポーツ競技者までの幅広い測定対象に応じた体力測定における注意事項や準備，計画の留意点について説明する．測定計画においては，対象や測定目的に応じて第Ⅰ部3章で説明した「よい測定値の条件」を満たす測定項目の選択，測定実施までに吟味・準備しておく事項，測定当日の手順やトラブル発生時の対処方法の計画まで説明する．

　21章では，測定値に何らかの解釈をつけて測定対象者に還元する際のデータ処理方法や留意点について説明する．還元される個人にとって有意義な情報となるために，いかなる判定，評価基準を利用し，どのように伝えるべきかを具体例を用いて説明する．

20章 体力測定における諸注意

　体力測定は幼児，児童，青年，中・高齢者のような一般人から，競技スポーツ選手あるいは何らかの障害を有する人まで，幅広い人たち（被験者）（以下，対象者）を対象に行われる．いずれの対象者の測定においても，検者（研究者，指導者）は対象の何に関して測定するか（関心ある特性）を事前に明確にしておく必要がある．事前の準備や測定時の適切な処理を怠ると，正しい測定値が得られないだけでなく，ときには対象者に思わぬけがをさせたり事故を招いたりする．安全管理を怠ると検者が法律上の責任を問われる可能性もある．また測定中に器具のトラブルが発生し，時間内に測定が終了できないこともあり得る．

　多くの場合，測定はやり直しがきかないため，事前に検者間で十分な打ち合わせを行うとともに，測定場所や時間配分に無理がないか，測定器具にトラブルはないか，危険箇所はチェックできているかなど，測定現場で起こりうることをシミュレーションし，現場で下見やリハーサル（安全確認）を実施しておくことが重要である．

　測定実施までに検討しておくべき事項を表20-1に整理した．研究目的の体力測定は「人を対象とした医学系研究に関する倫理指針」（文部科学省，厚生労働省）の「介入」に該当する．つまり研究目的の体力測定実施は研究倫理審査を受ける必要がある．本章の注意事項や留意点はそれらを踏まえた研究計画を作成するうえでおさえておくべき事項である．本章では主として体力測定における注意事項を解説するが，調査の諸注意についても説明する．

1．体力測定における一般的な注意事項

1）測定目的に応じた測定項目の選定

　測定する「対象」や「特性」を曖昧にしたまま測定を行った場合，測定は意味をなさなくなる．体力測定を計画するときには何のための測定（目的）であるのか，測定する「対象」と「特性」は何かを明確にしておくことが重要である．たとえば高齢者の身体機能を測定する場合，高齢者の日常生活自立度はどのくらいなのか，年齢は何歳くらいなのか，身体機能はどのように捉えるべきか，身体機能を把握するために何を媒体（測定項目）とするのかなどについて十分に検討しておく必要がある（第Ⅰ部2章参照）．また教育目的の体力測定であれば，対象者が体力について関心をもつ情報は何かを考え，それらの情報を提供できる測定項目を選定することも重

表20-1　測定を実施するにあたって検討しておくべき事項

観　点	検討事項
関心のあることの測定	測定目的，測定項目，対象者数など
円滑な測定計画	責任者の決定，検者の確保，渉外（測定日，測定場所，所要時間など），会場の確認（広さ，電源数，空調，機器搬入口など），測定器具の確認（較正），測定方法のマニュアル化と練習，必要物品の準備，測定器具の配置，対象者動線の確認，測定参加募集要項の作成など
フェイスシート，記録用紙の作成	対象者の特性把握，記入・転記・入力ミスの予防など
対象者からの同意	測定参加同意を得るための説明内容の吟味，同意書の作成など
安全管理	安全対策（安全教育，健康チェックなど），準備運動の内容，測定場所の危険箇所の確認と対策，危機管理（医師や看護師などの配置，救急用具・AED・搬送手順の確認など）など
対象者の利益	測定結果のフィードバック，報酬などの利益となることなど
データ管理	データ入力と分析方法，個人情報の管理など
測定実施後の振り返り	測定実施上の改善点の検討，安全上の問題点（ヒヤリ体験）の共有など

要である．測定項目の選定を行ううえで留意すべき事項は以下にまとめられる．

（1）測定の目的とデータの利用方法の明確化

　測定は測定目的に対応した体力を吟味し，測定すべき項目を選定する作業から始める．たとえば競技スポーツ選手を対象とする場合は「競技種目」や「トレーニングの特性」を考慮し，競技パフォーマンスに関連する能力や動作を捉える項目を選択する．他方，高齢者を対象とする場合は「力強さ」や「素早さ」よりも日常生活を「安全に」「円滑に」営むことができるかが重要となるため，「日常生活を支える体力」や「転倒を予防・回避する能力」など，生活機能を重視した測定項目の選択が望ましい．体力測定の一般的な目的は第Ⅱ部4章の表4-1（p58）を参照されたい．

　体力組テストは単純に複数の項目を選択するのではなく，体力の仮説構造を吟味のうえ各体力要因を代表する複数の項目を選択する．また体力を総合的に捉えるために，各測定値の標準得点や段階得点により合計得点などの指標を算出する必要がある．測定項目の選択は体力測定の目的に応じて選定すべきである．たとえばトレーニングや運動（教室）前後の効果を検証する場合，実施した運動（プログラム）によって向上が期待される身体機能を捉える項目を選ぶべきである．

　質問紙による調査も同様で，調査項目を選定する際には対象の何を調査するのかを明確にしておく必要がある．調査したい概念や能力を定義し，構成概念（下位概念や下位要因）を検討し，構成概念を代表する複数の質問項目からなる調査票を作成し利用する．

（2）対象者の体力特性・水準の検討

　測定は年齢（幼児～高齢者など），競技レベル（スポーツ愛好家～トップアスリートなど），競技種目（運動特性），性別などが異なる者を対象とするため，事前に対象者の体力特性に応じた測定項目を十分に検討しておくべきである．テストは個

表20-2 測定項目選定についての一般的原則

- 妥当性が高い
- 信頼性が高い
- 客観性が高い
- 実用性（簡便性，測定器具の操作性や安価性，安全性など）が高い
- わかりやすい
- 数量的な評価ができる
- 再測定が容易である
- チャレンジ（ゲーム）性がある
- 身体的・精神的な負担（苦痛）が少ない
- ノルム（評価基準や標準値）がある

人差を評価できなければならないので，対象者が測定内容を理解できるとともに，測定結果に天井効果や床効果が生じないように，対象者の体力水準を把握しておくことも必要である．必要に応じて予備テストによりテストの実施可能性を確認することが望ましい．体力の個人差が大きい高齢者の場合は，たとえば歩行をしながら障害物をまたぎ越すなどのような複合的動作（二重課題）の選択も難度に幅をもたせるために有効であろう．

(3) 測定項目選定についての一般的原則

測定項目選定の一般的原則は表20-2のとおりであるが，高齢者の場合は過度の「チャレンジ性」は危険性を伴うことがある．表の記載事項は一般的な原則であり，対象者の特性，目的，費用などにより優先度が異なることを十分留意すべきである．複数の項目選択は多面的に体力を捉えられる利点はあるが，対象者の拘束時間や身体的・精神的負担は大きくなるので，実用性も考慮し適切な測定項目数を選定する必要がある．対象者の事情（身体的・時間的制約）によりすべての測定を実施できないこともあるので，身体的負担度の少ない項目や各測定項目の所要時間，またはフィードバック時に重要度が高い項目などのリストを作成して対応することも大切であろう．幼児や高齢者を対象者とする場合は説明に十分時間をとる必要があろう．質問紙による調査も同様で，対象者の年齢や理解度を考慮し過度の負担にならない配慮が必要である．

2) 測定結果を解釈する際の留意点

測定時に測定値への誤差（過失誤差や系統誤差）の混入を最小限にすることはもちろんのこと，測定結果の解釈に影響する変動要因（測定に対する意欲，測定時の姿勢や服装，説明に対する理解度，体調，室温，天候など）を記録し，検者間で共有しておくことが望ましい（例：動画や写真などで測定時の様子，あるいは対象者の感想などを記録）．特別な条件で測定した場合（例：補助者のサポートや補助具などの使用）はその旨を記録しておくとよい．この場合の測定値は基準値との比較を避け，同一条件で測定した値（例：運動教室の前後など）との比較に留めておく．前回の測定値（ある場合）と比較し，不自然な増減を示すときは必ず再測定を行う．再測定後も値に変動がなければ再測定した旨を記録しておく．

3）データ管理の留意点

　個人情報は研究代表者が鍵のかかる保管場所で管理し，同意書（後述）に記載された事項の範囲で使用する．また各個人のデータはすべてコード化（ID 番号）した後，データ入力および解析を行うようにする．個人情報は個人へのフィードバック以外では利用しない．個人情報が含まれる資料や個人情報と ID 番号が照合できる資料は，データ解析や論文作成終了後にすべて適宜破棄するようにする．

2．体力測定の実施までに準備しておくこと

1）測定場所と検者の確保

　児童生徒を対象とする新体力テストは学校の体育館やグラウンドで，また幼児を対象とする測定は園庭やホール，公園などで行うことが多い．この場合，事前に学校や保育所・幼稚園から了承を得ておく必要がある．自前の施設（大学の体育館や測定室など）以外で中高齢者を対象に測定する場合，市区町村が設置する公共スポーツ施設，保健センターや公民館などの施設を一般に借用する．この場合，特定の時間帯に利用希望が集中し予約が取れないこともあるので，日程に余裕をもって測定場所と検者を確保することが必要である．

　測定場所は人の動線，電源の確保，ケーブルの配線，器具間のスペースの確保，室温（屋外であれば気温），床（屋外であればグラウンドなど）などに万全の注意を払い，対象者が安全かつ最大努力で実施できる環境を整えることが重要である（**表20-3**）．また測定項目数以上の検者が確保できていると，アンケート記入補助，動線案内，フィードバックなどを効率よく行うことができる．

　図 20-1 は中高齢者を対象に屋内で 1 日測定する器具配置の例を示している．検者や対象者の移動や測定を妨げないようにそれぞれの測定器具を配置し，会場の中心にフィードバックを行う場所（質問紙を記入する場所や休憩場所を兼ねる）を設けている．図 20-1 の例は各項目の所要時間はほぼ同等であり，測定の運動強度が中程度で安全性も高く，疲労の影響も考慮する必要がないので，受付（健康チェック等）後はどの項目から始めても問題ない．測定順序で注意すべきことは，集中力を必要とする項目は最初に，運動強度の高い項目は最後に設定することである．所要時間が長い項目は測定待ちの渋滞が起きないように測定順序を配慮する必要がある．測定時間を短縮するために，難易度の低い項目には多くの対象者を同時に測定する方法もある．この場合，対象者を 2 人 1 組にして一方を試技者，他方を測定者とする．たとえば開眼片脚立ちの測定では 1 人の検者が秒数を読み上げ，対象者の 1 人が試技，もう 1 人が成就時間を測定する．ただし対象者が測定に参加するので事前に十分な説明が必要である．

　安全で円滑な測定実施のためにはスケジュールや役割分担の確認，検者の動き方などの情報を共有し，全体的な測定の流れを検者はもちろんのこと，対象者を含む

表20-3 測定場所に関する安全チェックリスト

- □ 測定場所に危険箇所（窓や扉，壁，鏡などの破損）はないか，十分な広さを有しているか
- □ 床（屋外であればグラウンド）に凹凸はないか，滑りやすくはないか，濡れていないか，異物（危険となる物）が落ちていないか
- □ 検者や対象者の移動や測定を阻害しない動線が確保されているか
- □ 器具の間隔は適切であるか，周囲に障害物はないか
- □ ケーブルは固定されているか，配線に危険はないか
- □ 室温（屋外であれば気温）や湿度，照度は適しているか
- □ 救急用具，AEDの設置場所は確認したか

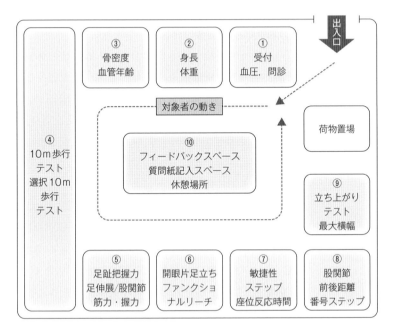

図20-1 屋内での測定における器具配置の例

測定参加者全員が理解しておくことが望ましい．測定の現場には測定全体を統括する検者（統括者）を配置するようにする．統括者は全体の流れを把握するとともに，必要に応じて対象者を励まし，測定全体が安全で円滑に実施できるように努める．

2）測定に必要な器具などの準備

測定に用いる器具類は使用前に点検して不備がないようにしておく．複数の会場で実施あるいは同じ会場で複数回実施する場合は，可能な限り同じ条件で測定する．点検の際に活用できるチェックリストを表20-4に整理した．測定中，器具類にトラブルが発生した場合，すぐに予備の器具で対応する．修理（調整）に時間がかかるようであれば適宜休憩を入れる．その際，検者が今何をしようとしていて，あとどのくらい時間がかかるかなどを対象者に伝えるとよい．測定マニュアル，記録用紙，質問紙，フィードバック用の個人評価票（第Ⅵ部21章参照）を作成し，検者

表20-4 測定に用いる器具類の点検チェックリスト

- ☐ 測定器具や備品を用意し，点検を行ったか
- ☐ キャリブレーション（較正）を行ったか（測定器具を運搬する場合は当日）
- ☐ パソコンとの接続など動作確認を行ったか
- ☐ バッテリー残量を確認し充電や予備バッテリーの準備を行ったか
- ☐ 予備の測定器具を準備したか
- ☐ 電源ドラムや延長コードを準備したか
- ☐ 消耗品の在庫状況を確認し，補充を行ったか

間で相互確認しておく．質問紙への記入を求める場合は，可能であれば事前に配布し，回答を完了しておくことも重要であろう．

(1) フェイスシートの作成

フェイスシート（face sheet）とは年齢，性別，職業，運動歴など，対象者の基本情報を尋ねるもので，記録用紙の最初のページもしくは最後のページに記載してもらうことが多い．これらの情報によって対象者の個人的特性を明確にできる（外的基準によって対象者の特性を分類する）．体力測定が研究目的，教育目的のいずれであっても，フェイスシートの項目は体力測定結果と関連付けて分析を行ううえで欠かすことのできない情報である．

(2) 記録用紙の作成

記録用紙は測定項目ごとに作成する方法（集団を一括管理するときに便利）と，個人ごとに作成する方法（測定会のようなイベント型のときに便利）に大別される．前者の場合は測定項目の担当者が記録用紙管理の責任者となる．後者の場合は記録用紙回収・確認担当を行う責任者を設定すべきである．記録用紙には記入ミスや転記ミス，入力ミスを防ぐために，測定項目をカテゴリー別に分けて見出しをつけ記入欄を設けることが望ましい．測定終了後，対象者が退出する前に記録用紙の記入漏れ，測定未実施を確認する．

3) 測定方法の共通理解

測定マニュアルにもとづき，事前に測定方法について検者間で共通理解を図り，検者や測定方法および測定器具による過失誤差や系統誤差を可能な限り生じないようにする（第Ⅰ部2章参照）．また検者は測定に適した服装とシューズ（スポーツウェアや運動靴など）を着用し，対象者にけがをさせないようにアクセサリーや時計などを外しておく．測定時のトラブルへの対処法についても測定をスムーズに行うために事前に十分確認しておくことが大切である．

表20-5 測定に必要な持ち物と注意点

- 動きやすい衣服,靴を着用し,飲み物,タオル,老眼鏡(必要な場合)を持参する
- 測定前24時間は水分を十分に摂取する
- 測定前3時間は食事,喫煙(成人の場合),カフェインを避ける
- 測定前夜は十分な睡眠(6〜8時間)をとる
- 測定当日は運動や激しい身体活動を避ける

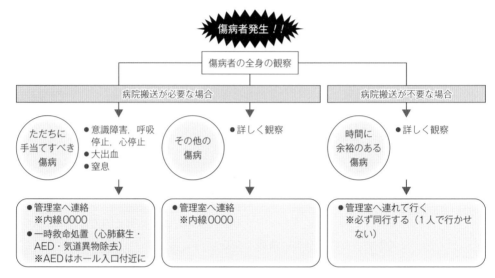

図20-2 緊急時の対応マニュアルの例

3. 体力測定における安全の確保

ここでは測定を安全に実施するために必要な事項について,測定実施までの準備,当日の準備,実施中の留意点の観点から説明する.

1)測定実施までの準備

事故を未然に防止し測定を安全に実施するためには,測定前に対象者の体調や生活習慣状況(測定数日前からの運動,食事,睡眠)を把握し,測定当日に関する事項を対象者に説明しておくことが重要である(表20-5).対象者の健康診断結果があれば事前に確認しておくことが望ましい.また事故発生時や緊急時の連絡体制,搬送などを記載したマニュアル(図20-2)を準備し検者間で共有しておく.測定の規模により数名から10名程度の検者が必要となるが,すべての検者が安全に対する十分な知識と対処方法を知っておかなければならない.特に学生やボランティアが検者の場合には,事前に安全教育を実施しておく.高齢者や何らかの障害を有する人を対象者とする場合は,測定場所に医師や看護師,救急救命士などを配置するとともに,救急用具やAEDの設置場所を事前に確認しておく.

表20-6 健康チェックの観点とその対応

測定前	健康チェック	食事の未摂取，内服薬の飲み忘れ，酒気帯び状態	測定しない
	バイタルサイン	血圧：180/100mmHg以上※，脈拍：100拍/分以上，体温：37.5℃以上	測定しない
	症状1	倦怠感，頭痛，胸痛，腹痛，動悸・息切れ，下痢など	測定しない
		睡眠不足，過労，高血圧など	体調をみながら無理せずに測定に参加．負担の軽い測定項目に限定
		腰痛などの関節痛	疼痛部位に負担をかけない測定項目を選択し悪化させないように注意
測定中	症状2	症状1（測定しない）に加えて，めまい，冷や汗，吐き気，急性の整形外科的な痛み，麻痺や拘縮の発生など	測定を中止し，医師などに相談

※測定全体への参加可否基準として（6分間歩行の中止基準：Ⅲ部8章参照）

2）測定当日の準備

　安全に測定を実施するために，測定当日は対象者の健康状態，身体活動の程度，障害の有無や程度などを確認する．当日の測定実施の可否判断は，アメリカスポーツ医学会などの中止基準を参考にするとよい．表20-6は健康チェックの観点とその対応を測定前と測定中に分けて示し，測定現場で利用できるように作成したものである．医師からの指示がある対象者はそれに準じる．事前に測定実施に問題がないか確認のためメディカルチェックや健康診断を受けていることが望ましいが，受けていない場合は対象者の自覚症状などの告知に委ねるしかないので，検者は対象者の健康状態をよく観察する必要がある．また何らかの自覚症状があれば無理をさせない，あるいは別の機会を設定するためにスケジュールに余裕をもたせることも必要である．一方，測定参加は対象者（幼児の場合は保護者）が自己責任で決定し，対象者にも十分な自己管理の意識をもってもらうべきである．十分な準備運動をさせ，測定直前にも体調の不良がないかを確認することが望ましい．

3）測定実施中の留意点

　測定実施中の安全のための留意点として，水分をこまめに摂取する，各測定間で適切な休憩をとる，成人期以降を対象とする場合は過度な競争はさせない，体調が悪化した場合には，すみやかに測定を中止するなどがあげられる．また測定中における体調悪化を確認するポイントは，本人の訴え（気持ちが悪い，めまいがする，動悸や息切れがする，胸部が痛むなど），顔色（悪い），動き（鈍い）などの観察である．検者は対象者の動作や顔色に注意し，少しでも異常を感じたときには体調を確認することが重要である．測定終了後には十分な整理運動をさせ，対象者に時間的余裕があればしばらく体調不良がないかを観察することが望ましい．

```
○○大学○○健康科学センター長様

               測定参加同意書
        ○○に関する体力測定（研究課題：○○）

［説明を受けた項目］
  □ 研究の目的
  □ 測定方法
  □ 個人情報とデータの取り扱い
  □ 対象者の権利について
  □ 測定に参加することによる利益と不利益
  □ 謝金の支払いについて
  □ 知的財産権について
  □ 問い合わせ，苦情等の連絡先
  □ 研究代表者の氏名，所属，職名


                    説明日時：     年   月   日
                    説明者：
                    責任者：



私は以上の説明を理解し，本研究に参加することに同意します．
                            年   月   日
         氏名
```

図20-3　測定参加同意書の例

4．体力測定の実際

1）ねらい（測定の目的）の説明

　対象者に事前に測定の目的，意義，内容，安全性および危険性を十分に説明し，測定参加への同意を得ること（インフォームドコンセント）が必要である．一般的には測定参加同意書（図20-3）に記載された研究の概要，研究方法，個人情報の保護，参加，不参加や途中リタイアの自由の保証，問い合わせや苦情などの連絡先，研究代表者の氏名，連絡先などを対象者が確認し，署名をもって同意を得る．対象者が幼児，児童などの未成年の場合は，同時に保護者にも説明し同意書を得る．人を対象とした研究は十分な倫理的配慮を行うことが前提である．研究目的の体力測定であれば研究計画書を倫理委員会に審査申請し承認を受けなければならない．またトレーニングや運動（教室）前後における効果を測定する場合は，説明の行い方によってバイアスを生じさせる（検者，対象者のそれぞれが効果を出そうとする）こともあるので注意が必要である．

○○測定

健康状態チェック用紙
［自分の体力を知る～それが健康づくりの第一歩です～］

　いつまでも健康で自立した生活を送るためには，適度にからだを動かし，体力を保持することが必要です．体力は，加齢とともに少しずつ低下していきますが，自分の体力を知り，適切な運動を続けることで体力を保持していくことができます．健康診断と同様に，定期的に自分の体力を知り，運動の習慣を身につけ，いつまでもいきいきとした暮らしを目指しましょう．

［無理せず，安全に行うために］

現在，からだの具合の悪いところがありますか（体調が悪いですか）

1. はい　　　　　2. いいえ

体調に不安があったり，次のような症状がひとつでもあるときは，注意して測定を行いましょう（無理して行う必要はありません）

1. 熱がある（37.5℃以上）
2. 頭痛がする
3. めまいがする
4. 胸痛がある
5. 胸がしめつけられる
6. 息切れが強い
7. 腰痛がある
8. 下痢をしている
9. 関節が痛む
10. 睡眠不足である
11. からだがだるい
12. 食欲がない
13. 疲れがひどい
14. 参加意欲がない
15. 血圧が高い（180/100mmHg以上）
16. 脈拍数が高い（安静時100拍以上）

図20-4　健康状態チェック票の例

2）測定前のチェック

　測定を実施する前に対象者への問診や健康状態チェック票（図20-4），文部科学省新体力テストのADL調査（第Ⅲ部8章参照），血圧測定などにより，健康状態や体力レベルを確認し，測定実施の可否について検討する．集合調査が可能な場合は検者が設問文を読み上げ，回答させることも有効である．この場合，検者の影響は均一化されるが，測定場所の雰囲気に回答が影響される（バイアスが混入しやすい）ことがある．

　高齢者を対象者とする場合には事前に老眼鏡を持参することを伝えておくとよい．質問紙は可能な限り事前に手渡しておき測定当日に持参してもらい，受付時などに記入漏れをチェックする．幼児や高齢者など自身での回答が難しい場合は，家族に補助を依頼しておく．

　測定実施に際し保健師などから協力が得られる場合は，健康状態チェック票の使用に代えて，問診および血圧測定により測定参加の可否を決定し，同意書に署名してもらうこともできる．また聞き取りを行う方法によっても情報の質は変わってく

表20-7 測定の現場において検者が留意しておくべき事項

- 対象者の緊張を和らげるような声かけを行う（楽しい測定現場の創出に努める）
- 対象者が気持ちの準備を十分整えられるように，対象者自身のタイミングで行えるように配慮する
- 測定開始の合図を声と動作で示す
- 対象者のそばに立ち安全を確保する
- 危険性が想定される場所や対象者に補助者を付ける
- 不適切な動作が確認された場合は，その時点で指示を出す

るので，対象者から正確な情報を引き出せるよう質問を工夫する．たとえば高齢者に痛みについての質問を行う場合，「痛みがありますか」といった漠然とした聞き方ではなく，「どのぐらいすると痛みが出ますか」「どのぐらい休むと痛みが治まりますか」など具体的に痛みが発症するまでの時間や回復過程を把握できるような質問をすることが重要である．

3）測定方法の説明と動作確認練習

対象者全員の健康状態や体力レベルの確認，測定実施の可否の検討が終わると，測定項目数に応じて対象者を小グループに分けて測定を個別に行う．測定項目によっては対象者が経験したことのない動きが含まれ，口頭の説明だけでは測定方法を理解できず戸惑う場合がある．このような場合，イラストなどで図示したり，検者が実演してみせるなど測定方法を丁寧に説明することが大切である．また初めて測定を実施する場合は，要領をつかませるために適宜練習時間を設ける．幼児の場合は説明の理解度ややる気の有無などが測定値の信頼性に影響を及ぼす．わかりやすい説明と声掛け，イラストを使った動機づけや，集中力が低下しない測定環境づくりなどにより，最大能力を発揮させる工夫や配慮が必要である．一方，高齢者の場合は安全性を最優先にし，競争をしたり無理なペースにならない（頑張りすぎない）ように配慮し，移動を伴う測定項目では必要に応じて測定時に普段使用している杖などの歩行補助具の使用を認める．

4）測定現場における検者の留意点

測定の現場では検者はつねに笑顔で接する，対象者全員に目を配る，声のトーンを上げる，慌てさせないなど，対象者が楽しいと思える場の雰囲気づくりを心がける．楽しい雰囲気は対象者の安心感や測定に対するモチベーションを高める．また測定に参加したいと思ってもらえる環境づくりやボランティアの養成はリピーターをつくることにもなり，測定現場での新たな検者の確保につながる．検者が測定の現場において留意しておくべき事項を表20-7に示した．

5）測定結果を対象者にフィードバックするときの留意点

　対象者にとって最も重要なことは，測定結果が「その場（測定終了後すぐ）」で「対象者にとって有益な情報（体力向上，健康増進，介護予防など）」を「わかりやすく（具体的にポイントをおさえて）」フィードバックされることであり，検者はフィードバックを受ける対象者の状況やデータに対する理解度などを十分考慮して説明を行うことが望ましい．フィードバックの留意点は第Ⅵ部21章にて詳述する．

文　献

American College of Sports Medicine 編，日本体力医学会体力科学編集委員会訳（2011）運動処方の指針−運動負荷試験と運動プログラム−原書第8版．南江堂．

出村愼一（2007）健康・スポーツ科学のための研究方法−研究計画の立て方とデータ処理方法−．杏林書院．

出村愼一監修，村瀬智彦，春日晃章，酒井俊郎編著（2011）幼児のからだを測る・知る−測定の留意点と正しい評価法−．杏林書院．

出村愼一監修，佐藤　進，山次俊介編著（2012）地域高齢者のための転倒予防−転倒の基礎理論から介入実践まで−．杏林書院．

出村愼一監修，山下秋二，佐藤　進編著（2014）健康・スポーツ科学のための調査研究法．杏林書院．

出村慎一監修，宮口和義，佐藤　進，佐藤敏郎ほか編（2015）高齢者の体力および生活行動の測定と評価．市村出版．

公益財団法人日本体育協会編（2005）公認スポーツ指導者養成テキスト共通科目Ⅲ．公益財団法人日本体育協会．

公益財団法人日本体育協会（2013）スポーツ活動中の熱中症予防ガイドブック．公益財団法人日本体育協会．

竹島伸生，ロジャース・マイケル編（2006）高齢者のための地域型運動プログラムの理論と実際−自分と隣人の活力を高めるウエルビクスのすすめ−．ナップ．

竹島伸生，ロジャース・マイケル編（2010）転倒予防のためのバランス運動の理論と実際．ナップ．

財団法人栃木県健康倶楽部編（2012）高齢者のための健康づくり運動サポーターガイドブック第3版．ナップ．

21章 体力測定および調査結果の評価とフィードバック

　検者（研究者や指導者）が体力測定や調査で得られた測定値を個人に還元（フィードバック）する，あるいは個人が測定値を自己評価する場合，何らかの基準が必要となる．高価な機器による測定値でも，その測定値の処理の方法や評価基準の設定が不適切だと個人に意義のある還元はできない．本章では測定値の判定・評価の基準にもとづく処理方法，および対象者に還元する際の留意点や具体例を説明する．

1．測定値の処理

　体力測定や調査は研究者が研究資料を得るために行う場合と，指導者や教育者あるいは個人が対象者（被験者）の体力評価や健康管理のために行う場合に大別される．前者は研究目的の測定であり，測定値は個人のものではなく，統計処理され個人が属する母集団（全体）の特徴や法則性を明らかにするために利用される．一方，後者は教育目的の測定であり，指導者や教育者が測定値を何らかの基準にもとづき評価し個人に還元（フィードバック）するために行われる．

　ただし研究目的で行われる測定の場合でも，研究者が協力を受けた被験者に対し何らかの評価を加えて測定値をフィードバックする場合は，教育目的の測定を兼ねることになる．研究目的であっても対象者にとっての測定結果は，自身の体力水準の把握や生活習慣を改善する機会となりうる有益な情報であるため，フィードバックは積極的に実施すべきである．フィードバックにより対象者の満足度を高められれば，体力測定への関心度がより高まり，次の測定機会にも参加する可能性も高くなる．また健康・スポーツ科学領域の専門家が，結果の科学的な解釈，有益なアドバイスを発信することで，対象者を通して広く一般に健康・スポーツ科学領域の重要性を理解してもらえるであろう．

　われわれ健康・スポーツ科学領域に携わる者は，研究による学問領域の発展のみならず，測定に参加した人たちの健康の保持・増進，競技パフォーマンスの向上にも寄与すべきであろう．また研究目的や教育目的の測定は，第3者（研究者や指導者）が個人を測定するが，個人が自己の体力の現状把握や健康管理のために測定する場合（たとえば個人で体温や体重，血圧を測定）は教育目的の測定には該当しない．測定値は対象の特性を数値化したものであり，測定値そのものには絶対的な意味はなく，測定値に何らかの価値を与えることによって意味が生まれる．そのためには，

まず測定値を判定または評価する基準値（ノルム）が必要である．

2．判定・評価基準と評価方法

1）内的基準と外的基準

　測定値を判定・評価する基準には内的基準と外的基準がある．内的基準とは測定集団（標本）のデータ（資料）を利用して設定する基準であり，内的基準にもとづく評価方法を相対的評価という．一方，外的基準とは測定集団外にすでに設定されている基準であり，基準の設定は十分な大きさの集団（標本）や悉皆調査（全数調査）によって得られたデータの統計量を利用する場合と，測定値と関連の深い現象との対応関係を実験的または疫学的研究による検証を踏まえた値を利用する場合に大別される．

　内的基準の代表的なものは文部科学省新体力テストの全国標準値であろう．外的基準は測定値が量的変数の場合は，測定値を独立変数，他の現象を従属変数とした判別分析やROC分析などにより基準値を設定する．測定値が質的変数の場合は，パターン類型などにより現象の発生などを判別しうる基準を設定する（たとえば姿勢の分類など）．この場合，帰納的・経験的な手段を利用するため，基準値設定には膨大なデータが必要で，基準の実証的妥当性の検証は容易ではない．基準が設定できれば，優／劣，正常／異常，低リスク／高リスクといった判定が可能となる．

2）相対的評価

　相対的評価は内的基準（平均値）にもとづき測定集団内における個人の測定値を評価する．測定値の分布が正規分布と仮定されれば，一般に，平均値（$\bar{X}$）と標準偏差（SD）を利用し，3～7段階評定尺度評価（段階評価）が行われる（出村，2004）．図21-1は，100名を対象とした場合の5段階評価の例を示している（平均値を中心に分布）．各個人の測定値は図中（1）−1.5SD以下，（2）−1.5SD～−0.5SD，（3）−0.5SD～＋0.5SD，（4）＋0.5SD～＋1.5SD，（5）＋1.5SD以上，のいずれかの範囲に属し，1～5のいずれかに得点化される．本例では，（1）と（5）に7人，（2）と（4）に24人，そして（3）に38人が該当する．正規分布が仮定できない場合には，パーセンタイル順位を利用し，得点化が可能である．

3）絶対的評価

　絶対的評価は測定集団外に設定された基準（外的基準）にもとづき個人の測定値を評価する．表21-1は，文部科学省新体力テストの年代別標準値を示している．20～64歳の得点表にもとづくと，たとえば35歳男性の握力が45 kgであれば5，上体起こしが30回であれば9と評価される．表21-1のような得点表がない場合でも，全国平均値と標準偏差を利用して得点化が可能である．絶対的評価の場合

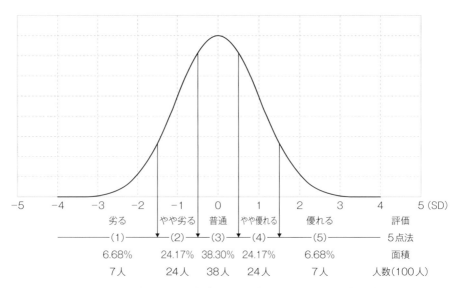

図21-1 段階点とそれに対応するSD単位，面積，および該当人数

表21-1 新体力テスト項目別得点表（男子）

得点	握力	上体起こし	長座体前屈	反復横跳び	急歩	20mシャトルラン	立ち幅跳び	得点
10	62kg以上	33回以上	61cm以上	60点以上	8'47"以下	95回以上	260cm以上	10
9	58〜61	30〜32	56〜60	57〜59	8'48"〜9'41"	81〜94	248〜259	9
8	54〜57	27〜29	51〜55	53〜56	9'42"〜10'33"	67〜80	236〜247	8
7	50〜53	24〜26	47〜50	49〜52	10'34"〜11'23"	54〜66	223〜235	7
6	47〜49	21〜23	43〜46	45〜48	11'24"〜12'11"	43〜53	210〜222	6
5	44〜46	18〜20	38〜42	41〜44	12'12"〜12'56"	32〜42	195〜209	5
4	41〜43	15〜17	33〜37	36〜40	12'57"〜13'40"	24〜31	180〜194	4
3	37〜40	12〜14	27〜32	31〜35	13'41"〜14'29"	18〜23	162〜179	3
2	32〜36	9〜11	21〜26	24〜30	14'30"〜15'27"	12〜17	143〜161	2
1	31kg以下	8回以下	20cm以下	23点以下	15'28"以上	11回以下	142cm以下	1

（文部科学省「新体力テスト実施要項（20〜64歳対象）」）

は相対的評価の場合と異なり，測定集団の体力水準が全体に低（高）い場合は多くの人が低（高）得点に該当することになる．また評価対象の個人がいかなる母集団に属すると仮定するかを吟味し外的基準を選択すべきである．たとえばある競技スポーツ選手Bの立ち幅跳びが一般集団の評価基準では「優れる」と判定されても，同年代の競技スポーツ選手集団の評価基準では「劣る」と判定されることがある．つまり外的基準は1つとは限らず，いかなる基準を利用するかにより測定値の評価は異なる可能性がある．

外的基準の代表例は腹囲やBMI，血圧，体温などであろう．たとえば腹囲は形態の測定値であるが，内臓脂肪蓄積量を推定する媒介変数として利用される（第Ⅲ部7章参照）．内臓脂肪蓄積によって動脈硬化性心血管系疾患の罹患率が高まることから，罹患リスクを増大させる腹囲の基準（メタボリックシンドローム診断基準）

が設定された．絶対的評価には上記の利点があるが，大きな標本にもとづき基準値が作成されていること，また地域特性や被験者特性（性，年齢，体格，運動習慣など）が測定集団の比較対象として合致していることが重要である．

3. 外的基準による判定・評価の一般化と解釈

　外的基準による標準値や判定値が人々に広く認知され，かつ判定結果の意味が理解され，測定器具が安価になると，測定は手軽に行われるようになり人々の生活のなかに広く普及する．たとえば体温の正常値（35.5〜37.5度），または自身の平熱がどのくらいかは誰もが理解しており，異常値を示した場合，その他の身体症状と合わせて「風邪をひいた」などの一般的な解釈も可能である．体温計は安価なため，体温測定は家庭でも一般的に行われている．血圧も年代別正常範囲が一般化されており（第Ⅳ部16章参照），関心ある人は血圧を測定し自分自身で正常か否か判定できる．体力要因に関しても年齢別標準値が一般化され，人々に広く認知され，各自が測定値の自己評価が可能になることが期待される．

　重要なことは判定基準が設定されることに加えて，その判定結果が何を意味するか容易に理解できることである．基準値の一般化とは，妥当な判定基準が設定されることと，その判定結果を解釈できることを意味する．基準値の一般化は体力測定や健康管理のためにも非常に重要である．外的基準は測定値と外的な価値との対応関係（例：血圧値と疾病罹患リスク）から設定されているので，解釈は比較的容易といえる．ただし判定基準により異常（劣る）と判定されても，対象者がその意味を理解できない場合は研究者（測定者）は説明を加えてフィードバックしなければならない．

4. 判定・評価基準によってフィードバックできる情報

　フィードバックにおいて重要なことは，「測定や調査結果をわかりやすく具体的に，かつ有益な情報とともにフィードバックする」ことである．判定や評価基準によってフィードバックできる情報は異なるが，対象者にとって最も有益な情報となるよう工夫しなければならない．

1）個人の時系列変化

　体育授業，トレーニング，リハビリテーションなどにおいて，体力測定や調査を反復して実施する場合，個人の時系列変化に関する評価が可能となる．単純に初回の測定値を基準（ベースライン基準）として変化を比較するだけでなく，絶対的評価として段階的に設定された目標基準（外的基準）をどの程度達成できたか（到達度評価，図21-2），または評価基準に照らし合わせてどの程度の成果であったか

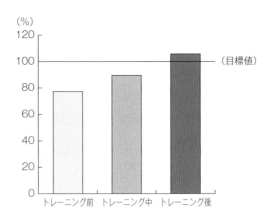

図21-2　トレーニング期間中の目標値に対する握力の到達割合の変化

（認定評価）の評価も可能となる．このような評価によって，対象者はどのような体力要因がどの程度改善できたかを理解できる．

2）他者と比較：内的基準と外的基準

　個人内での変化情報のみでは他者との比較ができない．他者との比較は内的基準（測定集団内での基準値）を用いても可能であるが，多くの場合，外的基準（全国平均や標準値など）を用いたほうが結果は解釈しやすい．しかし対象者が優劣を理解できたとしても，それが健康や日常生活，競技生活とどのような関連があるかを理解できないのでは意味がない．特に健康や体力，運動の習慣化に対して無関心な人には優劣の評価のみでは，それらの重要性は伝わりにくい．

　たとえば測定結果が"劣る"と判定されても「今のところ日常生活に支障はないので別に構わない」と思うかもしれない．このような場合「この結果は，今後10年間に心疾患を発症するリスクがとても高くなることを意味しています」などと対象者が関心をもちやすい発症可能性について，健康科学的・医学的知見にもとづく絶対的評価が有効である．また体脂肪率は，一般人であっても基準値にもとづく肥満や痩せなどの評価を容易に理解できる．それにとどまらず，健康科学的・医学的知見にもとづき，体脂肪過多による肥満は生活習慣病罹患と関連するなど，生活習慣病罹患リスクから対象者の生活習慣を見直す具体的な情報を提供できると有益性が高まる．

5．フィードバックの対象と伝えるべき情報

1）フィードバックの対象

　フィードバックの目的は「現状把握と改善すべき体力要因の確認」および「今後

表21-2 測定対象の関心とフィードバック内容

対象者	関心とフィードバック内容
一般人	健康の保持・増進に資する情報，疾病・障害からの社会復帰
幼児・児童 生徒・青年	体力の全面的な向上に向けての食事・運動習慣の改善（対象者） 集団のレベルの把握と比較やカリキュラムの作成（保育者や教諭）
壮年	積極的な健康の保持・増進 メタボリックシンドローム予防，活動体力の評価
高齢者	介護予防（転倒，ロコモティブシンドローム，認知症等の予防） 積極的な外出支援
競技スポーツ選手	競技パフォーマンスの向上，障害予防，障害からの競技復帰指標 トレーニング効果の検証 タレント発掘（指導者）

取り組むべき課題の把握」という点にある．フィードバック対象が一般人か競技スポーツ選手かによって関心は大きく異なり，優劣の判定基準の設定も異なる（表21-2）．また一般人を対象とする場合でも対象者の年齢段階によってフィードバック内容は異なる．

(1) 一般人に対するフィードバック：幼児期～青年期

体格・体力の発育発達スパート期にある幼児期から青年期は，将来に備える体力の「貯金」のために体力の全面的な向上，あるいは反復測定による体力の"伸び"（変化）に焦点を当てるべきである．ただし各年齢段階において発育発達スパート期となる体力要因は異なる（第II部4章参照）ため，体力の発育発達特性を十分に理解しなければならない．ある児童の握力値が低い場合，青年や競技スポーツ選手にコメントするように「筋力トレーニングを取り入れよう」とするのではなく，「外遊びや運動をたくさん行って，いろいろな運動ができる強い身体をつくろう」とフィードバックすべきであろう．また生涯を通して定期的な身体活動を生活習慣に取り入れられるよう，体力の向上や定期的な身体活動の重要性を早い段階から理解できるようにフィードバックすることが望ましい．幼児は体力測定・調査結果の内容を理解することは難しいため，保護者や保育者へフィードバックを行い，日常生活習慣を改善できるよう支援することになる．また児童・生徒・青年期を対象とした場合は，本人に結果をフィードバックすることが多い．しかし日常生活を問題なく過ごしている者たちにとって，体力が低いことが将来の生活習慣病罹患リスクを高めたり，高齢期の日常生活自立困難を引き起こすなどと説明しても関心は低い．これらの対象者の場合には各体力要因を向上させることのメリット，および体力が劣る子どもが「運動嫌い」にならないように前向きな表現を工夫して説明（教育）すべきであろう．

(2) 一般人に対するフィードバック：壮年期～高齢期

加齢に伴う体力低下が疾病罹患や日常生活自立困難などの問題に深くかかわる壮

年期以降は，健康の保持・増進（疾病予防）や体力低下への備えに関心が高まる時期である．壮年期以降も高い体力水準を目指すことが理想かもしれない．しかし疾病罹患リスクの低減や日常生活自立度維持などの目標を達成できる必要最低限の基準を設定することも大切である．

　たとえば近年の身体活動ガイドラインの多くは疾病罹患リスクの低減や，日常生活自立度を維持するために最低限の実践すべき活動量基準を提示し，高い体力水準の人にはより高い活動量基準を別に設定している．これはすべての人にとって高い体力水準，または体力向上を目的とした身体活動を行うことは理想であるが，壮年期や高齢期では体力の個人差が拡大しているため，最低限の体力水準を満たす目標を設定せざるを得ない現実があるためである．したがって中高齢者の評価基準は，測定集団，個人の価値観，活動欲求，罹患歴，生活状況などによって変化すると考えるべきである．特に高齢者では健康度や体力の個人差が非常に拡大しており，体力向上や身体活動習慣への関心や動機づけ（モチベーション）の個人差も大きい．そのため日頃から体力維持を目的として身体活動（運動）を継続している高齢者集団や個人に対しては，若年者の体力基準と比較したり，体力年齢を算出して"心身の若さ"を数値で確認してもよいであろう．

　一方で健康問題を抱えていたり，体力低下に漠然とした不安を感じている者や，そもそも健康や体力の維持や身体活動習慣に無関心な者に対しては，単純に体力の優劣を示してもフィードバックの効果は低く，これらの対象には，疾病罹患リスクの低減や日常生活自立度の目標（メタボリックシンドロームやロコモティブシンドローム予防）を示し，その水準を超えていれば「良」と判定したほうがよいであろう．中高齢者はこのような外的基準による絶対的評価の方が健康や日常生活を営むうえでの問題点を想起しやすく，関心を示すことが多い．このような対象者は体力測定結果が「劣る」と判定された場合，危機感を感じて生活習慣の改善のきっかけとする人もいれば，諦めたり「運動は嫌い」あるいは「運動が不得意である」ことを再認識したり，ますます身体活動を避ける可能性もある．さらに体力測定結果を深刻に受け止めすぎて，日常生活への自信ややる気をなくすこともある．したがってフィードバックは「客観的に正しく伝えること」だけではなく，「今後を前向きに生活できるような伝え方」をすることも重要である．特に一般人は，結果の「悪いところ」に注目しがちなので「良いところ」にも目を向けるように指導することが大切である．

(3) 競技スポーツ選手に対するフィードバック

　競技スポーツ選手は，競技パフォーマンス向上や障害予防に関心があり，体力（専門的体力）をそのための基盤として捉えている（Ⅲ部9章参照）．基盤としての体力（基礎的体力）は高ければ高いほどよいと評価でき，競争相手（チーム）より優れていることも求められるので，評価基準は高くかつ目標とする外部の集団（ライバルチーム，トップ選手）を意識して設定する．競技スポーツ選手は総じて一般人よ

図21-3 フィードバックされるべき情報

りも体力水準が高いため，一般人の体力標準値と比較しても有益な情報にはなりにくい．選手は体力を高めることに高いモチベーションを有しているので，測定集団内でのランキングを提示するなど，優劣を明確にして危機感やモチベーションを高める材料としてフィードバックを利用することも必要である．

またフィードバック情報は競技スポーツ選手のみならず，監督やコーチ，トレーナーとも共有し，トレーニング計画の資料として活用できるようにするべきである．疾病や障害からの復帰の目標（リハビリ目標）についても，一般人は社会復帰であるが，競技スポーツ選手は競技復帰であり，後者の基準は高い．第Ⅱ部4章（図4-4，p58）に示したように体力測定対象の体力水準や目的は異なる．フィードバックにおいても対象者の体力水準や目的に応じた評価基準を設定しなければならない．

2）フィードバックされるべき情報

体力測定および調査結果の活用により，個人が得られる利益として以下があげられる（図21-3）．

一般人を対象に体力測定を行う場合，他人の結果と比較することに関心をもたせるのではなく，自己の体力水準や活動力の現状把握，あるいは個人内変化（改善度）を確認することで，今後の生活において「何を」「どのように」改善，注意すべきかを理解してもらうようにしなければならない．体力水準の優劣が強調されすぎると，体力の低い人は体力測定を敬遠するばかりではなく，運動実践現場からも足が遠のくことになりかねない．たとえば高齢者の場合，「体力測定に参加できたこと自体」

が素晴らしいことだと捉え，今後の生活にプラスとなるようなフィードバックをするべきである．また改善方法は，できる限り個人の状況に応じて，具体的（specific）で，挑戦的（challenging）で，現実的（realistic）であり，達成可能性（attainable）を有し，その効果を評価できるもの（measurable）でなければならない．これらは，それぞれの頭文字をとってSCRAM（図21-3）といわれ，フィードバック内容がSCRAMを満たしているかをつねに考えることが重要である．

競技スポーツ選手の場合，測定結果を積極的に他者と比較し優劣を明確にしてもよいが，前提としてそれらの優劣が競技パフォーマンスや障害予防とどのように関連しているかが明確でなければならない．しかし測定結果を改善することがパフォーマンスに直結するとは必ずしも限らない．体力測定項目は競技で重要となる体力や運動能力，基礎的運動技能を評価しているに過ぎないので，測定結果を踏まえてスキルトレーニングとどのように連携を図るべきかを明確にしてフィードバックしなければならない（第Ⅲ部9章参照）．

6．体力測定・調査結果のフィードバックの3大原則

体力測定のフィードバックでは結果を整理して個人に結果票をわたす．この過程における3大原則として，「迅速」「見やすい」「わかりやすい」があげられる．この原則を守れていないフィードバックは意義が薄れる．「迅速」とは速やかに結果を返却することで，原則として測定終了と同時に結果票をわたすようにする．対象者が測定結果に最も関心をもっているタイミングは実施直後なので，このタイミングでフィードバックすると，測定および調査実施内容と合わせて改善点や今後の生活に活かすアドバイスも伝えやすく，教育効果も高くなる．データ集計してから後日フィードバック票をわたすこともあるが，時間をおいてから詳細なフィードバック票を返しても，十分に見てもらえないことが多い．したがって測定者側は測定および調査終了と同時に，対象者にとって有益となる情報を何かの形で返却できるように努めなければならない．

「見やすい」と「わかりやすい」について悪い例から解説すると，図21-4のフィードバック票では，「数値の羅列」「用語が専門的でわかりにくい」点で不適切である．対象者は健康・スポーツ科学領域の専門家ではないので，数値を示してもその意味を理解できない．

7．フィードバックの3大原則を満たすための工夫

1）視覚的にわかりやすくする

対象者のほとんどは体力測定値の数値の意味を理解できない，または数値には関心が低い場合が多いので，数値を羅列してもあまり意味がない．そのため体力測定

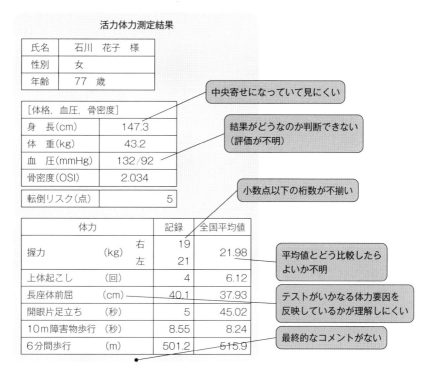

図21-4 見にくい，わかりにくいフィードバック例

結果は可能な限りグラフなどを利用して視覚的に表示することを心がけ，提示目的によって棒グラフ（実測値，標準得点），レーダーチャート（標準得点），折れ線グラフ（標準得点），座標点（正常・異常の判定）を使い分けるとよい．各グラフの例は次項にまとめる．ただしグラフは数値よりもスペースを要するため，フィードバック票の紙面に制限がある場合は特に重要な項目のみグラフにしてもよいであろう．

2）結果を解釈しやすくする

グラフを利用して視覚的にわかりやすく提示しても，結果の良し悪しの判断はできない．この判断には必ず比較する基準値が必要となる．基準値には本章2〜4で説明したものから利用すればよいが，外的基準を用いたほうが対象者の理解を得やすい．一般人の場合，母集団の平均値，標準偏差（標準値にもとづく相対的評価），生活習慣病の罹患リスクなどを判別する境界値（カットオフ値），健康科学的または医学的見地から定義される基準などが利用される．いずれの立場からの評価が適切なのか判断を要する．たとえば成人のBMIや体脂肪率の場合，集団内の位置（相対的評価）というよりも肥満か否か（絶対的評価）に関心があるであろうし，小学生の50m走の場合，集団内の相対的評価や全国平均値との比較（絶対的評価）が理解しやすいであろう．

カットオフ値は測定値から特定の現象（疾病罹患，転倒，要介護など）を最も予

表21-3 二次予防事業対象者把握のための運動機能測定（介護予防マニュアル改訂委員会（2012）より作表）

運動機能測定項目	基準値	
	男性	女性
握力(kg)	<29	<19
開眼片足立ち時間(秒)	<20	<10
10m歩行時間(秒)	≧8.8	≧10.0
（5mの場合）	（≧4.4）	（≧5.0）

測判別できる境界値であり，その現象が発生するリスクを説明できる．たとえば高齢者の介護予防のための体力測定では，厚生労働省の二次予防事業対象者（旧：特定高齢者）の運動機能評価として，表21-3のカットオフ値が設定されている．これによって測定値に「リスクが高くなる基準値」という絶対的な評価が可能になることに加え，そのカットオフ値とともに提示されるオッズ比（odds ratio）や相対的危険率（relative risk：RR）を参考にできる．オッズ比や相対的危険率はカットオフ値を基準に，その外的基準（疾病罹患など）のリスクの程度を数量的に何倍になるかを説明できる．カットオフ値を設定した論文，著書などには必ず記載されているので併せて利用するとよい．

また測定集団や母集団の平均値，標準偏差（全国平均値や標準値）を基準値として利用できれば，次項で説明する標準得点を算出することが可能となる．ただし全国平均値や標準値の算出に利用された母集団の特性が，測定を行った測定集団と同質と考えてよいかを考えるべきである．

3）どの項目が良くて，悪いのかわかりやすくする

全国平均値や標準値と比較する場合，項目ごとに比較できても項目間の比較は容易ではない．たとえばAさんの体力測定結果と全国平均値を比較すると，Aさんの値はいずれの項目も全国平均値より劣っているが，どの項目がどのくらい劣るかまではわからない（表21-4）．このような場合，標準得点を算出するとわかりやすい．標準得点にはいくつか種類があるがTスコア（偏差値）が最も利用される．

$$T スコア = 10 \times (個人の測定値 - 標準値) / 標準偏差 + 50 \quad \cdots\cdots 式(1)$$

全国平均値，標準偏差，Aさんの測定値を上記の式(1)に入れ，それぞれ算出する．ただし10m歩行時間のように測定値が小さいほうが優れる項目の場合，以下の式となる．

$$T スコア = 10 \times (標準値 - 個人の測定値) / 標準偏差 + 50 \quad \cdots\cdots 式(2)$$

表21-4の3つの測定値のTスコアは，それぞれ開眼片足立ち時間：48.8，膝伸展力：43.8，10m歩行時間：44.6となる．

Tスコアの利点は単位が異なっても比較できる点にある．算出したTスコアから膝伸展力が最も劣ることが理解できる．Tスコアは標準値と同じであれば50を

表21-4 体力測定結果の例

測定項目	Aさん	全国平均値±標準偏差
開眼片足立ち時間(秒)	32.0	36.4±38.1
膝伸展力(kg)	8.3	16.6± 4.8
10m歩行時間(秒)	7.3	6.3± 1.9

表21-5 Tスコアと5段階評価の対応

5段階評価	Tスコア
5：とても優れる	65以上
4：優れる	55～65未満
3：ふつう	45～55未満
2：やや劣る	35～45未満
1：とても劣る	35未満

表21-6 新体力テスト総合評価基準表（男女共通）

段階	20～24歳	25～29歳	30～34歳	35～39歳	40～44歳	45～49歳	50～54歳	55～59歳	60～64歳	段階
A	50以上	49以上	49以上	48以上	46以上	43以上	40以上	37以上	33以上	A
B	44～49	43～48	42～48	41～47	39～45	37～42	33～39	30～36	26～32	B
C	37～43	36～42	35～41	35～40	33～38	30～36	27～32	24～29	20～25	C
D	30～36	29～35	28～34	28～34	26～32	23～29	21～26	18～23	15～19	D
E	29以下	28以下	27以下	27以下	25以下	22以下	20以下	17以下	14以下	E

（文部科学省「新体力テスト実施要項（20～64歳対象）」）

示し，おおむね20～80の範囲をとる．この範囲外である場合，その測定値が異常値（測定ミスなど）である可能性がある．ただし測定にミスがなければ，その個人が標準値を算出した集団では異質だと考えられる．たとえば要介護高齢者の標準値を利用して元気な高齢者の測定値のTスコアを算出すると80を超えることもある．これは用いる標準値が適切ではないといえる．本来Tスコアは集団の測定値が正規分布に近似するときに有効な統計量であることに注意すべきである．Tスコアなどの標準得点を算出した場合，測定項目間の比較については個人プロフィール（レーダーチャートなど）を利用すると視覚的にわかりやすくなる（次項参照）．またTスコアから「とても劣る」～「とても優れる」の5段階評価をすることも可能で，表21-5にTスコアと5段階評価の対応を示している．

4）プロフィール評価によって個人内変化を把握しやすいようにする

体力測定の結果を測定値やTスコアの数値表で示しても一般人には理解しにくい．そのため可能な限り，棒グラフ，折れ線グラフやレーダーチャートにより個人プロフィールを作成し，視覚的に提示することが望ましい．また定期的に体力測定を実施している場合，発達バランスやトレーニング効果の個人内変化を示すと理解しやすくなる．文部科学省新体力テストの総合評価基準表（表21-6）や標準値にもとづくTスコアから折れ線グラフ（平行プロフィール，図21-5），レーダーチャート（多角形プロフィール，図21-6）で，過去のグラフと同時記載することにより，どの体力要因が発達しどの要因が低下したかも理解しやすくなる．個人内評価を適切にフィードバックできれば，それ以降の体力測定参加の継続率を高められる可能性が高い．

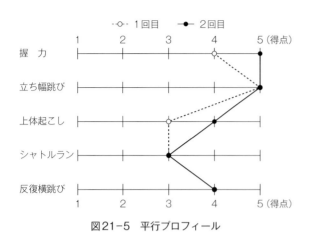

図21-5 平行プロフィール

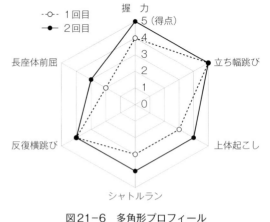

図21-6 多角形プロフィール

表21-7 体力測定直後にフィードバック票を渡す準備

	・各体力測定項目の基準値（カットオフ値，標準値）を用意 ・フィードバック票のフォーマットを作成（体力測定の個人記録用紙の各測定項目欄の位置を，フィードバック票に記載する順に配置するとよい）	
	[パソコンによる自動作成]	[手書きによる作成]
体力測定前	・エクセルなどの表計算ソフトを準備 ・個人の記録を入力すれば表計算ソフトの関数によってＴスコアなどが自動計算され，かつグラフなどがフィーバック票に反映されるように準備	・各体力テスト項目について，Ｔスコアに対応する測定値一覧表を作成（Ｔスコアに対応する測定値算出式（3），式（4）参照） ・フィードバック票を必要人数分，印刷
体力測定後	・パソコンに測定値を入力 ・自動作成されたフィードバック票を印刷	・フィードバック票に記入 ※Ｔスコア一覧表から測定値に対応するＴスコアを探し，グラフを手書きする

5）測定終了と同時に上記の結果票をわたす

　測定結果は体力測定終了後，速やかに返却できればフィードバックによる教育効果は最も大きい．体力測定直後に上記の1）～4）に次項を満たす資料を返却するためには工夫が必要である．表21-7に示す手順で準備するとよい．

　あらかじめエクセルなどの表計算ソフトを利用し体力測定値を入力すれば，フィードバック票が自動計算される仕組みを作っておくと便利であり，以下の利点がある．

・見やすいフィードバック票を提示できる．
・フィードバック票作成時にデータ入力することになるので，パソコンにデータを保存できる

　一方で，以下の欠点がある．

・自動計算するシステムを作っておく必要がある（エクセルの関数の知識が必要）．
・測定場所にパソコンとプリンターを準備しなければならない．
・大人数で測定する場合，パソコンが複数台ないと混雑し時間がかかる．

フィードバック票を自動計算させるシステムは，事前にフィードバック票のフォーマットとデータ入力フォーマットを別々のシートに作成しておき，データ入力のシートに個人の結果を入力すると，フィードバック票のシートがその値を自動参照し，入力と同時にフィードバック票を作成するものである．グラフなども参照セルをデータ入力シートに指定しておくことにより，入力と同時にグラフが完成する．

自動計算システムの構築，印刷，入力・印刷時間の問題が解決できない場合は，準備したフォーマット票に手書きでグラフなどを作成する方法を利用するとよい．検者（測定者）が多ければ，複数人のフィードバック票を同時に作成でき，短時間に多くのフィードバックが可能になる．Tスコアの場合，レーダーチャートグラフの外枠を作っておき，各測定値のTスコアをプロットして，プロット間を線で結べばよい．ただしTスコアをその場で1つ1つ計算していると時間がかかるので，Tスコア20～80に対応する各測定項目の測定値を一覧表として作成しておくとよい．測定値が一覧表にある対応値の間となることもあるが，近いほうの値を利用すればよいであろう．ちなみにこの対応表の計算は，Tスコア算出式を変形した以下の式で行う．

Tスコアに対応する測定値＝（Tスコア－50）／10×標準偏差＋標準値 …式（3）

ただし測定値が小さいほうが優れる場合（50 m走，反応時間など）は，以下の式となる．

Tスコアに対応する測定値＝標準値－（Tスコア－50）／10×標準偏差 …式（4）

［例（表21-4の値から）］
○開眼片脚立ち時間におけるTスコア45，55，60に相当する測定値
　　Tスコア45：（45－50）／10×38.1＋36.4＝17.35 秒
　　Tスコア55：（55－50）／10×38.1＋36.4＝55.45 秒
　　Tスコア60：（60－50）／10×38.1＋36.4＝75.50 秒
○10 m歩行時間におけるTスコア45，55，60に相当する測定値
　　Tスコア45：6.3－（45－50）／10×1.9＝7.25 秒
　　Tスコア55：6.3－（55－50）／10×1.9＝5.35 秒
　　Tスコア60：6.3－（60－50）／10×1.9＝4.40 秒
※算出例をみてわかるように，Tスコアの部分のみ変わるので，エクセルなどの表計算ソフトのセルコピー機能で簡単に算出可能．

ただし上記の方法は事前に基準値を用意できる場合であり，測定集団の相対的評価の場合には測定値の集計が必要なため利用できない．

6）可能な限り解釈を加える

対象者は体力の概念や各体力要素と日常生活動作成就のかかわりなどを理解していないことが多い．ここまで説明してきた工夫により，測定結果の優劣は理解でき

てもそれが何を意味するのか，今後の生活においてどのような点に注意すればよいのかまではわからない．「優れていたのでよかった」「劣っていたので残念」で終わってしまっては体力測定の教育的意義は損なわれてしまう．たとえば文部科学省新体力テストで握力は組テストとして全身の筋力の代表項目として選択されているので，結果が悪かったときに「明日から握力のトレーニングをしなければならない」とか「握力が低くても別に問題ないのでは」と認識されるのであれば誤ったフィードバックとなってしまう．握力の測定結果から，日常生活活動作において必要な種々の筋力を向上させていくように導かなければならない．つまり一般人に対しては測定結果の意味を理解できるように伝える方法を工夫することが大切であり，個別での面談とフィードバック票にコメントを付記して配布する方法がある．

　個別での面談は各個人に沿った情報や，集団の全体的傾向について多くの情報を伝えることができる点で大きな利点がある．また対象者は疑問点について質問できるため体力測定参加への満足度，リピート率ともに高められる．さらに高齢者などは自分の体力低下の現実を知ってショックを受け日常生活活動に消極的になることもあるので，それらの対象に対して前向きなフォロー（体力測定に参加できたことに意味がある，このくらいなら少しだけ意識を変えれば取り戻せるなど）を入れられる点も面談のよい点といえる．しかし面談法は測定者の負担が大きく，多人数を対象とした測定ではかなりの検者数を要する．また口頭で伝えられたことは比較的早くに忘れしまうという問題点もあり，伝えるべき情報の優先度を考えて情報量を厳選することも大切であろう．対象者は面談時に日常生活における体調や不具合など医学的な悩みなどについて相談してくることも少なくないが，病気や不具合について診断できるのは医師のみである．軽々な回答は慎み不安があれば医師の診察を勧めるなどに留めるべきである．

　一方コメントを付記したフィードバック票の配布は，あらかじめ結果の解釈などのコメント文を数パターン用意することにより個人の状況にある程度応じたコメントもできる．コメント文は資料として残るため後で読み返すことも可能である．反面コメントの情報量が多くなると読まれず，視覚的にも煩雑で堅苦しい印象を与えてしまう．また文章を一般の人が理解しやすいようにすると，かえって誤解をあたえる可能性もあり注意が必要である．したがって体力測定直後にフィードバック票を返したときに，個別面談で説明と質問を受け付け，大切な事項はコメントで簡潔に付記しておくことが最良といえる．現実的には測定者側の準備時間と人員数を考慮しつつ，対象者の満足度を高める努力が必要である．

8．フィードバックの実際

1）幼児期・児童期の体力測定・調査結果のフィードバック

　幼児期の体力測定・調査の場合，幼児自身がフィードバックを受けて生活習慣

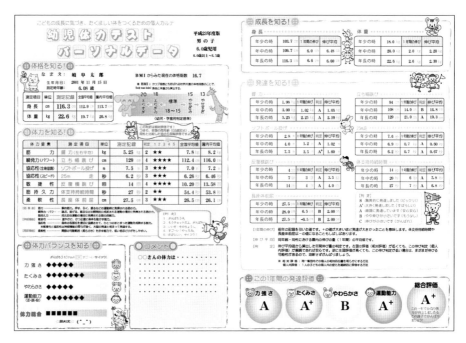

図21-7 幼児期のフィードバック資料の例

や取り組む運動内容を見直したり改善することは難しい．そこで結果は幼児本人ではなく保護者または保育者（教員）にフィードバックして子どもの運動機会を創出したり，新しい運動へのチャレンジを促し生活習慣の見直しにつなげることが望ましく，現状を把握するとともに改善策を考える必要がある．児童期の体力測定・調査の場合，児童は測定結果の優劣については理解できるので本人に向けたフィードバックは有効かもしれないが，幼児期と同様に保護者または保育者（教員）へのフィードバックにより子どもの生活習慣改善や運動実践への支援を促すことが重要である．

　幼児期は発育発達の個人差が大きいため，体力測定で個人の優劣を明確にするようなフィードバックに否定的な見解をもつ人は少なくない．しかし発育の個人差というバイアスによって，保護者や保育者（教員）が幼児・児童の運動習慣の質（内容）と量（活動量）に問題があっても気づきにくいという現状もある．幼児期・児童期は神経系の発育スパート期にあり，俗にいう「運動神経のよい子ども」が形成される重要な時期であるので，少なくともこの時期に多種多様な遊びを通して基礎運動技能を高める積極的な取り組みにより，「運動（身体を動かすこと）が好き」という子ども増やすことができるであろう．そのためにも日常から子どもに接している保護者や保育者（教員）が，経験的，主観的判断により体力を把握するのではなく，客観的な資料（体力測定結果）にもとづき，運動が苦手や体力が劣る子どもを早期に発見する感度を高めることも重要である．

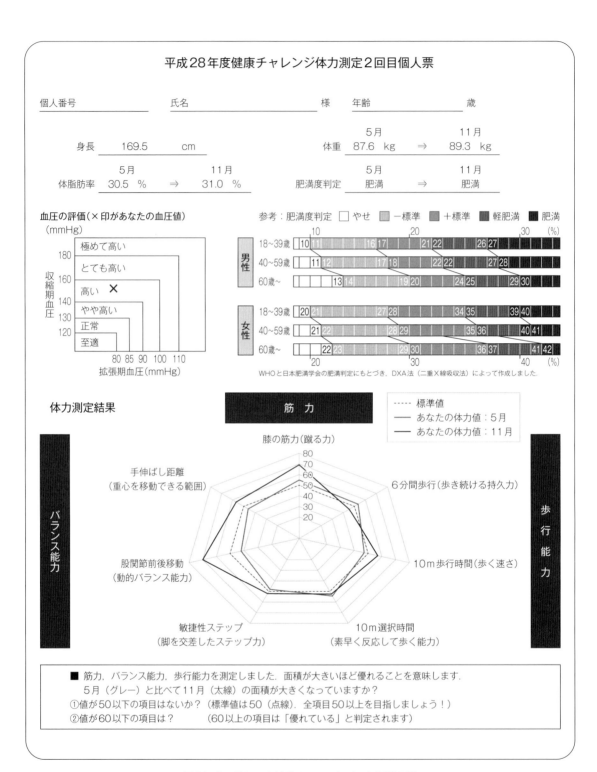

図21-8 壮年，高齢者のフィードバック資料の例

体力測定・調査は客観的な情報によって経験的，主観的判断との整合性を確認する機会と捉えるべきである．したがって幼児期・児童期の体力測定・調査のフィードバックは，体力や運動能力を改善・支援すべき子どもの発見および改善策に重点が置かれる．保護者や保育者（教員）がそのような子どもに対してどのような支援ができるかをフィードバック時に情報提供すべきである．一方で体力，運動能力に優れる子どもの多くは「運動が好き・得意」「活動量が多い」「発育にも何ら問題がない」に該当するので，現在の生活習慣を継続すればよい．また体力測定や調査は発育発達状況の把握，改善・支援策の効果の確認をするために定期的に実施することを基本とし，フィードバック票は年次変化が理解できる資料とすべきである．

　図21-7は市販のソフト（竹井機器工業社）による幼児の体格・体力測定結果のフィードバック資料を例示している．幼児期・児童期に必要な各体力要因を測定することにより，どのような運動をより積極的に取り組むべきかといったことも明確となろう．

2）壮年期から高齢期の体力測定結果のフィードバック

　中高齢者は体力の優劣よりも体力と日常生活とのかかわり，あるいは健康度や疾病罹患リスクの程度に関心があることが多く，具体的な数値や結果についての説明文は中高齢者に理解されにくい．したがって視覚的にわかりやすいフィードバックが重要となる．数値を提示する場合は判定基準を並記したり，その数値の評価内容を提示する．図21-8は高齢者の体力測定結果のフィードバック資料の例を示した．

　図21-8の個人票はエクセルのVLOOKUP関数を利用すると効率的に作成できる．エクセルシートにID番号を左端に置いて，横並びに個人票で使用する測定値やTスコアなどを置く．個人票の数値やグラフ数値を反映させるセルに，「＝VLOOKUP（ID番号，全員のデータ範囲，反映させる測定値が置かれた列番号，0）」と入力すればよい．図21-8の例では個人番号の箇所のみID番号を変更すればID番号の数値，グラフが変更できる．

文　献

アメリカスポーツ医学協会編，青木純一郎，内藤久士監訳（2010）ACSM 健康にかかわる体力の測定と評価-その有意義な活用を目指して-．市村出版．
出村慎一（2004）［例解］健康・スポーツ科学のための統計学 改訂版．大修館書店．
出村慎一，山次俊介（2011）健康・スポーツ科学のためのやさしい統計学．杏林書院．
出村慎一監修，宮口和義，春日晃章，村瀬智彦編著（2012）幼児のからだとこころを育てる運動遊び．杏林書院．
出村慎一監修，宮口和義，佐藤　進，佐藤敏郎ほか編（2015）高齢者の体力および生活行動の測定と評価．市村出版．
介護予防マニュアル改訂委員会（2012）介護予防マニュアル改訂版．三菱総合研究所人間・

生活研究本部.

Lohman TG (1987) The use of skinfold to estimate body fatness on children and youth. Journal of Physical Education, Recreation & Dance, 58: 98-103.

松浦義行（1983）現代の体育・スポーツ科学，体力測定法．朝倉書店．

文部科学省「新体力テスト実施要項」(http://www.mext.go.jp/a_menu/sports/stamina/03040901.htm，参照日：2018年12月28日)

和文索引

[あ行]

アイントーベンの三角形　252
握力　118, 131, 154, 173
　　——解析システム　228, 230
アジリティテスト1　143, 146
アジリティテスト2　143, 146
圧迫骨折　242, 244
アテネ不眠尺度　268, 270
アデノシン三リン酸　194
アトウォーター係数　255
アルキメデスの原理　102
鞍関節　235
安全管理　298
安定性限界　212

医学検査　68
異常姿勢　245
異常値　313
一貫性　22
一致係数　45
一般的運動能力　139
移動能力　176, 217
　　——評価テスト　169
異文化　267
因果関係　24
インパルス　205
インフォームドコンセント　306

ウエスト／ヒップ比　99, 101
浮き趾　246
　　——検査　246
運動学習　64
運動器官系　205
運動器検診　242
運動器症候群　61
運動技能　147
　　——習熟　14
運動成就　2, 3, 8, 19, 25, 56, 62
　　——尺度　32, 33, 34, 40
　　——測定　72
　　——テスト　68, 69, 152, 154
　　——能力　135
運動処方　197, 198, 290
運動制御能力　206, 230
運動耐容能検査　250

運動単位　183
運動適正検査　3
運動能力　4, 12, 54, 56
　　——テスト　4, 130, 131, 132, 134, 135, 137, 155
　　——の階層的仮説構造　55
運動負荷時　72

疫学研究　266
易転倒性　242
エネルギー消費量　250
エネルギー代謝測定　255
遠投能力　221
円背　242, 245

凹背　245
横断的研究　23, 24
応答値　14
往復持久走　122
往復走　142
オープンスキル　147, 215
オシロメトリック法　251
オタワ憲章　5, 264
オッズ比　320
折れ線グラフ　319, 321

[か行]

下位概念　89, 299
介護予防　180, 320
外的基準　311, 313, 314, 319
　　——値　141
外的な適応　284
回答選択肢　91
解読力　286
介入　24, 298
　　——変数　18
回復力　273
下位要因　299
外乱　215
　　——応答　209
外力　209
　　——負荷　208
ガウス分布　39
カウプ指数　101
カウンタームーブメントジャンプテスト　187

科学的尺度　27
過緊張　281
核磁気共鳴映像法　108
学習行動　293
　　——調査　292
　　——調査表　294
拡張期血圧　251
角度計　238, 240
角度法　133, 238, 239
確率論的論理　22
確率分布　39
顆状関節　235
仮説構造　3
加速度センサー　73
片足立ち　208, 209
片足爪先立ち　208, 209
片足ホッピング　145
課題凝集　285
課題指向性　289
価値態度調査　288
　　——表　289
活動電位　250, 254
カットオフ値　81, 319
カテゴリー尺度　29
加法性　15
簡易採点法　272
間隔尺度　15, 27, 30
感覚尺度　79
感覚の尺度　15, 27
換気性閾値　199
環境的要因　19, 35
環境要因　25
間欠性回復力テスト　202
間欠性持久力テスト　202
間欠的運動　202
還元　9, 310
観察　77, 78, 86, 87, 88, 94
　　——値　14
　　——的研究　23
　　——評価　57
　　——変数　31
緩衝能力　206, 208
関節可動域　234, 237, 238, 239
関節機能　234
関節弛緩性　238
間接測定　1, 17, 31, 33, 35, 40, 50, 68, 70, 152

間接熱量測定法　255, 256
間接法　195, 197, 200
冠動脈疾患　195
寒冷血管拡張反応　260

記憶効果　46, 47
記述的研究　1, 24
記述法　90
基礎運動技能　325
基礎運動能力　139
基礎運動要素　139
基礎計測　249
基礎行動体力　139
基礎的運動技能　147, 148
基礎的体力　66, 139, 316
基礎動作特性　140
規定テンポステップ　221
　　──テスト　173, 210
キネティクス　159
キネマティクス　159
機能的移動能力　169
技能的要因　38
技能評価基準　165
気分　270, 280, 283
　　──尺度　283
　　──状態　282
　　──プロフィール　283
脚筋力　70
脚パワー　69
客観性　22, 27, 48, 50, 81, 89, 92, 157, 170
客観的尺度　15, 17, 27, 77
客観的出力　230
キャリパー法　104
球関節　235
求心性収縮　182
級内相関係数　45, 46
急歩　124
休養　268
　　受動的──　268
　　身体的──　268
　　精神的──　268
　　積極的──　268
教育目的　303
　　──による測定　49
　　──の測定　25, 310
協応能力　62, 66, 70, 135, 136, 137,

140, 206, 220, 221, 223
境界値　319
競技社会的スキル　283
　　──尺度　286
競技スポーツ　139
強制速度法　280
協調能力　70, 220
協働能力　220
胸部誘導　252, 253
虚血性変化　250
距離法　133, 238
記録　25, 36
　　──用紙　303
筋機能　180
筋酸素動態　250
筋持久力　59, 117, 119, 134, 180, 191, 192
筋ジストロフィー　246
近赤外光脳機能イメージング　255
近赤外分光法　106, 256
近赤外線法　106
近赤外分光脳機能計測装置　250
筋調整的発揮能力　206, 227
筋調整能　227, 228, 229
筋電図　254
筋パワー　132, 134, 180, 187
筋肥大　236
筋力　59, 132, 180, 207, 221
　　──指数　3
　　──発揮調整能力　206, 227

クイックリフト　189
空気置換法　102
クーパーテスト　196, 201, 202
矩形面積　211
組テスト　71, 324
　　体力──　116, 299
クラウス・ウェーバー最低限筋力テスト　4
グレーディング能力　227, 230
クローズドスキル　147
クロスステッピングテスト　175, 210
クロストーク　254

経験の世界　22, 27

形態　8, 12, 98, 99, 140, 312
　　──指数　98, 99, 101
経頭蓋超音波ドプラ法　255
軽度認知機能障害スクリーニング　83
ケースコントロール研究　23, 24
ゲームズマンシップ　289
ゲーム分析　75, 164
血液検査　258
血液成分　250
血中乳酸濃度　250, 257
研究計画法　37
研究デザイン　23, 25
研究目的　303
　　──の測定　25
　　──の体力測定　298
元型尺度　33
健康　4, 264
　　──観　269
　　──関連QOL　267
　　──関連体力　58, 60, 125, 184
　　──障害　59, 60
　　──状態　266, 308
　　──診断　305
　　──チェック　305
　　──度　264, 326
　　──度・生活習慣診断検査　266
　　──日本21　268
言語記述スケール　92
原始尺度　27
検者間信頼性　14, 48, 51
検者内信頼性　48, 51
検出力　31
現象の世界　18, 22, 27
懸垂腕屈伸　134
検体検査　249
検定力　31

高血圧　251
恒常性　56
構成概念　34, 89, 299
巧緻能力　206, 220, 223, 224, 226
行動　277, 283, 288
　　──観察　9, 75, 86, 152, 153, 157, 164, 168
　　──体力　4, 5, 12, 54, 56, 66,

116, 206
──特性 279
高度経済成長期 263
更年期障害 64
合否判定 156
幸福感 267
項目選択 92, 93
項目分析 93
交絡因子 24, 95
コーチング 278
コード化 75, 80, 91, 301
コーヘンのκ係数 49
呼気ガス分析 195, 198, 255
呼吸交換比 250
国際10-20法 255
国際疾病分類 270
国際単位系 14, 17, 22, 25, 27, 29, 34, 77, 86
国際標準化身体活動質問票 83
心の状態 280, 283
心の捉え方 277
誤差 20, 25, 35, 43, 50, 88, 89, 104, 231, 300
　加算── 43
　過失── 36, 45, 50, 300
　偶然── 36, 38
　系統── 36, 37, 45, 50, 300
　恒常── 230
　誤差── 38
　誤差── 45
　試行間── 20
　絶対── 230
　比例── 43
　変動── 230
個人間変動 36
個人競技 139, 148
個人差 36, 210, 222, 316
個人志向性 284
個人の態度 283
個人プロフィール 321
個体 22
　──差 36
骨粗鬆症 64, 110, 114, 242
骨密度 110, 111, 113, 114, 249
コホート研究 21, 23, 24
コンディショニング 216
コントロールテスト 186

[さ行]
サージェントジャンプ 3
最大1歩幅テスト 173
最大筋力 184
最大酸素摂取量 71, 143, 194, 198, 200, 201, 250, 261
最大酸素負債能力 63
最大到達距離 212
最大無酸素性パワー 190
最低皮膚温 260
再テスト法 45, 46
サチュレーション 256
座標点 319
サルコペニア 98, 108
酸化ヘモグロビン 256
三次元加速度計 255
酸素動態 256
酸素飽和度 256
サンプリング周波数 229

試合中の心理状態診断検査 281
視覚化 16
視覚的アナログ尺度 30, 91, 92
自覚症状 305
自我指向性 289
磁気共鳴機能画像法 255
持久走 124, 131
持久力テスト 202
ジグザグドリブル 135, 221
ジグザグ歩行テスト 209, 213
支持基底面 208, 215
四肢誘導 252
矢状面 245
姿勢 98, 242
　──画像分析 244
悉皆調査 311
実験計画 37
実験室測定 68, 71, 72
実験的研究 19, 23, 24
実効値 211
実測値 14
質的評価 78
質の負担 271
質の変数 311
失敗回避傾向 279
疾病罹患リスク 326
質問紙 80, 264

──尺度 281
──調査 5
実用性 32, 49, 300
実力発揮度 282
自転車エルゴメータ 200
指標 14
　──追従ステップテスト 175
ジャイロセンサー 73
社会志向性 284
社会性 277, 283
社会の影響 283
社会の態度 289
社会的要因 288
若年成人比較 114
車軸関節 235
シャトルスタミナ 142
ジャンプパワーテスト 143, 144
周育 99
重回帰分析 15
自由記述 80
　──法 90
集合調査 307
有酸素性最大スピード 143
収縮期血圧 251
修飾要因 272
重心位置 208
　──移動 208
　──保持 208
重心移動 2, 19, 69, 154
従属変数 24, 311
集団競技 139, 148, 149
集団凝集性 283, 285
縦断的研究 21, 23, 24
柔軟性 207
柔軟能力 59, 74, 117, 120, 132, 140, 154, 234, 236, 237
　静的── 238
　動的── 238, 241
主観的尺度 7, 17, 27, 77
主観的出力 230
主観的段階分け 230
主観的バイアス 80
主観的判断 27, 68, 75, 77, 79, 152, 153, 157, 164, 325, 326
主観的評価 48, 89, 267
授業評価 293
主体的・制御可能要因 292

順位推定　154
順位法　91
順序尺度　15, 27, 29
順序性　15
瞬発力　69, 117, 119, 132, 134, 140, 220, 221
障害物跨ぎこし歩行　213
障害予防　316, 318
上体起こし　119
象徴化　16
情緒中心対処　273
情緒の安定性　279
情緒不安　281
職業性ストレス簡易調査票　270
自律神経　261
　　──機能　252
人為的なミス　36
人格　289
　　──概念　289
心筋酸素摂取量　251
心室　252
侵襲的　249
　　非──　249
侵襲的測定　6
　　非──　6
身体運動系　205
身体運動現象　2, 12, 18, 25
身体活動　21, 315
　　──ガイドライン　316
　　──習慣　316
　　──量　83, 98
身体機能　98
　　──水準　61
身体充実指数　101
身体充実度　15, 98
身体組成　8, 60, 98, 102
身体的緊張　281
身体的ストレス反応　271
身体的能力発揮　18, 31
身体的パフォーマンス　2, 9, 18, 77
身体的負担　271
身体的要因　292
身体モデル　161
身体動揺　210
伸張性収縮　183
伸張-短縮サイクル　188

伸張反射　235
心電計　250
心電図　250, 252
　　携帯型ホルター──　250
　　24時間ホルター──　253
真の値　36, 38, 45, 50
心拍出量　194, 250, 257
心拍数　194, 200, 250
心拍変動　252
深部体温　260
信頼性　32, 45, 48, 50, 72, 75, 81, 89, 141, 157, 186, 294, 308
心理状態　280, 281, 282
心理的競技能力　278
　　──診断検査　278
心理的コンディション　281
心理的ストレス反応　271
心理の側面　277
心理の要因　38, 292
心理特性　277

随意運動　208
遂行達成度　86
水中体重秤量法　42, 102, 106
垂直跳び　132, 141, 143, 187, 230
数値化スケール　92
数理的論理　22
数理の世界　18, 22
スキルテスト　66
スキルトレーニング　318
スクリーニング　282
スクワットスラスト　215, 217
スタティックストレッチ　237
スティックピクチャー　161, 163
ステッピング　216
　　──テスト　215
ステップテスト　210
ステップ動作　209
ステップ反応テスト　174, 210
ストレインゲージ計　186
ストレスコーピング　270, 273
ストレス対処方略　270, 273
ストレス耐性　56
ストレスチェック　272
ストレス反応　271
ストレスレベル　273
ストローク長　166

ストローク頻度　166
スパイダーテスト　142
スパイロメータ　197
スパイロメトリー　259
スピードテスト　143, 144
スポーツ意識　292, 283
スポーツ技術　66, 139, 147, 152, 157, 205
スポーツ技能　66, 147, 152, 205
　　──テスト　148
スポーツ行動　288, 289, 290, 292
　　──診断検査　290, 292
スポーツ状態不安診断検査　281
スポーツ態度　288, 290
スポーツテスト　130, 131, 132
スポーツ特性不安診断検査　281
スポーツに対する行動意図　292
スポーツの構成技能　147
スポーツの態度　292
スポーツライフ　288
スポットショット　149

性格　293
正確度　12, 36
正確投　221, 222
性格特性　280, 283
生活空間　61, 62, 82
　　──評価票　82
生活習慣　263, 266, 315, 325
　　──病　5, 21, 57, 59, 60, 98, 101, 110
正規分布　39
成功達成傾向　279
正常値　313
精神健康調査　266
精神的ストレス　56
生体現象　20
生体電気インピーダンス法　103, 106
静的筋持久力　192
静的最大筋力　185
静的収縮　181, 182, 191
静的瞬発力　184
精度　12, 36
生得的な運動　220, 221
青年用疲労自覚症状尺度　268, 269

生物的ストレス　55
生理的ストレス　55
脊柱側弯症　242, 244, 245
積極的健康観　4
絶対的持久力　184
絶対的評価　311, 313, 316, 319
折半法　45, 47
前額面　242, 245
線上歩行　213
全身持久性　217
全身持久力　59, 60, 117, 122, 125, 132, 140, 195, 200
　──テスト　201
全身反応時間テスト　207, 215, 219
全数調査　311
選択肢法　90
専門的の運動技能　147
専門的体力　8, 66, 139, 140, 316

総角度変動指数　212
相関係数　42
双極誘導　252, 253
総合的気分状態得点　282, 283
相対的持久力　184
相対的評価　311, 323
相対的危険率　320
壮年体力テスト　136
ソーシャルサポート　273
足圧中心動揺　210
足趾検査　246
測定　13
　──計画　31
　──参加同意書　306
速筋線維　191
ソフトボール投げ　123, 221

[た行]

体育実技　293
体育授業　289, 294
体温調節機能　261
体温調節中枢　260
体格　12, 315
　──指数　99
耐寒性　261
体協競技意欲検査　278

体脂肪率　42, 102, 249
代謝性疾患　195
体重支持指数　15
代償的ステップ　175
対人競技　139, 148, 149
対人凝集　285
体水分法　102
態度　288, 289, 292
ダイナミックステレオタイプ　147
耐乳酸性能力　203
体捻転柔軟度　241
体捻転テスト　240
体密度法　102, 103
対流　255
体力　3, 4, 12, 54, 264, 315
　──診断テスト　4, 130, 131, 132
　──水準　317
　──測定　58, 65
　──年齢　15, 316
　──の仮説構造　299
　──の構造　54
　──要因　74
　エネルギー系の──　205
　技能関連──　58
　サイバネティックス系の──　205
　自動制御機構系の──　205
　種目別──　66, 139
　生活──　60, 61
　特殊──　66, 139
多角形プロフィール　321
多肢選択法　91
多段階評価　80
立ち五段跳び　141
立ち幅跳び　119, 131, 154, 187
達成動機　289
達成動機理論　279
タッピングテスト　215
妥当性　3, 20, 31, 32, 40, 50, 70, 71, 72, 81, 89, 141, 186, 239
　因子──　41, 42, 44
　疑似──　42
　基準関連──　41, 42, 44
　教科──　40, 41
　交差──　41, 42, 44

　構成──　40, 41
　差異──　44
　実証的──　40, 42, 51, 227
　代替──　41
　定義による──　40, 41
　統計的──　40, 294
　内容──　14, 40, 41, 79, 89, 90, 164
　表面──　42
　併存──　44
　弁別──　41, 42, 44
　論理的──　40, 41, 70
多変量尺度　33, 34
単位軌跡長　211
単位面積軌跡長　211
段階的発達パターン　157
段階的要求値　227
段階得点　299
段階評価　311
段階評定尺度評価　311
単極誘導　253
短縮性収縮　182
単純・選択反応時間テスト　215
知覚の特性　279
遅筋線維　191
チャンバー測定　255
中枢神経系　205
長育　8, 99
超音波法　105
調査　77, 78, 88, 94
長座体前屈　120, 131, 236
調査票　80
　──作成　88
調整力　55, 62, 66, 74, 135, 137, 205, 206, 220
蝶番関節　235
跳躍台　220
直接測定　1, 17, 19, 31, 40, 68, 70, 73, 152
直接熱量測定法　255
直接法　195, 197

抵抗力　65
定性的測定　156
定量的測定　156
定量的評価　184

索引　333

デジタル握力計　229
テニスフィールドテスト　142
天井効果　300
転倒　208, 212, 215, 216, 217
　　──回避動作　61, 173, 175
　　──関連体力　61, 82, 168, 172
　　──後症候群　185
　　──予防　180, 185
　　──リスク　81, 110
伝導　255
点二系列相関係数　44

同一性　15
等間隔　27, 35
動機づけ　316
投技能　221
統計的仮説検定　28
洞結節　252
動作スキル　20
動作遅延　215
動作パターン　157
動作分析　69, 72, 73, 74, 152, 159, 163, 168
等質　24
同質　24
等尺性収縮　181, 182
動静脈酸素較差　194
等速性筋力測定器　249
等速性筋力評価装置　184
等速性収縮　181, 183
到達度評価　313
等張性収縮　181, 182
動的収縮　181, 182, 183, 191
道徳的態度　288, 289
等比性　15, 35
等比率　27
動脈血酸素飽和度　256
動脈硬化　250
動脈壁　251
動揺規則性　211
特異性の原理　181
特殊技能　147
独立変数　24
徒手筋力検査装置　186
突然死　251
特発性側弯症　242
跳び越しくぐり　137, 221

ドリブルターン　149
トルク-速度関係　190
ドロップオフ指数　203
ドロップオフテスト　203

[な行]
内臓脂肪型肥満　60
内臓脂肪蓄積　101
内臓脂肪面積　109
内的基準　311, 314
内的な適応　284
ナチュラルキラー細胞　56
斜懸垂腕屈伸　134
難易度　80

二系列相関係数　44
二重エネルギーX線吸収法　108
二重課題　300
二重積　251
二重否定表現　90
日常生活活動　61, 81, 117, 324
日常生活自立度　5, 316
日常生活動作　5, 9, 180, 215, 323
日本WHO協会　264
日本語版WCCL　273
日本版GHQ精神健康調査票　265
乳酸　191, 194
　　──性作業閾値　195, 197, 199, 257
　　──耐性　191
　　──蓄積開始点　257
尿検査　255
認知機能　176
認知的不安　281
認定評価　314

ネガティブ　271, 282
眠気　270
年間発達量　63

ノイズ　35
脳機能マッピング　250
脳性麻痺　246
能動的　183
脳波　250, 255

能力　289
　　──尺度　32, 33, 38, 40
ノルム　49, 50, 81, 311

[は行]
パーセンタイル順位　311
パーソナリティ　277, 288
バーピーテスト　215, 217
バイアス　36, 43, 79, 307
媒介変数　2, 18, 19, 31, 200, 312
肺活量　194, 250, 259
肺機能検査　259
背筋力　132
　　──指数　185
媒体　18, 298
バウンド・ホッピング　143
走り幅跳び　134, 187
発育発達スパート期　5, 315
発達指標　221
バッテリーテスト　3, 71, 116
パフォーマンス　277, 283
　　──テスト　197
バランスボードテスト　211
パワー-速度関係　190
判定基準　313
反動動作　189
ハンドボール投げ　123
反復横跳び　121, 131, 154, 207, 215

皮下脂肪厚法　104
非言語的コミュニケーションスキル　286
否定疑問文　90
ビデオ分析　69, 74, 75, 164
皮膚温　260
肥満　5
　　──度　15
　　──度評価　98
評価基準　77, 86
評価尺度　79
表出力　286
標準化得点　272
標準値　323
標準得点　34, 299, 319, 320
標準偏差　43, 319, 320, 323

評定法　91
標本　18, 22, 313
表面尺度　33
表面電極　254
平背　245
比率尺度　15, 27, 29, 30
疲労　268, 301
　　——自覚症状　86, 270
　　——自覚症状尺度　269
　　——自覚症状調査　85
　　——自覚症状調査表　268
　　——評価　86
敏捷能力　59, 62, 66, 70, 117, 121, 132, 140, 173, 174, 206, 214, 215, 219, 220

ファンクショナルリーチテスト　48, 208, 212
不安　281
　　——傾向　281
不安定板　209
フィードバック　9, 50, 116, 205, 231, 301, 309, 310, 314
　　——の3大原則　318
　　——票　322
　　教育的——　154
フィールドテスト　6, 49
フィットネステスト　141
フェイスシート　303
フェイススケール　92
負荷計測　249
負荷 - 速度関係　190
幅育　8
伏臥上体そらし　132
輻射　255
物理化学的ストレス　55
踏み台昇降運動　133
不眠　270
　　——症状　270
プラトー現象　199
ブレス・バイ・ブレス法　199
プロアジリティテスト　215
分時換気量　250
分析的研究　1

閉眼片足立ち　207
閉脚立位姿勢　210

平均台歩行　213, 221
　　——テスト　209
平均値　43, 319, 320
平均皮膚温　260
平衡機能障害　210
平行テスト法　45, 47
平衡能力　62, 66, 140, 206, 208, 220
　　静的——　208, 209
　　動的——　173, 208
平面関節　235
並列表現　90
ベースライン基準　313
ヘキサゴンドリル　215
ペグボードテスト　224
ヘモグロビン量　250
ヘルスプロモーション　5
偏差値　320
ベンドアンドツィストタッチ　241
変量　14

ボイル・シャルルの法則　102
防衛体力　4, 12, 54, 56, 65, 66, 116
棒グラフ　319, 321
方向指示刺激　218
房室結節　252
棒反応時間テスト　215
ボール蹴り　221
歩行能力　168
ポジティブ　271, 273, 289
母集団　22, 310, 319, 320
ホメオスタンス　56
　　心理的——　273
歩容分析　168, 170
ポリオ　246
本調査　93

[ま行]
末梢血管抵抗　250
末梢神経系　205
豆運びテスト　226
マルファン症候群　246
満足感　267

ミキシングチャンバー法　199

無酸素性作業閾値　199, 203

名義尺度　15, 27, 28
メタボリックシンドローム　57, 99, 109, 316
　　——診断　100
　　——診断基準　312
メディカルチェック　305
メンタルトレーニング　278
面談法　324

モアレ写真　244
モーションアーチファクト　254
モーションセンサー　73
目標基準　313
持ち運び走　137
モチベーション　316, 317
問題中心対処　273
文部科学省新体力テスト　116, 125, 131, 134, 136, 140, 168, 180, 185, 197, 200, 201, 215, 221, 301, 307, 311, 321, 324

[や行]
矢田部ギルフォード性格検査　279
やる気　278, 279

有酸素性最大スピード　145
床効果　300

よいテストの条件　93
要求値　228
幼児の運動能力　153
陽電子放射断層撮影　255
予測能力　206
予測発揮　227
予備調査　93
予備テスト　300

[ら行]
ライ・スケール　93, 278
ライフスタイル　60, 118
ラダー運動　62
ラボラトリーテスト　6, 8, 49, 143

リーダー資質　279
離散変数　34
立位ステッピングテスト　217
立位体前屈　133
リッカート法　266
リバウンドジャンプ　141
　　——指数　142
リバウンドドロップジャンプ指数　187
リバウンド・パス　149
リハビリテーション　159
リバロッチ・コロトコフ法　251
両足バウンディング　146
量育　8, 99
量的負担　271
臨界値　81
倫理指針　9, 298

レーダーチャート　272, 319, 321
レジリエンス　273, 275
練習効果　50, 224
連続逆上がり　136
連続性　33, 35
連続選択反応時間　218
連続選択反応テスト　174, 215, 218
連続変数　34

老化現象　64
ローレル指数　99, 101, 109
ロコモティブシンドローム　57, 61, 98, 316

欧文索引

α 運動ニューロン　254
α 波　255
β 波　255
δ 波　255
θ 波　255

accuracy　12
activities of daily living（ADL）　61, 81, 117
　　——テスト　61, 81
　　——テスト質問紙　126
　　——調査　117, 125, 307
　　——能力　185
　　機能的——　61
　　手段的——　61
agility　214, 215
anaerobic threshold（AT）　199, 203
athens insomnia scale（AIS）　270

Berg balance scale　210
bioelectrical impedance（BI）　103
　　——法　103, 106, 108
Bland-Altman 法　42, 43, 47
body mass index（BMI）　15, 99, 101, 109, 312, 319
body tracking test　210
bone mineral density（BMD）　114

cold induced vasodilation（CIVD）　260
concentric contraction　182
coordination　220
Cronbach の α 係数　45, 48, 93
CT 法　109

densitometry method　102
diagnostic inventory for sport counseling.5（DISC.5）　292
diagnostic inventory of psychological competition ability for athletes（DIPCA.3）　278
diagnostic inventory of psychological state during competition（DIPS-D.2）　281
DIHAL.2　266
double product　251
DXA 法　32, 106, 108, 111
dynamic contraction　181

eccentric contraction　183
electrocardiogram（ECG）　252
electroencephalogram（EEG）　255
electromyography（EMG）　254

face scale　92
functional magnetic resonance imaging（fMRI）　255
functional mobility　169
functional reach test　208

G-P 分析　93
GHQ 法　266

heart rate variability（HRV）　252
hydrometry method　102

I-T 相関分析　93
ICD-10　270
international physical activity questionnaire（IPAQ）　83
IPAQ 日本語版　83
international system of units（SI）　14, 17, 22, 25, 27, 29, 34, 77, 86
interval scale　30
intraclass correlation coefficient（ICC）　46, 48
IoT 技術　7
isokinetic contraction　183
isometric contraction　182
isotonic contraction　182

K-W テスト　4

lactate threshold（LT）　195, 199, 257
life space assessment（LSA）　82
limit of stability　212
　　——test　210

MKS 単位　17
MoCA 日本語版　83, 84
motor fitness　58
motor performance　2, 68
MRI 法　106, 108

NK 細胞　56
nominal scale　28
numeric rating scale　92

O_2Hb　256
odds ratio　320
onset of blood lactate accumulation（OBLA）　257
ordinal scale　29
O 脚　244

Physical fitness の構造　3
POMS® 2 日本語版　283
positron emission tomography（PET）　255
precision　12

QOL　5, 9, 58, 82, 264, 267
quickness　214, 215
QUS 法　113

range of motion（ROM）　238
ROM 測定　238
　自動——　239
　他動——　239
ratio scale　30
RDJindex　188
relative risk（RR）　320
repetition maximum　184
RHb　256
RJ 指数　142
RR 間隔　250

S-H（Sukemune-Hiew）式レジリエンス検査　273
SAQ 能力　215
Scammon の発育曲線　62, 63
SCRAM　317, 318
SN 比　254
Spearman-Brown の公式による α 係数　45, 48

speed　214
SpO_2　256
state anxiety inventory for sport（SAIS）　281
static contraction　181
stretch shortening cycle（SSC）　188

Taikyo sport motivation inventory（TSMI）　278
TCA 回路　194
the general health questionnaire（GHQ）　265
tidal volume（TV）　259
Timed Up & Go（TUG）テスト　168, 169
TMD 得点　282, 283
trait anxiety inventory for sport（TAIS）　281
T スコア　320, 321, 323

ventilatory threshold（VT）　199
verbal descriptor scale　92
visual analog scale（VAS）　30, 91, 92
vital capacity（VC）　259
vitesse maximale aerbice（VMA）　143, 145
$\dot{V}O_2max$　194, 198, 201

way of coping checklist（WCCL）　273
weight bearing index（WBI）　15
WHO　264, 265
WHO QOL 26　267

X 脚　244

Y-G 性格検査　279, 280
YMCA ベンチプレステスト　192
Yo-Yo テスト　196, 197, 202
Yo-Yo 間欠性回復力テスト　141, 143, 202
young adult mean（YAM）　114

[数　字]

10 m×5 シャトルラン　143
10 m 障害物歩行　128
　——テスト　168
10 m 走　142
10 m 歩行テスト　169
　選択——　173, 176
12 分間走テスト　201
1 RM　184
　——テスト　186
　——換算表　187, 190
　——重量　59
　パワークリーン——テスト　189
1 回換気量　194, 250, 259
1 回拍出量　194
1 対 1 対応関係　33
1 対多対応　33
1 秒率　250
　——テスト　197
20 m シャトルラン　122, 131, 143, 202
　——テスト　196, 200
2 件法　91
2 段階評価　80
30 秒ショット　149
3 件法　91
45-15 法　143, 145
50m 走　123, 143
5 段階評価　311
　——法　230
5 方向走　142
6 分間歩行　125, 305
　——テスト　197, 201

索引　337

[監修者・編著者紹介]

出村 愼一（でむら しんいち）
筑波大学大学院体育科学研究科博士課程修了
現職：元金沢大学大学院自然科学研究科，教育学博士
専攻：健康体力学
著書：「健康・スポーツ科学における運動処方としての水泳・水中運動」（杏林書院，監修），2016
　　　「高齢者の体力および生活活動の測定と評価」（市村出版，共著），2015
　　　「健康・スポーツ科学のための卒業論文/修士論文の書き方」（杏林書院，共著），2015
　　　「健康・スポーツ科学のための調査研究法」（杏林書院，監修），2014
　　　「健康・スポーツ科学のためのRによる統計解析入門」（杏林書院，監修），2013
　　　「幼児のからだとこころを育てる運動遊び」（杏林書院，監修），2012
　　　「地域高齢者のための転倒予防－転倒の基礎理論から介入実践まで－」（杏林書院，監修），2012
　　　「健康・スポーツ科学講義 第2版」（杏林書院，監修），2011
　　　「幼児のからだを測る・知る」（杏林書院，監修），2011
　　　「テキスト保健体育 改訂版」（大修館書店，共著），2011
　　　「健康・スポーツ科学のためのやさしい統計学」（杏林書院，共著），2011
　　　「健康・スポーツ科学入門 改訂版」（大修館書店，共著），2010
　　　「健康・スポーツ科学のためのExcelによる統計解析入門」（杏林書院，監修），2009
　　　「健康・スポーツ科学の基礎」（杏林書院，監修），2008
　　　「健康・スポーツ科学のためのSPSSによる統計解析入門」（杏林書院，監修），2007
　　　「健康・スポーツ科学のための研究方法－研究計画の立て方とデータ処理方法－」（杏林書院），2007
　　　「幼児の体力・運動能力の科学－その測定評価の理論と実際－」（NAP，監修），2005
　　　「健康・スポーツ科学のためのSPSSによる多変量解析入門」（杏林書院，編者），2004
　　　「例解 健康スポーツ科学のための統計学 改訂版」（大修館書店），2004
　　　「スポーツ科学講習会標準テキスト」（財団法人柔道整復研修試験財団，編者），2002
　　　「健康・スポーツ科学のための統計学入門」（不昧堂出版），2001
　　　「Excelによる健康・スポーツ科学のためのデータ解析入門」（大修館書店，共著），2001
　　　「新体力テスト 有意義な活用のために」（文部省，共著），2000
　　　「最新 体育・スポーツ科学研究法」（大修館書店，共訳），1999
　　　「数理体力学序説」（朝倉書店，編著），1993
　　　「事典 発育・成熟・運動」（大修館書店，共訳），1991
　　　「体育セミナー・講義編」（学術図書，編者），1986
　　　「新訂 体育の測定・評価」（第一法規，編者），1986

長澤 吉則（ながさわ よしのり）
金沢大学大学院自然科学研究科博士後期課程修了
現職：京都薬科大学基礎科学系健康科学分野准教授，博士（学術）
専攻：測定評価学，運動生理学
著書：「高齢者の体力および生活活動の測定と評価」（市村出版，共著），2015
　　　「健康・スポーツ科学のためのRによる統計解析入門」（杏林書院，共著），2013
　　　「地域高齢者のための転倒予防－転倒の基礎理論から介入実践まで－」（杏林書院，共著），2012
　　　「健康・スポーツ科学講義 第2版」（杏林書院，共著），2011
　　　「テキスト保健体育 改訂版」（大修館書店，共著），2011
　　　「健康・スポーツ科学のためのExcelによる統計解析入門」（杏林書院，編者），2009
　　　「健康・スポーツ科学のためのSPSSによる統計解析入門」（杏林書院，編者），2007
　　　「健康・スポーツ科学のためのSPSSによる多変量解析入門」（杏林書院，編者），2004

山次 俊介（やまじ しゅんすけ）
金沢大学大学院自然科学研究科博士後期課程修了
現職：福井大学医学部医学科准教授，博士（学術）
専攻：健康科学，測定評価学
著書：「健康・スポーツ科学のための卒業論文／修士論文の書き方」（杏林書院，共著），2015
　　　「高齢者の体力および生活活動の測定と評価」（市村出版，共著），2015
　　　「地域高齢者のための転倒予防－転倒の基礎理論から介入実践まで－」（杏林書院，編者），2012

「健康・スポーツ科学講義 第2版」（杏林書院，編者），2011
「テキスト保健体育 改訂版」（大修館書店，共著），2011
「健康・スポーツ科学のためのやさしい統計学」（杏林書院，共著），2011
「健康・スポーツ科学のためのExcelによる統計解析入門」（杏林書院，編者），2009
「健康・スポーツ科学の基礎」（杏林書院，共著），2008
「健康・スポーツ科学のためのSPSSによる統計解析入門」（杏林書院，編者），2007
「健康・スポーツ科学のためのSPSSによる多変量解析入門」（杏林書院，共著），2004
「Excelによる健康・スポーツ科学のためのデータ解析入門」（大修館書店，共著），2001

佐藤　進（さとう すすむ）
金沢大学大学院社会環境科学研究科博士後期課程修了
現職：金沢工業大学基礎教育部修学基礎教育課程生涯スポーツ教育教授，博士（学術）
専攻：健康科学，測定評価学
著書：「健康・スポーツ科学における運動処方としての水泳・水中運動」（杏林書院，共著），2016
「高齢者の体力および生活活動の測定と評価」（市村出版，共著），2015
「健康・スポーツ科学のための調査研究法」（杏林書院，共著），2014
「地域高齢者のための転倒予防－転倒の基礎理論から介入実践まで－」（杏林書院，編者），2012
「健康・スポーツ科学講義 第2版」（杏林書院，共著），2011
「テキスト保健体育 改訂版」（大修館書店，共著），2011
「健康・スポーツ科学のためのExcelによる統計解析入門」（杏林書院，編者），2009
「健康・スポーツ科学のためのSPSSによる統計解析入門」（杏林書院，編者），2007
「健康・スポーツ科学のためのSPSSによる多変量解析入門」（杏林書院，編者），2004

宮口 和義（みやぐち かずよし）
金沢大学大学院自然科学研究科博士後期課程修了
現職：石川県立大学生物資源環境学部教養教育センター教授，博士（学術）
専攻：健康科学，運動学，測定評価学
著書：「高齢者の体力および生活活動の測定と評価」（市村出版，編者），2015
「はじめて学ぶ健康・スポーツ科学シリーズ5 体力学」（化学同人，共著），2014
「参上！つちふまず忍者」（石川県立大学出版会，監修），2014
「幼児のからだとこころを育てる運動遊び」（杏林書院，編者），2012
「健康・スポーツ科学講義 第2版」（杏林書院，共著），2011
「幼児のからだを測る・知る－測定の留意点と正しい評価法－」（杏林書院，共著），2011

野口 雄慶（のぐち たかのり）
金沢大学大学院自然科学研究科博士後期課程修了
現職：福井工業大学スポーツ健康科学部スポーツ健康科学科教授，博士（学術）
専攻：運動生理学，トレーニング学
著書：「健康・スポーツ科学における運動処方としての水泳・水中運動」（杏林書院，共著），2016
「高齢者の体力および生活活動の測定と評価」（市村出版，共著），2015
「地域高齢者のための転倒予防－転倒の基礎理論から介入実践まで－」（杏林書院，共著），2012
「幼児のからだとこころを育てる運動遊び」（杏林書院，共著），2012
「健康・スポーツ科学講義 第2版」（杏林書院，共著），2011
「テキスト保健体育 改訂版」（大修館書店，共著），2011

松浦 義昌（まつうら よしまさ）
金沢大学大学院自然科学研究科博士後期課程修了
現職：大阪府立大学高等教育推進機構教授，博士（学術）
専攻：健康科学，健康福祉学
著書：「Stress of persons with physical disabilities using wheelchairs」（LAMBERT Academic Publishing，Co-author），2017
「高齢者の体力および生活活動の測定と評価」（市村出版，共著），2015
「保健体育」（海青社，共著），1988
「体操競技研究」（タイムス社，共著），1984

2019年10月10日　第1版第1刷発行

健康・スポーツ科学のための動作と体力の測定法
ここが知りたかった測定と評価のコツ

定価（本体4,000円＋税）　　　　　　　　　　　　　　　　　　　　検印省略

監　　修	出村　愼一
発行者	太田　康平
発行所	株式会社　杏林書院
	〒113-0034　東京都文京区湯島4-2-1
	Tel　03-3811-4887（代）
	Fax　03-3811-9148

© S. Demura　　　　　　　　　　http://www.kyorin-shoin.co.jp

ISBN 978-4-7644-1206-4　C3047　　　　　　　三報社印刷／川島製本所
Printed in Japan
乱丁・落丁の場合はお取り替えいたします．

・本書の複製権・翻訳権・上映権・譲渡権・公衆送信権（送信可能化権を含む）は株式会社杏林書院が保有します．
・ JCOPY ＜（一社）出版者著作権管理機構 委託出版物＞
　本書の無断複製は著作権法上での例外を除き禁じられています．複製される場合は，そのつど事前に，（一社）出版者著作権管理機構（電話 03-5244-5088，FAX 03-5244-5089，e-mail：info@jcopy.or.jp）の許諾を得てください．